Der Pudel Plan zum Wunschgewicht

C. Möller

Helga Köster · Prof. Dr. Volker Pudel

Der Pudel Plan zum Wunschgewicht

Das Expertenprogramm mit großem Eßtyp-Test und köstlichen Rezepten – auch für Berufstätige

FALKEN

Von Prof. Dr. V. Pudel ist im FALKEN Verlag auch „Die Pfundskur" (1102) erschienen.

CIP-Titelaufnahme der Deutschen Bibliothek

Köster, Helga:
Der Pudel-Plan zum Wunschgewicht : das Expertenprogramm mit grossem Esstyp-Test und köstlichen Rezepten, auch für Berufstätige / Helga Köster ; Volker Pudel. – Niedernhausen/Ts. : FALKEN, 1991
(FALKEN Sachbuch)
ISBN 3-8068-1179-2
NE: Pudel, Volker:

ISBN 3 8068 1179 2

Titelbild: Jahreszeiten Verlag, Hamburg/Sylvain Corrodi
Fotos: TLC-Foto-Studio GmbH, Velen-Ramsdorf alle Fotos außer: Foto S. 183 Studio Eberle, Schwäbisch-Gmünd; Fotos S. 184, 191 und 197 Brigitte Harms, Hamburg; Foto S. 201 Michael Wissing Photodesigner BFF, Waldkirch
Zeichnung S. 21: Ulrike Hoffmann, Bodenheim

Satz: LibroSatz, Kriftel bei Frankfurt
Druck: Druckhaus Kaufmann GmbH & Co. KG, Lahr

817 2635 4453 62

Inhalt

Vorwort 6

1

Zum Start: Welcher Typ sind Sie? 7
Der Eßtyp-Test 8

2

Unerfüllte Träume? 18
Fragliche Schönheitsideale 18
Denkfehler im „Schlaraffenland“ 23
Kalorien sind nicht alles 25
Nie wieder zunehmen 27
Das Training beginnt 28

3

Fallen, Tücken und Frust im Eßalltag? 30
Die Falle ist programmiert 30
Entzug auf der ganzen Linie 31
Der Ausweg liegt im Umweg 33
Verschleierte Schuld 35
Seien Sie fair zu sich 35
Süßes en masse? 36
Notzeitdenken im Überfluß? 37
Der „falsche Hunger“ der Seele 38
Das Training geht weiter 38

4

Essen und Trinken – was steckt wirklich drin? 41
Ernährungsprobleme sind hausgemacht 41
Auf die „Nährstoffdichte“ kommt es an 43
Das Training geht immer weiter 48

5

Der Baukasten 50
Allgemein gilt,... 51
Eiweiß 54
Kohlenhydrate 54
Fett 55
0-Tarif 55
100-Tarif 56
So kombinieren Sie die einzelnen Mahlzeiten 56

Frühstück 58
Mittagessen 78
Abendessen 140
Extramahlzeiten 162
Zutaten von A bis Z 182
Garmethoden 199
Rezeptverzeichnis 204

Vorwort

Wenn Sie meinen, Sie haben eins von diesen unzähligen, einseitigen Diätbüchern in den Händen, so müssen wir Sie enttäuschen. Hier werden Sie nicht gezwungen, den ganzen Tag lang Eier, Kartoffeln oder sonst etwas Langweiliges in sich hineinzustopfen. Hier werden Sie ermuntert, zu essen und zu genießen! Und weil jeder etwas anderes unter Genuß versteht, der eine verbindet damit eine große Portion Pommes frites, der andere ein Acht-Gänge-Menü im Edelrestaurant, können Sie mit Hilfe von einigen Tests erst einmal feststellen, was Sie überhaupt für ein Eßtyp sind. Das erleichtert Ihnen die Marschroute, außerdem werden Sie auch noch mit vielen individuellen Tips versorgt. Denn nicht jeder kämpft in gleicher Weise mit seinen Pfunden. Der Pudel-Plan ist eine Art Baukasten, mit dem Sie sich Ihre Mahlzeiten ganz nach Lust und Laune zusammenstellen können. Es ist ein Eßfahrplan, ausgewogen und gesund, mit dem Sie Ihr Wunschgewicht erreichen und in Zukunft auch halten können. Und dennoch müssen Sie sich nicht ein Leben lang stur an diesen Plan halten. Denn Sie lernen, „in Portionen zu denken“, erfahren Wichtiges über figurfreundliche Zubereitungsarten und Zutaten. In der ersten Zeit wird Ihnen der Baukasten eine Hilfe sein. Und damit Sie lernen, richtig mit ihm umzugehen, machen wir Ihnen im zweiten Teil dieses Buches eine Fülle von Rezeptvorschlägen. Wenn Ihr Lieblingsgericht zufällig nicht dabei sein sollte, können Sie es aber dennoch anhand des Baukastens selbst zusammenstellen. Wichtig ist nur, daß Sie sich an die Portionsgrößen halten. Damit die Autoren wissen, wie Ihnen der Pudel-Plan bekommt, schreiben Sie doch bitte Ihre Erfahrungen auf, und schicken Sie sie an Helga Köster, Postfach 132 156, 2000 Hamburg 13.

Zum Start: Welcher Typ sind Sie?

Kürzlich wurden die Deutschen befragt, was ihnen denn spontan einfalle, wenn sie das Wort „Essen" hören. Danach wurden sie gebeten, zu sagen, woran sie spontan bei dem Wort „Ernährung" denken. Diese repräsentative Umfrage zeigte ganz deutlich: Essen und Ernährung sind zwei Begriffe, die nur scheinbar das gleiche bezeichnen, denn sie lösen höchst unterschiedliche Assoziationen aus.
Mit „Essen" verbanden viele der Befragten „ausgehen", „schmeckt gut", „angenehm" oder „Lieblingsgericht". Das Wort „Ernährung" ließ viele an „Gesundheit", „Kalorien", „Chemie" oder „Biokost" denken. „Essen" betrifft also mehr „den Bauch", das Gefühl, während „Ernährung" eher den Verstand anspricht. Essen und Ernährung haben also etwas mit dem ganzen Menschen zu tun. Jeder setzt nun seine eigenen Schwerpunkte, woraus sich dann eher durch Gefühle oder stärker durch den Verstand geprägte Verhaltensweisen ergeben. Lebensgefühl und Lebenssituation drücken sich oft auch im Eßverhalten aus – denken Sie etwa an den „Kummerspeck". Und die Folgen falschen Eßverhaltens wiederum können die Lebensfreude nachhaltig trüben – denken Sie zum Beispiel an Figurprobleme, die das Selbstwertgefühl ganz schön ankratzen können.
Damit Sie in diesem Buch die für Sie richtigen Tips finden, sollten Sie den Eßtyp-Test machen.
Bei den folgenden 60 Aussagen beurteilen Sie bitte jeweils, ob diese Behauptung auf Sie eher zutrifft oder ob sie eher nicht zutrifft. Sie müssen sich entscheiden, auch wenn es manchmal schwer fällt. Kreuzen Sie bitte die entsprechenden Kästchen mit einem Bleistift an – gleich welche Farbe sie haben. Je spontaner Sie Ihr Kreuz machen, desto zutreffender ist die Auswertung. Bitte lesen Sie auch jetzt noch nicht weiter, machen Sie den Test am besten ganz unbeeinflußt.

Der Eßtyp-Test

	trifft zu	trifft nicht zu
Ich glaube, daß man „von Natur aus“ bestimmte Grenzen hat, die man aus eigener Kraft nicht überspringen kann.		
Wenn bestimmte Lebensmittel besonders viele Kalorien haben, dann esse ich davon einfach eine kleinere Menge.		
An neuen Rezepten bin ich immer sehr interessiert.		
Ein mieses Essen im Restaurant lasse ich einfach zurückgehen.		
Ich meide alle Lebensmittel, die viele Kalorien haben.		
Wenn es bei einer längeren Expedition nur Dosennahrung und Astronautenkost gäbe, würde ich daran aus diesem Grund nicht teilnehmen.		
Wenn ich mehr esse, als ich sollte, dann führe ich das auf Willensschwäche zurück.		
Bei Tisch fällt es mir normalerweise schon schwer, Reste auf dem Teller zu lassen.		
Für mich allein würde ich nicht extra einen Tisch schön decken.		
Ich muß mir allein die Schuld geben, wenn ich „Dickmacher“ esse.		
Von einem wirklich guten Essen kann ich noch tagelang schwärmen.		
Häufig esse ich, habe aber dabei nicht das Gefühl, richtig satt zu werden.		
Nach einem Fehlschlag weiß ich meist sofort, was ich falsch gemacht habe.		
Leckere Sachen kann ich gut auf Vorrat „im Schrank“ haben, ohne daß ich ständig daran denke, sie auch essen zu müssen.		
Ich frage mich oft, warum manche Menschen soviel Geld für Essen ausgeben.		
Wenn es mir im Restaurant nicht schmeckt, liegt das meist an meinen hohen Ansprüchen.		
Ich mache mir laufend Pläne, um mein Essen besser zu kontrollieren.		

	trifft zu	trifft nicht zu
Ein mehrgängiges Menü mit Freunden zu genießen ist schon etwas Tolles.		
Der sprichwörtliche „innere Schweinehund“ macht mir öfter zu schaffen.		
Oft weiß ich gar nicht, was ich essen will.		
Ich muß den Tag über oft an Essen denken.		
Gelegentlich habe ich darauf gehofft, daß sich plötzlich alles von selbst zum Besten wendet.		
Ich halte das ganze Getue in den teuren Restaurants für Unsinn.		
Manchmal erlebe ich einen „Dammbruch“ und schlinge alles in mich hinein, ohne nachzudenken.		
Wenn mir etwas schief geht, dann habe ich eben Pech gehabt.		
Ich esse längst nicht alles, was mir schmeckt.		
Bei Einladungen lasse ich mir kein Essen aufdrängen, das ich nicht mag.		
Versager sind für mich Leute, die einfach zuwenig Glück haben.		

	trifft zu	trifft nicht zu
Bei einem wirklich guten Essen höre ich erst dann auf zu essen, wenn ich satt bin.		
Wenn ich seelisch belastet bin, werde ich appetitlos.		
Wenn ich mal nasche, dann akzeptiere ich das einfach und denke mir: „Das ist eben so“.		
Ich habe schon mehr als eine Schlankheitsdiät hinter mir.		
Richtig essen macht mir sehr viel Spaß.		
Meist denke ich über Geschehenes nicht lange nach, weil es sowieso nicht zu ändern ist.		
Essen ist fast so etwas wie ein bedrohlicher Feind.		
Meinen Urlaub „überstehe“ ich gewöhnlich, ohne daß ich an Gewicht zunehme.		
Wenn mir etwas gelingt, kann ich sehr stolz auf mich sein.		
Ein Stück Kuchen aus der Bäckerei könnte ich auch „so im Gehen“ schnell aufessen.		

	trifft zu	trifft nicht zu
Wenn ich einmal „zugeschlagen“ habe, dann faste ich danach einfach eine bestimmte Zeit.		
Wenn ich mir etwas fest vorgenommen habe, dann gelingt es mir gewöhnlich auch.		
Essen ist für mich mehr eine Notwendigkeit, damit ich satt werde.		
Wenn ich zum Beispiel bei einem Fest zuviel gegessen habe, dann esse ich an den nächsten Tagen einfach etwas weniger.		
Wenn ich eine Wette verlöre, würde mich das nicht sehr treffen.		
Wenn es mir nicht recht schmeckt, dann esse ich lieber nichts.		
Kleinere Zwischenmahlzeiten esse ich mit Genuß.		
Ich denke häufig, daß anderen mehr gelingt als mir.		
Oft esse ich sehr schnell, ohne das Essen dabei richtig zu genießen.		
Ich glaube, daß ich mein Eßverhalten ganz gut im Griff habe.		

	trifft zu	trifft nicht zu
Wenn mir Kartoffeln anbrennen, würde ich, ohne mich zu ärgern, sofort neue kochen.		
Es wäre zu schön, wenn man vom Essen nicht so abhängig wäre.		
Eigentlich esse ich alles, was mir schmeckt.		
Von den Lebensumständen lasse ich mir mein Leben nicht bestimmen.		
Bei einem tollen Essen kann ich gesundheitliche Bedenken einfach beiseite schieben.		
Lieber esse ich gar nichts, als daß ich versuche, wenig zu essen.		
Ich nehme mir oft gewaltige Aufgaben vor, die ich eigentlich gar nicht schaffen kann.		
Ich schaue mir in Kochbüchern viel lieber die Fotos als die Rezepte an.		
Wenn ich zum Beispiel eine Tafel Schokolade angebrochen habe, muß ich sie einfach aufessen.		
Im Grunde ist jeder Mensch für alles verantwortlich, was er macht.		

	trifft zu	trifft nicht zu
■ Auf Speisekarten wähle ich gerne unbekannte Gerichte aus, um mich von ihnen überraschen zu lassen.	☐ (gelb)	☐ (grün)

	trifft zu	trifft nicht zu
■ Wenn ich ein starkes Bedürfnis nach Essen verspüre (zum Beispiel nach Süßem), dann genehmige ich mir das auch.	☐ (grau)	☐ (blau)

Die Auswertung

So, jetzt geht es an die Auswertung. Bitte zählen Sie zusammen, wie oft Sie ein rotes Feld angekreuzt haben

■ = ☐☐ mal

Jetzt zählen Sie bitte, wie oft Sie ein grünes Feld angekreuzt haben

■ = ☐☐ mal

Und nun bitte die angekreuzten blauen Felder zählen

■ = ☐☐ mal

Auf den nächsten Seiten erfahren Sie, welcher Typ Sie sind!
Für jede der drei Farben, Rot, Grün und Blau, bekommen Sie jetzt einen „Chip". Je nach Ihrer Punktzahl ist dieser „Chip" mit Farbe ausgefüllt, oder er hat nur einen farbigen Rand.

Immer wenn Sie bei einer der drei Farben 10 Punkte oder mehr erzielt haben, ist Ihr „Chip" mit dieser Farbe ausgefüllt. Liegen Sie aber unter 10 Punkten, dann hat Ihr „Chip" einen farbigen Rand.
Bitte betrachten Sie jetzt Ihre Punktzahlen und kreuzen Sie an, welche Art von Chip Ihnen zukommt.

rot:	○	☐	oder	●	☐
grün:	○	☐	oder	●	☐
blau:	○	☐	oder	●	☐

Sie haben jetzt Ihre persönliche Kombination aus den drei Farbchips festgestellt. Finden Sie nun Ihren Typ mit der gleichen Kombination!

Typ 1: ○ ○ ○

Sie genießen gern und in vollen Zügen, haben aber trotzdem häufig (umsonst) ein schlechtes Gewissen.

Sie essen gern, und Essen ist wichtig für Sie. Immer, wenn Sie etwas Leckeres sehen, möchten Sie zugreifen, aber Ihr Verstand bremst Sie. Sie können auch verzichten, und Sie haben gut gelernt, auch mit kleineren Mengen auszukommen. Gönnen Sie sich bei nächster Gelegenheit etwas mehr vom Guten, und machen Sie dies später wieder wett. Auch wenn Sie Ihr Eßverhalten recht erfolgreich im Griff haben, halten Sie sich zu häufig für einen Versager und haben oft ein schlechtes Gewissen. Gelegentlich nämlich stecken Sie sich Ihre Ziele zu hoch, und Sie geben sich dann selbst die Schuld, wenn Sie sie nicht erreichen. Ihre Perspektive in Stichworten: Wenn Sie stärker auf Ihre Eßbedürfnisse Rücksicht nehmen und akzeptieren, daß Sie schon ganz schön gut sind, leben Sie friedlicher.

Typ 2: ● ● ○

Sie überdenken und planen Ihre Ernährung erfolgreich, dabei bleibt der Genuß auf der Strecke.

Zum guten, genußvollen Essen und Trinken haben Sie ein eher unterkühltes Verhältnis. Den reinen Eßspaß gönnen Sie sich viel zu selten, denn wenn Sie essen, dann überlegen Sie auch immer gleichzeitig. In Ihrem Kopf wälzen Sie Gedanken über den Zweck und die Folgen Ihrer Ernährung. Das schränkt spontanen Eßgenuß ein, weil sich Ihre Überlegungen immer wieder zwischen das Essen und das Genußerlebnis drängen. Planvoll, wie Sie vorgehen, organisieren Sie Ihre Ernährung – und das sogar mit Erfolg. Darauf können Sie stolz sein, denn Sie haben Ihr Eßverhalten mit viel Kopfarbeit im Griff. Das ist alles nicht falsch, nein, aber so recht kommen Sie dabei auch nicht auf Ihre Kosten. Sie sollten Ihren „Gelüsten" mehr Raum geben. Ihre Perspektive in Stichworten: Es könnte bei Ihnen bei Tisch etwas lustvoller zugehen. Dann wären Sie perfekt!

Typ 3: ○ ○ ●

Sie laufen dem Genuß beim Essen genauso hinterher wie Ihren zu hoch gesteckten Zielen. Beides erreichen Sie nicht und quälen sich daher mit Schuldgefühlen.

„Essen ist eine Lust", so haben Sie schon häufiger in Gedanken geseufzt, sich dann aber strikt das leckere Essen verboten, um schließlich mit schlechtem Gewissen doch zuzugreifen. Sie essen wirklich gerne, aber Sie gestehen sich Ihre Eßlust nicht zu. Die „inneren Mahnungen" aber bewirken wenig, im Gegenteil: Sie selbst geben sich die Schuld an allem Unglück, fassen wieder neue Vorsätze und spüren dann wieder den inneren Drang, der alle so hoch gesteckten Ziele unerreichbar werden läßt. Schade, daß Sie nicht einfach genußvoll essen können, sondern bei Tisch immer Ihr schlechtes Gewissen zu Gast haben. Ihre Perspektive in Stichworten: Glauben Sie stärker an sich. Dann schaffen Sie es viel leichter, so zu sein, wie Sie sein möchten.

Typ 4: ○ ● ●

Sie gehen zwar unbeschwert mit dem Thema Essen um, aber das ist auch alles. Was Genüsse angeht, so leidet Ihr Gaumen unter Entzug! Haben Sie mehr Selbstvertrauen.

Mit Ihrem Eßverhalten sind Sie offenbar zur Zeit nicht so recht glücklich. Sie haben keinen Spaß am Essen, von echtem Genuß ist überhaupt keine Rede. Kurz: Sie „ernähren" sich einfach. Dabei greifen Sie spontan zu dem, was sich anbietet. So kommt es bei Tisch immer wieder zu Enttäuschungen. Die Schuld an den Pannen schieben Sie sich selbst (oft zu Unrecht) in die Schuhe. Diese wenig lustvollen, aber täglich wiederkehrenden Situationen machen Ihnen aber keinen Spaß. Gehen Sie auf kulinarische Entdeckungsreise, und gönnen Sie Ihrem Gaumen „Essen" und nicht nur „Nahrung". Ihre Perspektive in Stichworten: Üben Sie, den Spaß am Essen zurückzugewinnen, und überlegen Sie intensiver, wie Sie sich angenehme Erlebnisse verschaffen können. Trauen Sie sich mehr zu.

Typ 5:

Sie genießen das Essen in vollen Zügen, passen dennoch auf sich auf und sind zu Recht stolz auf sich. Sie sind glücklich.

Sie genießen das Essen, und diesen Spaß kann Ihnen auch niemand verderben. Sie lassen Ihren klugen Kopf ein Wörtchen mitreden und können deshalb Ihrer Lust aufs Essen den geplanten freien Lauf lassen. Sie sind sogar stolz auf sich, wenn Sie gelegentlich erfolgreich auf etwas verzichtet haben. Denn auch das ist ein Genuß für Sie, weil Sie sich in Ihrem eigenen Interesse durchgesetzt haben. So leben Sie Ihre Persönlichkeit aus (zumindest, was das Essen angeht), haben Ihre Freude am Essen und fühlen sich den Verlockungen bei Tisch nicht wehrlos ausgeliefert. Ihre Perspektive in Stichworten: Bleiben Sie, wie Sie sind. Unsere Rezepte werden Ihnen schmecken (obwohl Sie dieses Buch verschenken könnten).

Typ 6:

Sie sind zufrieden und merken gar nicht, wie oft Ihnen ein wahrer Eßgenuß entgeht. Sie planen zu stark nach dem Schwarzweißprinzip.

Das Essen könnte Ihnen viel mehr Spaß bereiten, wenn Sie durch die richtige Auswahl und Zubereitung der Speisen immer wieder ein lustvolles Erlebnis herbeizauberten. Doch Sie schieben solche Gedanken beiseite, und essen eher so, wie es Ihnen vernünftig zu sein scheint. Sie machen sich nur wenig Gedanken darüber, daß „Essen" doch viel mehr sein kann als nur „Ernährung". Dennoch sind Sie mit sich, was Ihr Eßverhalten angeht, zufrieden. Das ist schade, denn wenn Sie sich einfach „gefährliche", aber leckere Sachen verbieten, verschenken Sie einen genußvollen Erlebnisbereich in Ihrem Leben. Ihre Perspektive in Stichworten: Verlangen Sie mehr. Schöpfen Sie mehr Genuß aus Ihrem Essen. Der „Baukasten" Seite 52 macht Ihnen dazu Vorschläge.

Typ 7: ○ ● ○

Sie haben verlernt, was „essen" ist. Statt dessen versuchen Sie, Ihre „Nahrungsaufnahme" planvoll zu organisieren. Schade!

Die Ernährung ist für Sie jeden Tag erneut eine Herausforderung, der Sie sich mit Erfolg stellen wollen. Was „gut essen" heißt, das haben Sie inzwischen vergessen. Durch Ihre eigenen Verhaltensregeln lenken Sie Ihr Eßverhalten in kontrollierte Bahnen. Dabei haben Sie sich schon eine tolle Basis geschaffen, von der Sie ausgehen können. Doch Sie selbst sehen das anders. Wenn Sie einmal an Ihren eigenen Plänen scheitern (was allen Menschen passiert), dann geben Sie sich zu allem Überfluß auch noch selbst die Schuld. Statt „essen" so richtig zu genießen, treten Sie zur „Nahrungsaufnahme" an, die allerdings haben Sie gut im Griff. Das alles ist für Sie zu einer Leistungsaufgabe ausgeartet. Ihre Perspektive in Stichworten: Vertrauen Sie Ihrer inneren Stimme, verfahren Sie großzügiger mit sich.

Typ 8: ● ○ ●

Sie sind ein fröhlicher Genießer, der mit ausgeprägtem Selbstvertrauen meist unbeschwert ißt, aber dennoch zu harte Vorsätze faßt.

Sie gehen mit großer Lust ans Essen, und Sie genießen die Freude daran. Auf kleine „Eßpannen" reagieren Sie entweder gar nicht oder mit viel Nachdenken: Sie fassen dann neue Vorsätze, schmieden Pläne und stellen Überlegungen für morgen an. Das beruhigt Sie, auch wenn Sie wissen, daß Sie dies alles nicht einhalten werden. Sie essen nach Gefühl und Angebot und genießen Ihr Essen gerade so, wie es Ihnen auf den Teller kommt. Das ist eine tolle Lebenseinstellung. Nur, wenn Ihnen Ihre Figur Kummer bereitet, dann gilt für Sie die Perspektive: Bewahren Sie Ihre Eßlust, aber üben Sie ein paar neue Verhaltensweisen ein. Oft sind kleine Schritte, die gegangen werden können, viel wirksamer als ein gedankliches Wandern in Meilenstiefeln, die man darüber hinaus gar nicht hat.

Zusätzliche Anmerkungen bei sehr hohen oder sehr niedrigen Punktzahlen.

Liegt Ihre Punktzahl bei …

● über 14?
Ihr Selbstvertrauen ist sehr stark. Sie spüren, daß Sie Ihr Leben im Griff haben und Zukunftschancen erkennen und nutzen können. Kleinere Mißgeschicke „stecken Sie einfach weg", ohne besonders darunter zu leiden. Gelegentlich könnte eine kurze, aber selbstkritische Denkpause angebracht sein.

○ unter 6?
Sie fühlen sich zu sehr der Umwelt und dem Leben ausgeliefert. Dabei erkennen Sie nicht den Spielraum, den Sie selbst aktiv gestalten können. Trauen Sie sich mehr und mehr Aufgaben zu, die nicht zu leicht, aber auch nicht zu schwierig sind. Verschaffen Sie sich ein Erfolgserlebnis, das Ihnen allein gehört! Testen Sie Ihre Erfolgsmöglichkeiten einfach aus.

● über 14?
Sie haben wirklich verlernt, das Essen intensiv zu genießen. Das ist sehr schade, denn eine solche „genußfeindliche" Taktik kann der Mensch nicht lange beibehalten. Unkontrollierbare Eßgelüste können sich einschleichen. Freuen Sie sich auf die Rezepte für leckere Gerichte in diesem Buch. Trainieren Sie in kleinen Schritten, wieder „auf den Geschmack" zu kommen.

○ unter 6?
Ihnen als Feinschmecker kann man nur gratulierten. Sie haben den Spaß am Essen und Genießen entdeckt. Und dazu stehen Sie. Essen ist für Sie ein großartiges Erlebnis. Natürlich kann ein solcher „Genießertyp", wie Sie es sind, im Alltag mit der Ernährung in Konflikt geraten. Daher kommen auf Sie auf den folgenden Seiten ein paar „genußfreundliche" Tips zu, damit neben dem Genießen auch die gesundheitliche Seite der Ernährung nicht zu kurz kommt.

● über 14?

Sie kontrollieren Ihr Eßverhalten ständig, aber leider mit untauglichen Mitteln. Für Sie gibt es zum Beispiel „gute" und „schlechte" Nahrungsmittel, deren Unterscheidung Sie strikt beachten. Sie versuchen durch Verzicht, Verbot und anhand eines Plans Ihr Essen zu steuern – und das geht selten gut. Diese „Alles-oder-Nichts-Taktik" nämlich beschert Ihnen viele Probleme, weil Sie dadurch den nächsten Mißerfolg bereits programmieren.

○ unter 6?

Sie haben die richtigen Verhaltensweisen im „Schlaraffenland" gefunden. Sie nutzen die Vielfalt der Lebensmittel, die Ihnen schmecken, können aber gleichzeitig sehr gut und mühelos die für Sie richtigen Portionsgrößen unter Kontrolle bringen. In diesem Punkt zählen Sie zu den modernen Menschen, die bereits den Kompaß in der Tasche haben, um sich im „leckeren Überfluß" unserer Lebensmittellandschaft zu orientieren.

2

Unerfüllte Träume?

10 Kilo in 14 Tagen – wer in Deutschland würde diese Schlagzeile nicht auf Anhieb verstehen? Über 13 Millionen Frauen jedenfalls und knapp 6 Millionen Männer können zum Thema Abnehmen aus Erfahrung berichten, denn sie alle starten mit mindestens einem Diäterlebnis in die 90er Jahre – unter ihnen befinden sich auch Frauen und Männer, die in ihrem Leben mehr als 10 Diätversuche unternommen haben oder die „ständig auf Diät-Trip" sind.

Das Kapitel *Diät* im bundesdeutschen Alltag liest sich wie ein modernes Märchen, das aber von zwei Erzählern geschrieben wurde. Die eine Version des Märchens, welche Hoffnung weckt und zur Diät anspornt, wird von Zeitungen, Zeitschriften und von Herstellern diätetischer Produkte verfaßt. Von absolut sicheren Erfolgen ist die Rede, man überbietet sich in Versprechungen, was den Gewichtsverlust betrifft, und denkt sich immer skurrilere Diätrezepte aus. Wenn dieses Märchen Wirklichkeit wäre, dann müßten sich solche Diäten längst überflüssig gemacht haben.

Doch die Menschen, die dieses Märchen aus eigener Erfahrung erzählen, bieten eine völlig andere Version. In ihr ist keine Rede von Zufriedenheit und Erfolg, sie handelt vielmehr von Diätfrust und Versagen. Die Freude auf der Waage währt nur kurze Zeit, um so länger hingegen der Katzenjammer hinterher, denn der verheißene Erfolg erweist sich letztendlich als Gewichtszunahme „mit Zinsen". Schon gibt es erste Bücher, die das „Märchen von der Diät" in drei Worten zusammenfassen: DIÄT MACHT DICK.

Fragliche Schönheitsideale

Das „Märchen von der Diät" wäre nicht erfunden worden, wenn nicht eine tiefgreifende Veränderung in der Gesellschaft den Nährboden

dafür bereitet hätte. Mit dem *Wirtschaftswunder* der 50er Jahre kamen vorzeigbare Äußerlichkeiten mehr und mehr in Mode. Viele Menschen versuchten, sich anderen selbstbewußt zu präsentieren, zum Beispiel durch das neueste Automodell, durch Kleidung oder den neuesten Fernseher. Mit Geld konnte sich jeder das kaufen, was er zur Abrundung seines eigenen *Persönlichkeitsbildes* zu brauchen meinte.
Mitte der 60er Jahre war es dann soweit: Twiggy – die magere Symbolfigur – verkörperte die Idealvorstellung von erstrebenswerter Attraktivität. Dünn war angesagt und Schlankheit wurde als käufliches Produkt angepriesen.
Das Mittel zum Zweck war preiswert und jedem zugänglich: die Diät. Fotomodelle (unter denen sich besonders viele Frauen mit gestörtem Eßverhalten befinden) hungerten sich die Pfunde herunter und dokumentierten die *neue Schlank-*

Hungern für die Wissenschaft

Bereits 1948 erforschte der bekannte amerikanische Ernährungswissenschaftler *Ancel Keys* die Auswirkungen einer Hungerdiät.
36 jungen, kerngesunden Männern erlaubte der Wissenschaftler in einem „Hungercamp" genau 6 Monate lang nur die Hälfte ihrer gewohnten Kalorien zu sich zu nehmen (zu deutsch: FdH). Keys beschreibt als Folgen eine Fülle von seelischen und körperlichen Beeinträchtigungen, so unter anderem: ständiges Denken ans Essen, Konzentrations- und Denkstörungen, nicht mehr satt werden können, Heißhungeranfälle, soziale und sexuelle Störungen, Absinken des Grundumsatzes um 40 Prozent sowie stagnierende Gewichtsabnahme und gesteigerte Zunahme des Fettgewebes im Anschluß an die Hungerphase.
Seine ausführlichen Berichte über diese Minnesota-Studie blieben lange Zeit unbeachtet, und sie haben weder in den USA noch in Deutschland vermocht, die Popularität von Blitz- und Crashdiäten zu beeinträchtigen.

Vorbild: hungernde Fotomodelle

Den „Puls des Zeitgeistes" spüren für gewöhnlich die Printmedien auf, um ihre Blätter besser abzusetzen. *David Garner,* Psychologieprofessor in Toronto, ließ jahrgangsweise die Models eines großen amerikanischen „Herrenmagazins" vermessen und hielt die Entwicklung des Körpergewichts in Form einer Grafik fest (rechts).
Der moderne Zeitgeist dokumentierte sich auf den Hochglanzseiten: das Durchschnittsgewicht amerikanischer Frauen driftete ab 1968 nach oben, während die Models schlanker, dünner, ja sogar mager wurden.

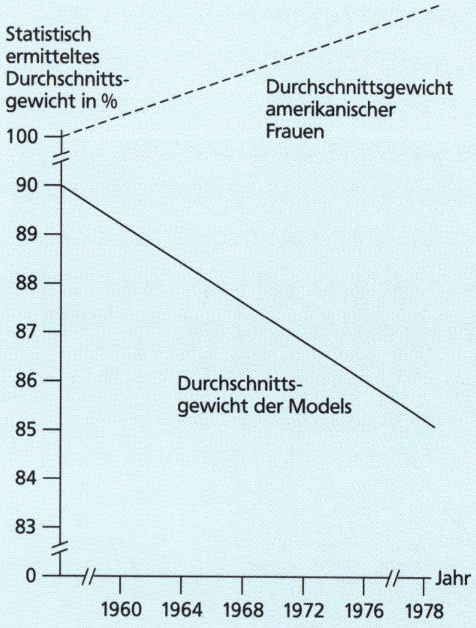

heit auf attraktiven, farbigen Hochglanzfotos (siehe Kasten oben).
So zogen die ersten Millionen nach und versuchten, sich ebenfalls die neue Attraktivität bei Tisch zu erarbeiten, nach der Devise: *iß dich schlank!* Hungerkuren, Blitzdiäten und Crashtage schlichen sich in den Eßalltag ein.
Bald war vom Jo-Jo-Gewicht die Rede, vom „Sündigen", von Süß- und Heißhunger. Das Denken ans Essen machte das Essen selbst zum Problem. Über allem schwebte das Damoklesschwert des Schlaraffenlandes: *die Kalorie.* Die Deutschen übten sich in Kalorienmathematik: Wenn sie am Tag bis 1000 gezählt hatten, dann verschlug es ihnen den Appetit, oder aber sie aßen mit „schlechtem Gewissen" weiter. Die Badezimmerwaage entschied

allmorgendlich unerbittlich über das persönliche Glück. Der Traum von der Konfektionsgröße 38 begann zu einem Alptraum auszuarten. „Essen oder nicht essen?", so würde sich der moderne Hamlet fragen.

Diese Frage entscheidet über „Sein oder Nicht-sein" in einer Gesellschaft, die Anerkennung, Attraktivität, Erfolg und Zuneigung schlichtweg an Äußerlichkeiten kettet. Das *Diätzeitalter* aber geht zu Ende.

In den 90er Jahren geht der Trend zur Mitte oder – das Ende des Diätzeitalters bricht an

Ideale wandeln sich im Laufe der Zeit. Die Bewertung der „Idealfigur" geriet in Bewegung. Noch 1971 mochten die Deutschen die molligeren Typen (3/4), doch schon etwa zehn Jahre später entzogen sie ihnen – Nachwirkungen der Twiggyzeit – all ihre Sympathien. 1989 wiederum pendelte sich die deutsche Idealfigur *in der Mitte* ein. Eine Resonanz auf den Diätfrust? Oder wird die Individualfigur wiederentdeckt?
Am Beispiel der Ergebnisse dreier Umfragen wird der Trend zur Mitte deutlich. 1971, 1979 und 1989 wurden den Befragten fünf Silhouetten von Figurtypen vorgelegt. Sie sollten unter anderem sagen, mit wem sie gerne befreundet sein möchten. Die häufigsten Nennungen sind rot hervorgehoben.

Mit wem möchten Sie gerne befreundet sein?

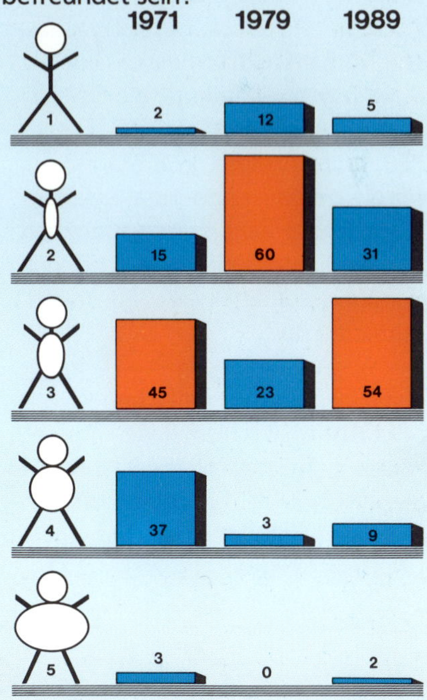

Die Irrtümer wurden entlarvt, aber das hat viel zu lange gedauert. Moderne Erkenntnisse führen zu zeitgemäßen „Rezepten", die die Natur des Menschen berücksichtigen, seinen Körper nicht unter Streß setzen, seine Eßlust bewahren, eine gesunde Ernährung sicherstellen und der Figur den Rahmen zugestehen, der sozial und auch biologisch ausgefüllt werden kann.

Extreme Schlankheitssucht fördert die Bulimie

Erst 1979 beschrieb der renommierte Londoner Psychiater *Gerald Russell* eine Verhaltenskrankheit, die er *Bulimia nervosa* nannte: die Eß-Brech-Sucht.
Kaum gab es diese neue Diagnose für die bis dahin unbekannte (aber schon länger existierende) Krankheit, da war die Rede davon, daß allein in der Bundesrepublik 400.000 Frauen betroffen sind.
Der Weg in die Krankheit ist typisch: Unter dem gesellschaftlichen Druck, unbedingt die schlanke Idealfigur haben zu müssen, wird das Körpergewicht mit Diät heruntergezwungen. Der selbstverordnete Verzicht löst Heißhungerattacken aus, die in Streßsituationen nicht mehr gebremst werden können. Die dann ungehemmte Kalorienaufnahme beschwört große Angst vor der Gewichtszunahme herauf. Scheinbare Rettung bietet das Erbrechen. Ein Teufelskreis bahnt sich an, der immer enger wird und kaum noch Spielraum läßt zwischen der Lust aufs Essen und der scheinbaren Notwendigkeit des Erbrechens.
Die Bulimie zeigt, wie riskant der Versuch enden kann, mit knappster Ernährung eine Figur erzwingen zu wollen, die der natürlichen Anlage des Körpers widerstrebt. Die aufkommenden Störungen im Eßverhalten sind nichts anderes als Abwehrreaktionen des Organismus.

Magersucht – die Flucht vor dem Ich

Seit Jahrhunderten gibt es immer wieder Mädchen und junge Frauen (ganz selten auch Männer), die die Nahrungsaufnahme verweigern, um sich damit selbst etwas zu beweisen, um Leistungsstärke zu demonstrieren oder um angstbesetzte gesellschaftliche Rollen nicht übernehmen zu müssen. Als Ausweg ergreifen sie die Flucht in die Magersucht.

Diese psychische Krankheit ist primär keine „Eßstörung", sondern eine schwere Persönlichkeitskrise, die sich in der Verweigerung jeglichen Essens ausdrückt. Therapieangebote sollten so früh wie möglich genutzt werden.

Denkfehler im „Schlaraffenland"

Hungerkuren, Blitzdiäten und Crashtage können nicht funktionieren, weil sie ihre *Rechnung ohne die Natur* machen (siehe hierzu den Kasten auf der folgenden Seite).

Natürlich braucht jeder Mensch Energie (genannt: Kalorien), um sich bewegen, um arbeiten, um die Körperfunktionen aufrecht erhalten zu können. Wer lange hungert, muß verhungern. Damit nun der Hungertod nicht gleich bei jeder Hungersnot eintritt, legt die Natur in guten Zeiten *Energiereserven* an. Diese früher überlebensnotwendigen Kaloriendepots gelten im heutigen „Schlaraffenland" als überflüssige Fettpölsterchen.

Darin liegt der erste Denkfehler. Für den Körper sind die Energievorräte wichtig, sie sind sozusagen seine Lebensversicherung für knappe Zeiten. Das biologische Programm im Körper ist durch die schmale Küche vergangener Jahrhunderte geprägt. Und das gilt auch heute noch, denn den Sonderfall des Schlaraffenlandes hat die „innere Biologie" noch nicht zur Kenntnis genommen.

Wer also die besonders ungeliebten Energiereserven an Po, Hüfte und Oberschenkeln einschmelzen will,

Hunger-, Blitz- und Crashdiäten

Alle diese „Diäten" basieren auf einem physiologischen und einem psychologischen Grundprinzip.

Das physiologische Prinzip:
Je krasser die Fehlernährung in den „Diätwochen" ist, um so rascher wird der erste Scheinerfolg auf der Waage sichtbar. Der Körper schwemmt Wasser aus und lebt zunächst von seinen Eiweißbeständen. Das ist gesundheitlich riskant, bringt aber mehr „Gewichtsverlust", als wenn die Fettreserven angetastet würden. Die können aber in so kurzer Zeit nicht eingeschmolzen werden. Man erzielt also nur einen Scheinerfolg: die Waage zeigt den Verlust von lebenswichtiger Körpersubstanz an, die man eigentlich gar nicht loswerden wollte!

Das psychologische Prinzip:
Diese „Diäten" sind absichtlich so einseitig und geschmacklich so eintönig aufgebaut, damit sie bald zum Abbruch zwingen. Jetzt, nach der „Diät", macht man unweigerlich die leidige Erfahrung: Das Gewicht geht zurück zum Ausgangspunkt – oder es steigt sogar darüber hinaus. Dieses Prinzip wird psychologisch ausgenutzt, denn die „Schuld" trifft nicht die Diät (die funktionierte doch), sondern die Schuld gibt man sich selbst: „Hurra, die Diät hat geklappt, nur ich habe versagt!"
Natürlich haben die Blitzdiäten den Weg in die Sackgasse programmiert, doch diese Tatsache halten ihre Erfinder geheim und tönen um so lauter: *10 Kilo in 14 Tagen!* Von jeder „Diät", die nicht seriös angibt, was von ihr in 6 Monaten zu erwarten ist, ist eben *nichts* zu erwarten – außer Frust.

der meidet den Supermarkt und die Kühltruhe und beginnt mit der Wiederaufführung des Hungertheaters. Dieses Stück aber kennt der Organismus aus seinem biologischen Programm. Er schlägt Alarm und versucht zu retten, was zu retten ist. Seine Rettungsmanöver sind heute bekannt: Erstaunlich effektiv nämlich schraubt er seinen gewohnten Energieverbrauch herunter – natürlich um zu überleben. Allein der Grundumsatz (das sind die Kalorien, die bei völliger Ruhe benötigt werden, um die inneren Körperfunktionen ablaufen zu lassen) kann bei Hungerdiäten täglich um 1 Prozent heruntergefahren werden.

Nach 30 Tagen spart der Stoffwechsel bereits ein Drittel dieses Kalorienverbrauchs ein. Das ist das *Diätdilemma:* je mehr gehungert wird, um so weniger Kalorien verbraucht der Körper. Durch den täglichen Blick auf die Waage ist dieses Prinzip allen Diäterfahrenen bekannt. Man ißt wenig und trotzdem stagniert die Gewichtsabnahme.

Kalorien sind nicht alles

Beim zweiten Denkfehler werden die wirklichen Aufgaben der täglichen Ernährung vergessen. Vitamine und Mineralstoffe, Ballaststoffe und Fettsäuren, Eiweiß und Spurenelemente sind lebensnotwendig und haben alle ihre ganz speziellen Aufgaben im Stoffwechsel. Dies wird völlig verkannt und übersehen, wenn allein die Kalorie den Maßstab für die Ernährung bildet. Fehl- und Mangelernährung mit allen seelischen und körperlichen Störungen sind dann unweigerlich die Folge. Der Mensch lebt nicht von Kalorien allein.

Der dritte Denkfehler besteht darin, daß viele glauben, das Körpergewicht ließe sich durch die Nahrungsaufnahme beliebig nach unten oder nach oben verändern. Rechnungen wurden aufgemacht: Wer ein Jahr lang täglich ein Ei „zusätzlich" ißt, konsumiert 30.000 „Extra"-Kalorien und wird darum (1 Kilogramm Fettgewebe hat ca. 6500 Kilokalorien in sich) 4.5 Kilogramm zunehmen.

Die Wissenschaft heute ist davon überzeugt, daß solche Rechnungen nur auf dem Papier stimmen, auf der Waage aber nicht aufgehen. Man ist sich darüber einig, daß das Gewicht jedes Menschen biologisch reguliert wird – etwa so, wie auch die Körpertemperatur bei 37 Grad Celsius eingestellt ist. Unbekannt ist bis heute, wie diese Regulation genau funktioniert. Sicher ist nur: Beeinflußt wird dieses *biologische Gewicht* (in der Fachsprache *Set-Point-Gewicht)* durch Erbanlagen, hormonelle Faktoren, durch Bewegung – und natürlich auch durch die Ernährung. Es sind also viele Faktoren, die gemeinsam auf das Gewicht einwirken. Mit der Ernährung, aber auch mit der Bewegung, hat man zwei wichtige Einflußgrößen selbst in der Hand.
Diese Chancen kann und sollte jeder in dem ihm möglichen Rahmen nutzen. Jeder hat seinen *biologischen Spielraum,* den es auszuloten gilt. Am Ende wird sich dann das Wohlfühlgewicht einstellen. Es läßt sich nicht aus Tabellen ablesen, sondern es resultiert allein aus ganz persönlichem Empfinden und der eigenen Einschätzung.

Das Gesundheitsrisiko Übergewicht – eine klare Tatsache?

Ja, denn gesundheitliche Risiken sind meßbar. Erhöhte Blutfettwerte und Bluthochdruck (gefährlich für Herz und Kreislauf), ein hoher Harnsäurespiegel im Blut (kann zur Gicht führen) oder die Zuckerkrankheit kommen deutlich häufiger bei richtigem Übergewicht vor. Eine Gewichtsabnahme ist dann die „beste Medizin".
Ein klares Übergewicht besteht um so eindeutiger, je mehr das Normalgewicht überschritten wird. In diesem Fall wäre der Hinweis auf das *Wohlfühlgewicht* allerdings nur eine Ausrede.

Das richtige Gewicht – eine Auffassungssache?

Selbst die Medizingelehrten schienen oft uneinig. Der Streit jedoch ist beigelegt, spätestens seitdem die Gesellschaft selbst bestimmt, wo das richtige Gewicht liegt.
Die Faustformel ist bekannt: von der Körpergröße in Zentimeter wird die Zahl 100 abgezogen. Daraus resultiert dann das *Normalgewicht in Kilogramm.* Im Gegensatz zur Bevölkerung ist die Medizin mit diesem Normalgewicht längst zufrieden, denn *echtes Übergewicht,* das einen gesundheitlichen Risikofaktor darstellt, beginnt erst deutlich über dem Normalgewicht.
Wichtiger als das Beharren auf Tabellenwerten und Formeln ist das Gespür für das eigene Wohlfühlgewicht. Dieses wird erlebt und nicht abgelesen. Wer mit Freude essen kann und sich beim Blick in den Spiegel (nicht auf die Waage) leiden mag, der ist/ißt richtig. Die folgenden Abschnitte handeln davon.

Nie wieder zunehmen

Die weiteren Lektionen unseres Buches bauen auf diesen Erkenntnissen auf. Sich gesund ernähren, richtig und mit Spaß essen und trinken, sein Wohlfühlgewicht finden und erhalten – das ist unser Programm. Ein wenig kritische Selbstbeobachtung und ein wenig Nachdenken über sich selbst wird abverlangt, und einige Tips zum Trainieren und Üben kommen auf Sie zu. Diese Aufgaben sind auf Ihren *Eßtyp* zugeschnitten, den Sie bereits im ersten Abschnitt bestimmt haben. Wenn Sie damit beginnen, die „Nahrung für den Kopf" auf den nachfolgenden Seiten zu verdauen, dann können Sie auch schon auf die Seite 58 weiterblättern: hier finden Sie kalkulierbare Gaumenfreuden.

Das Training beginnt

In den folgenden drei Lektionen werden für die acht Eßtypen jeweils spezielle Trainingsaufgaben angeboten. Bitte wählen Sie sich die Aufgaben aus, die zu Ihrem Typ passen.

Training I für Typ 2 und 6
Nehmen Sie Papier und Bleistift zur Hand! Schreiben Sie mindestens 20 Lebensmittel oder Gerichte auf, die Sie sehr gern oder gern mögen. Notieren Sie neben jeder Position, vor wie langer Zeit Sie das zum letzten Mal gegessen haben. Zählen Sie bei den ersten 20 Positionen die Wochen zusammen. Ist die Gesamtwochenzahl größer als 60, dann heißt Ihre Aufgabe: „Ich werde in den nächsten 14 Tagen nach dieser „Leckerliste" mein Essen so zusammenstellen, daß ich in dieser Zeit mindestens 10 Positionen abhaken kann".
Hatten Sie weniger als 60 Wochen, dann gilt für Sie: „Ich esse in der nächsten Woche 10 Positionen von der Leckerliste".
Diese Aufgabe schaffen Sie. An Selbstvertrauen mangelt es Ihnen nicht.
Testen Sie, wie Sie den Spaß am Essen wiederentdecken können.

Training I für Typ 5 und 8
Nehmen Sie sich einen kleinen Notizblock mit Stift, den Sie bei sich tragen können. Bereiten Sie fünf Spalten vor: eine für Vollkornprodukte, eine für Gemüse und Kartoffeln sowie drei weitere für Obst, Salat und Milchprodukte. Immer wenn Sie davon etwas essen, machen Sie einen Strich in der jeweiligen Spalte. Nach 7 Tagen sollten Sie insgesamt mindestens 80 Striche zählen. Dann haben Sie Ihr Training I bestanden.
Geben Sie sich nicht mit weniger Strichen zufrieden. Setzen Sie sich eine Zahl, die Sie erreichen können. Je mehr Striche, um so vollwertiger ist Ihre Ernährung.

Training I für Typ 1, 3, 4 und 7
Ihr Training I hat zwar mit Essen und Trinken nichts zu tun, aber es ist wichtig – auch fürs Essen.

Nehmen Sie 7 Blatt Papier und einen Kugelschreiber zur Hand (am besten an einem ruhigen Sonntagnachmittag). Schreiben Sie alle Wochentage als große Überschrift auf jedes Blatt.
Für jeden Tag müssen Sie sich jetzt eine Aufgabe ausdenken, die Sie bewältigen werden (oder immer schon erledigen wollten). Sie darf nicht ganz einfach sein, aber auch nicht zu schwierig. Schreiben Sie dazu, wie Sie die Aufgabe anpacken werden. Überlegen Sie sich, wie Sie die Aufgabe mit Ihren Kräften schaffen. Überlegen Sie auch gleich, wie Sie Ihren Erfolg „feiern", wenn die Aufgabe erledigt ist.
(Zum Beispiel Montag: Werde meinen Schreibtisch aufräumen. Zeitplanung: 18 bis 20 Uhr. Wenn die Aufräumaktion vollbracht ist, trinke ich in aller Ruhe ein Glas Sekt auf meinen Erfolg.)
Beobachten Sie sich dabei. Was geht in Ihnen vor, wenn Sie auf Ihre Leistung zurückblicken? Wir möchten, daß sich solche Erfolge, auf die Sie stolz sein können, in Ihrem Leben vermehren.

Fallen, Tücken und Frust im Eßalltag?

Im Grunde genommen läuft es immer wieder nach dem gleichen Muster ab: Der kluge Kopf faßt einen Entschluß, und dann findet man sich unversehens in einer Situation, in der es unmöglich ist, ihn durchzuhalten. So also ißt man entgegen seinem Entschluß, dies verursacht Frust und läßt nicht einmal Eßlust aufkommen.
Wer kennt nicht tausend Beispiele dafür? „Ab morgen meide ich alles Süße und halte mich an Magerquark mit Knäckebrot!" – „Ab jetzt rühre ich keinen Alkohol mehr an!" – „Der völlig überflüssige Nachmittagskuchen wird ab sofort rigoros gestrichen!" – „Beim Fernsehen stelle ich nichts, aber auch gar nichts mehr hin!"

Die Falle ist programmiert

Das geht ein, zwei oder auch drei Tage lang gut. Dann bietet die Kollegin ein Stückchen Schokolade an, der Chef lädt zum Kuchenessen ein, beim Familiengeburtstag ist das Glas Sekt fällig, oder beim spannenden Krimi findet man unverhofft noch ein Päckchen Cashewkerne im Schrank. So, oder so ähnlich muß es kommen.
Psychologen sind diesen „Verhaltensfallen" in jüngster Zeit auf die Spur gekommen. Es sind wirklich „Fallen", die man sich in bester Absicht selbst stellt und in die man todsicher hineintappt. Sozusagen selbstprogrammierter Frust, ohne daß man davon etwas ahnt! Die Erklärung ist einfach zu verstehen – die Gegenmaßnahmen allerdings müssen trainiert werden.
Figurbewußte Menschen – das haben die Psychologen festgestellt – sind sehr bewußte Esser. Sie kontrollieren ihr Eßverhalten, zählen Kalorien, meiden fetthaltige und vor allem süße Lebensmittel und versuchen, Mahlzeiten ausfallen zu lassen oder gar einen Fastentag in der Woche durchzuhalten. Kurz: Figur-

bewußte Menschen zählen zu den „gezügelten Essern", die nichts ihrer spontanen Eßlust überlassen.
In ihrem Kopf tönt fortwährend eine Botschaft: *Meide alles, was Kalorien hat.* Die Lebensmittel werden in zwei „Schubladen" eingeordnet: Es gibt „gute" Lebensmittel – das sind die eiweißreichen, fettarmen und nicht süßen Lebensmittel, und es gibt die „bösen" – sie sind fettreich, süß, verlockend und lecker. Wenn die Waage Alarm schlägt, wenn der Rock oder die Hose kneift, dann wird der Mensch zum Fallensteller für sich selbst. Mit einem kühnen Vorsatz verbannt er alle „bösen" Lebensmittel aus seinem Leben und schwört, sich nur noch von den „guten" zu ernähren und vor allem, die Gefahr Nummer eins zu bannen: die Kalorien.

Entzug auf der ganzen Linie

Genau mit diesem Entschluß aber wird die Gegenregulation eingeleitet. Je knapper die Kalorienzufuhr ist, desto mehr spart der Körper an Energie. Zu große Mengen Eiweiß in der Nahrung können auf die Stimmung schlagen und den Süßhunger fördern (siehe Kasten Seite 32).
Je rigoroser das gestrichen wird, was schmeckt, desto nachhaltiger erwachen Eßbedürfnisse nach genau den „verbotenen" Speisen. Es findet körperlich und seelisch auf ganzer Linie ein „Entzug" statt. Je länger diese Situation andauert, um so attraktiver wird für den Bauch das, was der Kopf verboten hat. Der erste „Fehltritt", der unweigerlich kommen muß, setzt psychologisch eine verhängnisvolle Kette von Verhaltensweisen in Gang. Das ganze System, so perfekt geplant, bricht zusammen: Man sagt sich, „Jetzt ist es auch egal" – und so zerplatzt der „gute Wille" wie eine Seifenblase. Selbstvorwürfe und Schuldgefühle wachsen an. Dabei hat nur das stattgefunden, was die Psychologen eine *Gegenregulation* nennen. Und die muß immer dann erfolgen, wenn das Eßverhalten zu heftig und zu einseitig gezügelt wird (siehe Kasten Seite 33).

„Telefonkontake" im Gehirn sind auf Rohstoffe angewiesen

Eiweißreiche und fettarme Lebensmittel stehen für das Schlankwerden durch Diät: Beispiele sind Magerquark, fettarmer Joghurt und mageres Fleisch. Nur ja keine Kohlenhydrate und nichts Süßes essen – das macht dick! Diese Vorurteile sind widerlegt.
Professor R. J. Wurtman, ein berühmter US-Ernährungswissenschaftler, fütterte seine weißen Ratten zunächst mit viel Eiweiß. Danach fiel dem Professor auf, daß seine Nager jede Möglichkeit nutzten, um an Kohlenhydrate heranzukommen. Er wiederholte die Eiweißdiät, diesmal mit freiwilligen Testpersonen und erhielt das gleiche Resultat: Eiweiß erzeugt einen Drang nach Kohlenhydraten (Zucker gehört natürlich auch zu den Kohlenhydraten).
Außerdem schlägt eine eiweißreiche Kost auf die Stimmung, was kürzlich *Professor Hans-Martin Pirke* im Münchener Max-Planck-Institut nachwies.
Wie erklärt sich das? Das Gehirn braucht, um von Nervenzelle zu Nervenzelle „telefonieren" zu können, bestimmte Botenstoffe.
Einen solchen Stoff, genannt Serotonin, stellt das Gehirn selbst her. Aber den Rohstoff dafür, das Tryptophan müssen wir durch unser Essen liefern. Und jetzt kommt's: Das Tryptophan kreist im Blut und kann nur dann über die Blut-Hirn-Schranke ins Gehirn gelangen, wenn das Hormon Insulin andere Substanzen abfängt und sie in die Muskeln schickt. Kohlenhydrate rufen nun Insulin ins Blut und machen so den Weg fürs Tryptophan frei.
Die Quintessenz: 50 bis 60 Gramm Eiweiß am Tag reichen allemal aus. „Mehr" hilft nicht mehr, sondern verknappt das Serotonin im Gehirn. Das geht auf die Stimmung und fördert den Süßhunger. Dagegen helfen dann nur die lange geschmähten Kohlenhydrate (vorzugsweise die aus Obst).

Frau Martha S., 48 Jahre, liegt wieder einmal hellwach im Bett. Es ist 20 Minuten nach 4 Uhr. Sie hat Hunger, einfach Hunger. Sie beschließt, nichts zu essen. „Das geht doch nicht jede Nacht. Schließlich will ich abnehmen". Dieser harte Entschluß aber löst erst recht Nachdenken aus. Nein, nein, nein! Sie knipst das Licht an. Gegen ihren Willen steht sie auf und tapst in die Küche. Kühlschrank auf, wieder zu. Zurück ins Bett. Standhaft bleiben. Beim fünften Gang zum Kühlschrank endet dieses nächtliche Zwischenspiel schließlich in einer Kalorienorgie (wie immer).

Frau S. fragt einen Psychologen. Der weiß einen kuriosen Rat: „Ihr Körper braucht nachts Nahrung. Also, stellen Sie sich ein Marmeladenbrot neben Ihr Bett. Ihr Wecker muß Sie rechtzeitig, so um halb vier Uhr, wecken. Dann wird gegessen."

Es hat funktioniert. Das eigentliche Problem von Frau S. war das Denken ans Essen und daran, wie sie es vermeiden kann sowie ihre Vorsätze – diese Gedanken haben sie schlaflos gehalten.

Überlegen Sie einmal, ob Sie auch Situationen kennen, in denen das Denken an essen oder an nichtessen Ihr Problem ist.

Der Ausweg liegt im Umweg

Die Wissenschaft hat inzwischen verschiedentlich gezeigt, daß nicht jeder Mensch von übermäßig genossenen Kalorien in gleichem Maße zunimmt. Gleiches gilt übrigens auch fürs Abnehmen (siehe Kasten Seite 34).

Wer also nur die Kalorienzufuhr im Auge hat, betrachtet seine Ernährung zu einseitig. Ausschlaggebend ist vielmehr: Was kann ich tun, um mir keine Falle aufzustellen?

Beherzigen Sie den Psychologenrat: Sagen Sie nicht mehr „nie", „überhaupt nicht", „ab morgen", „verzichten", „nur noch" oder ähnliche Worte, an die sich aber absolut unhaltbare Vorsätze knüpfen. Denken Sie eher an „weniger", „seltener", „vielleicht etwas mehr" oder „ich versuche einmal". Wenn Sie so ehrlich zu sich sind und sich

Stellen Sie sich einmal vor, Sie essen 84.000 Kalorien zuviel

Dr. Claude Bouchard von der Laval Universität in Kanada weiß, was dann geschieht. Am 24. Mai 1990 veröffentlichte er seinen spannenden Report: Der kanadische Forscher hatte 12 eineiige Zwillingspärchen genau 100 Tage lang mit beinahe 1000 Kilokalorien täglich „überernährt". Alles geschah unter ärztlicher Kontrolle.
Lehrbüchern zufolge „ergeben" 6500 Kilokalorien Überschußenergie ziemlich genau 1 Kilogramm Fettgewebe. Also hätten alle Zwillinge nach dieser Kalorienmathematik 12 Kilogramm zunehmen müssen. Dr. Bouchard weiß es aber besser: die Durchschnittszunahme betrug 8,1 Kilogramm. Noch aufregender ist: Einer der Zwillinge nahm lediglich 4,3, der Spitzenreiter hingegen nahm 13,3 Kilogramm zu. Welch eine Spanne von Mensch zu Mensch bei gleichen Ernährungsbedingungen! Und besonders aufregend ist: Die Zwillingspärchen untereinander haben sehr ähnlich zugenommen, entweder beide wenig oder beide mittelmäßig oder beide viel. Der „Volksmund" kannte die „guten und die schlechten Futterverwerter" schon lange.
In Kanada hat er jetzt recht bekommen. Das Programm zur Essensverwertung ist zum Teil also in der Erbanlage abgespeichert.

zugestehen, daß Sie auf Ihrem Weg zum Ziel auch einige kleine Umwege laufen dürfen, dann kann es die traurige Bilanz des „Jetzt ist auch alles egal" einfach nicht mehr geben. Dann nämlich kann Ihr erdachtes System nicht mehr so leicht zusammenbrechen, weil der Umweg bereits einkalkuliert ist. Und bedenken Sie immer: überflüssige Kalorien in Lebensmitteln oder Gerichten, die Ihnen gut schmecken, sind tausendmal besser als nutzlose Kalorien, die Sie dann wahllos und mit schlechtem Gewissen aufnehmen, wenn es wieder soweit ist: „Jetzt ist auch alles egal." Dieser letzte Satz darf sich in Ihr Denken nicht mehr einschleichen, denn er ist die Ursache für Frust und Gewichtszunahme.

Verschleierte Schuld

Die bekannten Blitz- und Crashdiäten „arbeiten" genau nach diesem Prinzip. Strenge Pläne, strengste Kontrolle – bis der Damm bricht. Schade ist nur, daß Sie die Schuld nicht der Diät zuschieben, sondern sich selbst. Das ist das Perfide an solchen Diätformen, die den programmierten Mißerfolg gleich mitliefern, ohne daß mit bloßem Auge erkennbar wird, wer eigentlich das Dilemma verursacht hat.
Wenn Sie in unserem Test bei Blau eine sehr hohe Punktzahl hatten, dann sind diese Überlegungen ganz wichtig für Sie. Sie zügeln Ihr Eßverhalten, sind in diesem Punkt streng und hart und erleben darum den Zusammenbruch, also die Gegenregulation.
Wir möchten Ihnen einige praktische Übungen zeigen, die Sie in Ihrem Alltag immer wieder trainieren können.
Versuchen Sie ganz einfach, das Prinzip zu durchschauen!

Seien Sie fair zu sich

Statt: *Ich esse nie mehr etwas Süßes!*
Besser: *Für die nächste Woche genehmige ich mir eine Tafel Schokolade und versuche, damit auszukommen.*
Statt: *Ich werde freitags nichts essen!*
Besser: *Ich werde Mahlzeiten nur dann ausfallen lassen, wenn ich keinen richtigen Hunger habe.*
Statt: *Ich darf ab sofort nur noch zu den Essenszeiten etwas zu mir nehmen!*
Besser: *Ich versuche, sofort etwas zu essen, wenn ich Hunger habe, damit sich erst gar kein großer Appetit aufstauen kann.*
Statt: *Ich esse nur noch nach Plan und sonst nichts anderes!*
Besser: *Ich esse nichts mehr, was mir nicht richtig schmeckt.*
Statt: *Ich verzichte auf alles, was viele Kalorien hat!*
Besser: *Wenn etwas Leckeres viele Kalorien hat, dann versuche ich weniger davon und langsamer zu essen, und es zu genießen.*

Süßes en masse?

Und noch ein Wort „unter uns". Die meisten Blitz- und Crashdiäten bringen einfach eine krasse Fehlernährung mit sich. Millionen haben solche „Kostformen" überlebt, denn der Organismus kann sparen, er hat von lebenswichtigen Nährstoffen Vorräte angelegt. Darum können Sie es ruhig für einige Tage verantworten, sich nur von Süßigkeiten zu ernähren – vorausgesetzt, der Süßhunger ist Ihr großes Problem. Testen Sie einmal aus, wie sich Ihr Süßbedürfnis verändert, wenn Sie sich in einem „Experiment mit sich selbst" den ganzen Tag über ruhigen Gewissens Schokoriegel, Kekse, Kuchen, Gummibärchen und Bonbons gestatten. Meist nämlich ist der Süßhunger die Folge des Verzichts, des Verbots und des schlechten Gewissens.

Süßhunger – ein Alarmsignal aus dem Gehirn?

Ernährungspsychologen wollten es genau wissen. Sie riefen freiwillige Testfrauen zusammen, die gerne abnehmen wollten. Die Diät startete: Sie enthielt wenig Kohlenhydrate, dafür aber um so mehr Eiweiß. Nach 4 Tagen klagten schließlich alle (!) Testpersonen über Süßhunger. Jetzt erst begann die eigentliche Studie: Alle Frauen bekamen bunte, süße Götterspeise – als Kost gegen den Süßhunger. Davon aßen sie so lange, bis der Drang nach Süßem verging. Nach 14 Tagen zogen die Forscher Bilanz. Sie hatten nach dem Zufallsprinzip einer Hälfte der Testpersonen die Puddings mit Süßstoff angerichtet, der anderen Hälfte mit Zucker. Das Ergebnis war klar: Um 1,4 Kilogramm mehr Götterspeise wurde gegen den Süßhunger gegessen, wenn sie Süßstoff enthielt. Zucker hilft also besser gegen Süßhunger. Das Gehirn kann offensichtlich Zucker von Süßstoff unterscheiden, auch wenn es der Mensch als gleich süß empfindet. (siehe auch den Kasten Seite 32 „Telefonkontakte im Gehirn sind auf Rohstoffe angewiesen").

Probieren Sie aus, ob Süßstoff bei Ihnen gegen den Süßhunger wirkt (siehe dazu auch den Kasten links). Das muß jeder für sich feststellen. Wenn Sie die Lust nach Süßem überkommt, dann bietet Ihnen auch unser „Baukasten" auf der Seite 52 geschmackliche Anreize. Ihr Prinzip sollte lauten: weniger mit Genuß essen, als nichts bis zum Zusammenbruch.

Notzeitdenken im Überfluß?

Im „Schlaraffenland" vergessen wir oft, daß unser Eßverhalten noch stark von den Not- und Mangelzeiten geprägt ist. Unsere Großeltern (und Eltern) mußten in der Kriegs- und Nachkriegszeit mit einem chronischen Lebensmittelmangel zurechtkommen.
Sie haben sehr gute Lösungen gefunden, um dennoch satt zu werden. Sie entwickelten die Vorratshaltung, brachten ihren Kindern bei, auch dann zu essen, wenn sie keinen Hunger hatten, aber Nahrung verfügbar war und sie trainierten sie, den Teller leer zu essen, damit kostbare Reste nicht weggeworfen werden mußten. Sie verwöhnten Verwandte und Freunde mit Festessen, die sie sich am Munde abgespart hatten.
So überlebten unsere Vorfahren Not- und Hungerzeiten. Hand aufs Herz: Wie stark beeinflussen solche Vorgaben Ihr Eßverhalten? Was in der Not vorzüglich hilft, wird im „Schlaraffenland" zur Belastung. Natürlich kann keiner solch tiefverwurzelte Verhaltensweisen von heute auf morgen ablegen. Doch zunächst müssen wir erkennen, unter welchen Bedingungen wir auf solche Eßerfahrungen zurückgreifen. Wenn man sich erst einmal darüber im Klaren ist, dann sind auch kleine Änderungen möglich.

Erfahrungen sitzen tief

Testen Sie sich: Lassen Sie Reste auf dem Teller! Lassen Sie eine Mahlzeit ausfallen, wenn Sie keinen Appetit darauf haben! Verwöhnen Sie sich und andere mit Erlebnissen, Geschenken oder Gesprächen, die nichts mit essen zu tun haben!

Warum denken wir heute, wenn uns eine Katze oder ein Igel zuläuft oder wenn uns ein Vogel zufliegt, sofort daran, dem „armen Tier" etwas zu fressen zu geben? Das sind die alten Erfahrungen, die noch aus Zeiten stammen, in denen das Leben direkt am seidenen Faden der Nahrungsbeschaffung hing.

Der „falsche Hunger" der Seele

Das Leben im „Schlaraffenland" wird zur Bedrohung für die Figur, wenn Notzeitdenken unser Essen bestimmt. „Zu kurz kommen", „sich etwas gönnen", „sich verwöhnen", „etwas für sich tun" – welch ein Aberwitz, seine „Streicheleinheiten" im Supermarkt zu kaufen, dessen Regale nur so überborden. Sicher, in Hungerzeiten geht die Liebe wahrlich durch den Magen! Im „Schlaraffenland" aber macht solche Liebe dick und der Kummerspeck wächst.

Zufriedenheit in seinem Leben, Glück, Lebensqualität, Freude am Erleben, aber auch Auseinandersetzung und Konfliktbewältigung sind Wünsche und Aufgaben eines jeden Menschen. Fatal ist es, wenn all dies mit Essen und Trinken kompensiert wird. Dann nämlich helfen weder Diät noch gute Ratschläge. Das vordergründige „Eßproblem" ist in Wahrheit ein Lebensproblem, das sich ein (falsches) Ventil gesucht hat. Man muß aber wissen, daß eine Diät keine Lösung bringt. Wer das erkennt, hat einen Riesensprung nach vorne gemacht. Er versucht nämlich nicht mehr bei Tisch zu reparieren, was sich als Panne in ganz anderen Lebensbereichen herausgestellt hat.

Das Training geht weiter

Bitte wählen Sie wieder die Aufgaben aus, die zu Ihrem Typ passen.

Training II für Typ 2 und 6
In der kommenden Woche möchten wir Sie zu einer wunderschönen Aufgabe einladen. Gehen Sie mindestens einmal aus. Fragen Sie vorher möglichst viele Freunde und Be-

kannte, wo man „gut essen" kann. Fühlen Sie sich als Testesser. Suchen Sie Geschmackserlebnisse, und lassen Sie die Atmosphäre eines Restaurants auf sich wirken.
Kurz: genießen Sie einen Abend, an dem Sie sich kulinarisch verwöhnen lassen. Wenn Ihnen diese Aufforderung keinen Spaß macht, müssen Sie sich selbst schlüssige Erklärungen dafür geben. Prüfen Sie, ob Sie mit ihnen auch wirklich zufrieden sind!

Training II für Typ 5 und 8
Wie viele Striche haben Sie in Ihren Spalten? Sind Ihnen die fünf Lebensmittelgruppen inzwischen vertraut? Dann kann es weitergehen.
Trainieren Sie jetzt, eine wichtige Unterscheidung zu treffen: Es gibt Mahlzeiten, die essen Sie, weil es einfach Zeit dafür ist. Das sind sogenannte „Versorgungsmahlzeiten".
Daneben stehen Mahlzeiten, die höchsten Eßgenuß bieten, diese nennen wir die „Erlebnismahlzeiten".
Beurteilen Sie für sich: wie oft essen Sie eine Versorgungs-, wie oft eine Erlebnismahlzeit? Ihr Ziel sollte sein: Auf eine Erlebnismahlzeit kommen zwei Versorgungsmahlzeiten.
Stellen Sie höchste Ansprüche an Ihre Mahlzeiten: Die Versorgungsmahlzeiten müssen vollwertig und gesund sein, damit Sie sich körperlich wohl fühlen. Die Erlebnismahlzeiten sollten Ihnen dagegen höchsten Eßgenuß bieten, damit Sie sich kulinarisch so richtig ausleben können.

Training II für Typ 1 und 3
Sind Sie inzwischen auf Erfolgstour? Es gibt doch eine Fülle von Gelegenheiten, bei denen Sie sich beweisen können, was Sie alles auf die Beine stellen!
Für die nächste Zeit empfehlen wir Ihnen eine Aufgabe, die Sie ebenfalls ohne große Schwierigkeiten schaffen werden: Legen Sie einige Tage als „Testtage" fest. Stecken Sie sich eine volle Schachtel Streichhölzer ein (ca. 40 Hölzer). Wenn Sie (egal wann, ob beim Frühstück, bei einer Zwischenmahlzeit, ob mittags oder zu einer anderen Gelegenheit) von den fünf Lebensmittelgruppen „Vollkornprodukte, Gemüse/Kartof-

feln, Obst, Salat oder Milcherzeugnisse" etwas essen oder trinken, dann nehmen Sie ein Streichholz aus der Schachtel.
Einen tollen Erfolg haben Sie erzielt, wenn die Schachtel am Abend des dritten Tages leer ist! 4 Tage sind aber auch schon gut! Brauchen Sie jedoch 5 Tage oder länger, dann setzen Sie Ihr Training fort – bis Sie es in 3 oder 4 Tagen geschafft haben!

Training II für Typ 4 und 7
Haben Sie inzwischen vermehrt Aufgaben gefunden, die Sie mit Erfolg erledigen konnten? Sie müssen nur genau hinschauen, es gibt genug Situationen, die Sie mit Ihrem Kräftepotential und Ihrem Selbstvertrauen meistern können. Jetzt kommt Ihr Essen an die Reihe.

Wir haben uns eine wahrlich genußvolle Spielregel für Sie ausgedacht. Sie brauchen als Einsatz genau 20 Markstücke, die Sie immer bei sich haben müssen!
Das Spiel kann beginnen: Immer, wenn Sie etwas essen, das Ihnen besonders gut schmeckt, dann legen Sie eines der Markstücke vor sich auf den Tisch. Das ist Ihr Signal: Mir schmeckt's! Anschließend haben Sie dieses Markstück verdient!
Gewonnen haben Sie Ihre 20 Mark, wenn Sie es schaffen, alle 20 Markstücke in 1 Woche als „Leckersignal" zu verbrauchen. Klingt einfach. Doch Sie sollten es probieren. Sind Sie Gewinner, dann bitte laden Sie sich zum Essen ein, und lassen Sie sich für mindestens 20 Mark gut bewirten.

Essen und Trinken – was steckt wirklich drin?

Hält man die Befürchtungen der Deutschen, die durch die Schlagzeilen der Medien in den letzten Jahren geweckt wurden, für realistisch, dann steckt kaum etwas Gutes in unseren Lebensmitteln. Vom „Gift im Essen" und von „Chemie im Kochtopf" ist die Rede. Schade, wenn jemand so denkt, denn dann hat er auch schnell ein Alibi und sagt sich: „Dann ist es auch egal, was ich esse". Wissenschaftler, die Schadstoffe und Umweltgifte mit hochempfindlichen Meßinstrumenten bestimmen können, sehen das Problem ganz anders. Gewiß, mit diesen überaus exakten Meßmethoden lassen sich winzigste Spuren aller möglichen Substanzen nachweisen. Die Frage ist nur, ab welcher Menge beginnen sie gesundheitlich schädlich zu wirken. Es ist kein Problem für Lebensmittelchemiker, Ihnen nachzuweisen, daß Sie ein Stück Würfelzucker in den Bodensee geworfen haben! Vorausgesetzt natürlich, Sie haben anschließend sehr gut „umgerührt".

Wir müssen wachsam und kritisch sein, vor allem die Lebensmittelüberwachung muß pingelig und genau arbeiten. Aber das eigentliche Ernährungsrisiko liegt in unserem eigenen Eßverhalten. Im Durchschnitt essen wir Deutsche 140 Gramm Fett – Tag für Tag – und klagen über Figurprobleme. Wir vermeiden Ballaststoffe und lamentieren über Verstopfung. Milch, nein danke, aber die Knochen werden brüchig. Fleisch in großen Portionen, das ist richtig lecker, und im Blut steigt der Harnsäurespiegel an. Kräftig salzen und der Blutdruck klettert in die Höhe. Mit einer Diät glaubt man, etwas für seine Gesundheit zu tun, die man in Wahrheit ruiniert.

Ernährungsprobleme sind hausgemacht

Vollwertige Ernährung bietet die größte Chance für ein genußreiches, langes Leben, und die haben

wir selbst in der Hand. Es ist nicht schwer, beim Einkauf, beim Zubereiten und beim Essen auf der richtigen Linie zu liegen. Der „Baukasten" auf den Seiten 52 und 53 in diesem Buch bietet zahlreiche leckere Beispiele für vollwertiges Essen.
Ein paar Dinge müssen einfach klar sein. Zum Beispiel: Der Mensch lebt nicht von Kalorien allein! Darum ist die reine Kalorienzählerei ein ausgemachter Unfug mit Folgen für unsere Gesundheit.

Von unserem Körper erwarten wir, daß er uns das Leben im wahrsten Sinne des Wortes erleben läßt. Denken, fühlen, uns konzentrieren, arbeiten und uns bewegen zu können sind ebenso unsere Wünsche, wie gut sehen, schmecken, hören und empfinden. Das alles funktioniert nur, wenn in der Nahrung die für diese Aufgaben des Körpers notwendigen Spezialstoffe in ausreichendem Maße enthalten sind. Die Liste aller dieser Spezialstoffe

Vitamine für die Seele?

Marcus M., Student der Betriebswirtschaft, schluckte 12 Wochen lang regelmäßig eine große Tablette. Doch vorher entnahm ihm der Arzt eine Blutprobe, dann drehten ihn Psychologen an der Universität Göttingen zwei Stunden lang „durch die Mangel": ein Konzentrations-, Reaktions- und Gedächtnistest, ein Pilotentest, eine Aufmerksamkeitsprüfung, Tests auf Wohlbefinden, Depression, Labilität, auf psychische Leistungsfähigkeit und einige andere Untersuchungen wurden durchgeführt.

Nach 12 Wochen wiederholte sich diese Prozedur. Marcus M. war eine von über 1000 freiwilligen Testpersonen, die (ohne genaueres Wissen) entweder ein Leerpräparat oder tatsächlich Multivitamine in Tablettenform bekamen. Die Resultate der Studie: Wer langfristig zuwenig Vitamine aufnimmt, was im Blut gemessen werden kann, zeigt in Psychotests kritische Reaktionen. Bevor es also zu sichtbaren Vitaminmangelsymptomen kommt, bahnt sich der leichte Mangel durch Störungen der seelischen Verfassung an.

hört sich für Ohren, für die die Fachsprache ungewohnt klingt, ziemlich sonderbar an und erinnert unweigerlich an Chemie: Ascorbinsäure, Selen, Molybdän, Thiamin, Pyridoxin, Betakarotin, Eisen, Jod, und so weiter. Über 40 solcher *Stoffe,* die uns leben lassen, müssen im Essen sein. Müssen! Ohne Vitamine und ohne Mineralstoffe läuft im Körper gar nichts. Und mit ein bißchen zuwenig davon läuft vieles mies. So fühlen wir uns dann auch (siehe dazu den Kasten links).
Kurz und schlecht: Wer sein Augenmerk nur auf eine knappe Kalorienzufuhr richtet, riskiert auch eine knappe Versorgung mit diesen Spezialstoffen. Die „Diätdepression" ist nicht nur beschrieben, sondern von vielen auch erlebt worden.

Auf die „Nährstoffdichte" kommt es an

Die Ernährungswissenschaftler haben (auch Wissenschaftler lernen dazu) inzwischen einen neuen Fachausdruck geprägt: statt von den Kalorien reden sie nun von der *Nährstoffdichte.*
Ein zutreffendes Wort, das allerdings außerhalb der Universität kein Mensch versteht. Dabei meinen die Professoren einen ganz einfachen Sachverhalt, der anschaulich in drei Punkten erklärt werden kann:
1. Ein Mensch braucht für seine Knochen täglich 1 Gramm Kalzium.
2. Dieser Mensch sollte aber, um nicht zuzunehmen, am Tag – sagen wir – nicht mehr als 2500 Kilokalorien zu sich nehmen.
3. Wenn nun dieser Mensch seine Lebensmittel so auswählt, daß er abends genau 1 Gramm Kalzium und 2500 Kilokalorien aufgenommen hat, dann hatte sein Essen eine *Nährstoffdichte* von 100 Prozent.

Klar? Hätte sein Essen 2500 Kilokalorien eingebracht, aber nur ½ Gramm Kalzium, läge die *Nährstoffdichte* bei 50 Prozent. In dieser geschickten Berechnung wird also die Menge an Spezialstoffen im Verhältnis zu den Kalorien betrachtet. Wenn Sie also Lebensmittel mit einer *Nährstoffdichte* von 100 Prozent essen, dann bleiben Sie schlank

und Ihr Körper hat gleichzeitig alles, wonach er sich sehnt.
Das klingt gut – läßt aber doch erschrecken. Muß der Taschenrechner neben Messer und Gabel liegen? Das wahrlich wäre ein Alptraum – aber es ist (Gott sei Dank) völlig unnötig.
Lassen Sie uns einmal einige Lebensmittel anschauen – und Sie werden merken: die Natur arbeitet mit System.
Angenommen, Ihr Organismus verbraucht am Tag 2500 Kilokalorien. Wir haben Ihnen jetzt für dieses Beispiel ausgerechnet, wie die *Nährstoffdichte* für einige Mineralstoffe und Vitamine in verschiedenen Lebensmitteln aussieht. Das Ergebnis wird Sie beeindrucken!
Ihr persönlicher „Energieparkplatz", den Sie täglich leer essen können, ohne an Gewicht zuzunehmen, bietet also Platz für 2500 Kilokalorien. Dann könnten Sie folgende Lebensmittelmengen „abstellen", mit jedem einzelnen wäre der Platz gerade ausgefüllt:

13 kg Blumenkohl oder
0,5 kg Schokolade oder
3 kg Kartoffeln oder
0,5 kg Schweinekotelett oder
6 kg Joghurt oder
8 kg Spinat oder
1 kg Vollkornbrot oder
0,4 kg Marzipan

All diese so unterschiedlichen Lebensmittelmengen bringen dem Körper gleich viele Kilokalorien, nämlich etwa 2500.
Das beeindruckt: 400 Gramm Marzipan oder 13 Kilogramm Blumenkohl. Das sind Unterschiede!
Aber nun kommt die eigentliche Geschichte von der Nährstoffdichte. Nehmen wir einmal den Joghurt. 2500 „Joghurtkalorien" würden den Tagesbedarf an Kalzium zu 840 Prozent decken. Aber den Eisenbedarf deckt diese Joghurtmenge nur zu 20 Prozent. „Eisenkönig" in der Liste ist der Spinat, der mit 2500 Kilokalorien 1800 Prozent des Tagesbedarfs abdeckt. Aber wer ißt schon 8 Kilogramm Spinat am Tag? Vollkornbrot bringt mehr als genug an Eisen und Vitamin B_1, dafür mangelt es ihm aber an Vitamin C und an Kalzium.

Milch – der Drink für die Knochen

Fragt man Osteologen – das sind Ärzte, die sich auf Osteoporose (Knochenbrüchigkeit) spezialisiert haben –, dann leidet jede zweite bis dritte Frau in der zweiten Lebenshälfte an der „Altersosteoporose" (Übrigens: die Hexe aus „Hänsel und Gretel" hatte eine typische Altersosteoporose). Neben hormonellen Ursachen kommen die Osteologen sofort auf das Kalzium zu sprechen. Eine zu geringe Kalziumzufuhr in Kindheit und Jugend verhindert, daß ausreichend große Kalziumvorräte im Skelett angelegt werden. Ist zuwenig Kalzium in der Nahrung enthalten, nimmt sich der Körper diese wichtige Substanz aus den Lagerbeständen im Knochen.
Die Zufuhr von 1 Gramm Kalzium pro Tag wird heute gefordert. Ohne Milch und Milchprodukte ist das nicht zu schaffen. Aber damit gelingt es problemlos: 1 Liter Trinkmilch gibt mehr als 1 Gramm Kalzium; 100 Gramm Schnittkäse allein enthalten 1 Gramm Kalzium. Ein 150 Gramm Becher Joghurt deckt schon 20 Prozent des Tagesbedarfes. Den Knochen zuliebe: täglich Milchprodukte.

Damit ist klar: Es gibt kein Lebensmittel, das für alle Nährstoffe eine Nährstoffdichte von 100 Prozent besitzt. Es wäre also, abgesehen von der Undurchführbarkeit, gar nicht sinnvoll, uns ausschließlich von Joghurt oder Spinat oder Vollkornbrot zu ernähren. Vielmehr setzt sich die vollwertige Ernährung wie ein Mosaik aus den verschiedenen Nährstofflieferanten zusammen.

Der „Trick" einer vollwertigen Ernährung besteht also darin, von vielen verschiedenen Lebensmitteln zu essen, da sich diese dann gegenseitig ergänzen. Die Lücken beim Fleisch macht das Gemüse wieder wett und umgekehrt.
Schade, daß der Lebensmittelhandel keine Aufkleber anbringt, die über den wirklichen „inneren Wert" der Waren informieren.

Doch einen solchen Aufkleber können Sie in Gedanken selbst anbringen. Wir sagten schon, die Natur arbeitet mit System. Das tut sie wirklich, denn die „inneren Werte" der Lebensmittel sind lange nicht so zufällig verteilt, wie die Roulettezahlen im Spielkasino.
Bei der Lebensmittelauswahl stehen Ihre Chancen, einen Treffer zu landen, also tausendmal besser als beim Roulette. Mit Köpfchen und Zunge bestimmen Sie die *Nährstoffdichte!* Beachten Sie die folgenden fünf Punkte:

1. Je fetter ein Lebensmittel oder ein Gericht ist, um so rapider sinkt die Nährstoffdichte ab.
2. Je süßer etwas schmeckt, um so geringer ist die Nährstoffdichte!
3. Pflanzenprodukte haben im Zweifelsfall eine höhere Nährstoffdichte als tierische Produkte (das hat was mit dem Fettgehalt zu tun).
4. Gemüse als Rohkost und Salate sind meist nährstoffdichter als die gleichen Zutaten in zubereiteter Form.
5. Eine hohe Nährstoffdichte bieten unbesehen Lebensmittel aus den Gruppen: Vollkornprodukte, Gemüse, Kartoffeln, Obst, Salat und fettreduzierte Milcherzeugnisse.

Das war's schon. Fünf Punkte, die man leicht beachten kann. Für die alltägliche Praxis in der Küche heißt das auch:

- Wer Fett abschöpft (zum Beispiel mit Küchenkrepp),
- wer statt Schmalz oder Kokosfett an günstigen Fettsäuren reiche Keimöle sparsam verwendet,
- wer Zucker in kleinen Mengen einsetzt,
- wer Gemüse kurz und knackig gart (al dente),
- wer sein Vollkornbrot in etwas dickere Scheiben schneidet,
- wer den „Baukasten" auf den Seiten 52 und 53 in diesem Buch nutzt und danach ißt,
- wer reinen Fruchtsaft mit Mineralwasser verdünnt und sich Nektar oder Saftgetränke nicht zumutet,
- wer Fisch häufiger ißt und dadurch fettes Fleisch ersetzt,
- wer Salatdressing mit Joghurt anstatt mit saurer Sahne anrührt,
- wer den Fettrand am Schinken „links liegen läßt",

- wer eine kleinere Fleischportion zusammen mit viel Gemüse anrichtet, der steigert die *Nährstoffdichte!*

Nochmals: Wer die Nährstoffdichte steigert, tut etwas für die Figur und für sein Wohlbefinden. Man behält die Kalorienzufuhr im Griff, aber zusätzlich – und das merkt der Körper – wird er liebevoll versorgt. Das doppelte „Hungertheater", das ihm die vielen Blitz- und Crashkuren mit Kalorien- und Nährstoffentzug vorgaukeln, hat er satt, weil er von den lebenswichtigen Nährstoffen nämlich nicht genug bekam.

Nährstoffdichte – inzwischen ein vertrautes Wort für Sie? Und damit Sie ganz „auf Nummer Sicher" gehen können, sind die Rezeptbausteine im „Baukasten" auf eine hohe Nährstoffdichte zugeschnitten. Wir möchten Ihnen damit beweisen, daß eine hohe *Nährstoffdichte* dem Genuß nicht entgegensteht.

Eine anschauliche Vorlage für die Praxis bietet der „Ernährungsteller" der Deutschen Gesellschaft für Ernährung (DGE). Interessant ist die mengenmäßige Verteilung der Lebensmittelgruppen:

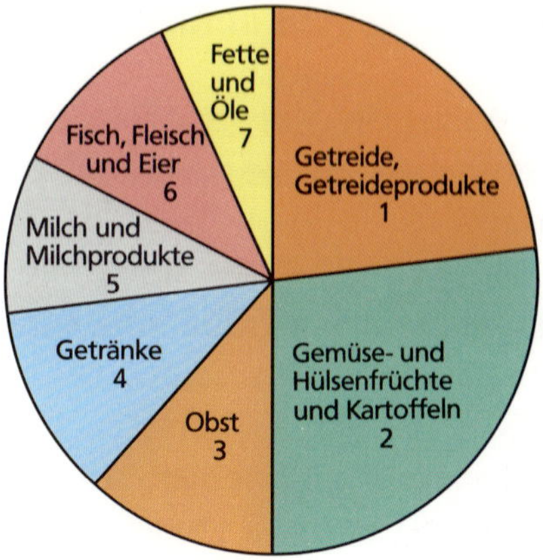

Wenn Sie Ihren Teller zu Hause (oder im Restaurant) ähnlich gestalten (lassen), dann sind Sie ein Nährstoffdichte-Freak. Übrigens können Sie diese Mengenverteilung schon beim Einkauf im Supermarkt berücksichtigen: Nach dem Muster der verschieden großen „Tortenstückchen" auf dem „Ernährungsteller" könnte auch Ihr Einkaufswagen gefüllt sein. Denn: wie man einkauft, so ißt man!

Das Training geht immer weiter

Bitte wählen Sie auch jetzt wieder die Aufgaben aus, die zu Ihrem Typ passen.

Training III für Typ 1, 2, 5 und 7
Sie zählen zu den Menschen, die mit Essen und Trinken ziemlich lokker, aber dennoch innerhalb selbstgesteckter Grenzen umzugehen wissen. Dies hat der Test jedenfalls ergeben.
Sie können sich nach Herzenslust auf den „Baukasten" Seite 52 und 53 stürzen und die Rezepte ausprobieren. Eine kleine „Gebrauchsanweisung" dazu finden Sie auf den Seiten 54 bis 57.
Sie können aber auch ein bißchen neugierig darauf sein, was „Menschen vom anderen Typ" jetzt trainieren müssen. Schauen Sie in den nächsten Abschnitt – eigentlich dürfte Sie keine der Aufgaben herausfordern. Wenn doch – dann trainieren Sie einfach mit!

Training III für Typ 3, 4, 6 und 8
Diese Trainingsphase ist für Sie die wichtigste. Sie planen Ihre Ernährung innerhalb ziemlich festgelegten Grenzen. Dadurch kommt es gelegentlich zum „Zusammenbruch" der Vorsätze und Pläne. Das soll anders werden. Unser Training will Ihnen einen lockeren Umgang mit dem Essen ermöglichen, ohne daß Sie diese „Dammbrüche" zu befürchten haben.
Hier sind 10 Trainingsaufgaben. Lesen Sie sie zunächst durch, und bewerten Sie dann, wie schwierig für Sie die Bewältigung der einzelnen Aufgaben ist. Die schwierigste Aufgabe bekommt eine ① in den Kreis, die zweitschwierigste eine ②, die leichteste schließlich eine ⑩.
So, es kann losgehen:

○ Ich kaufe mir eine Tafel Schokolade und esse jeden Tag genau einen Riegel.

○ Bei einer Einladung nehme ich ein Stück Kuchen auf meinen Teller, lasse einen kleinen Rest zurück und sage, daß ich absolut satt bin.

○ Für den Hunger zwischendurch werde ich einen Riegel mitnehmen, aber dann nur etwas davon abbeißen und den Rest wieder mit nach Hause nehmen.

◯ Ich kann drei Mohrenköpfe hintereinander essen, ohne daß ich, vom schlechten Gewissen geplagt, an meine Figur denke.

◯ Wenn ich demnächst gut essen gehe oder zum Essen eingeladen bin, werde ich vorher etwas sparsamer essen und mir so die nötige „Reserve" schaffen.

◯ Ich kann ein Mittagessen problemlos auf mindestens 20 Minuten ausdehnen und während dieser Zeit langsam und genußvoll essen.

◯ Wenn ich etwas esse, das viele Kalorien hat, dann esse ich es wenigstens mit Genuß und ohne „schlechtes Gewissen".

◯ Ich esse nie, wenn ich gleichzeitig mit anderen Dingen beschäftigt bin (zum Beispiel mit Zeitunglesen, fernsehen, Radiohören oder wenn ich am Schreibtisch arbeite).

◯ Ich kann mir vornehmen, täglich etwas Süßes zu essen, ohne dabei zu denken „eigentlich darfst du das nicht".

◯ Ich kann es gut aushalten, mich nur noch einmal in der Woche zu wiegen.

War's schwer, die Aufgaben in die richtige Reihenfolge zu bringen? Ihr Training kann beginnen. Starten Sie mit der Aufgabe, die die höchste Zahl hat, also mit der Aufgabe, die Sie relativ leicht erfüllen können. Wenn Sie das Geforderte dann „voll drauf haben", dann geht's an die nächste Aufgabe. Das Schwierigste kommt also zum Schluß, das ist wichtig. Wer mit dem Einfachen anfängt, hat Erfolg und überfordert sich nicht.
Wenn Sie alle 10 Aufgaben ziemlich gut bewältigt haben, dann ist es geschafft. Mehr können Sie von sich nicht verlangen!

5

Der Baukasten

Bisher haben wir uns sehr intensiv mit der „geistigen Nahrung“ beschäftigt und uns über uns selbst und unser Eßverhalten sowie über Ansichten und Einstellungen Gedanken gemacht.
Es wird Zeit, daß wir auch etwas „zwischen die Zähne bekommen“, wie der Volksmund sagt. Der zweite Hauptteil dieses Buches ist daher Ihr Baukasten, der bestens dafür geeignet ist, sich sein Essen selbst zu „basteln“.
Aber, um es vorweg ganz deutlich zu sagen, dieser Baukasten ist kein „Diätplan“, an den Sie sich sklavisch halten sollen. Er ist vielmehr ein „Sandkasten“, in dem Sie spielerisch neues Essen ausprobieren können. Sie müssen auf Ihren Geschmack kommen. Also Sie allein bestimmen, was Sie essen. Der Baukasten gibt Ihnen Anregungen, erleichtert Ihnen die Zusammenstellung der Lebensmittel und er garantiert, daß die nach seinem System vorgenommene Auswahl so richtig gesund ist (als Experte wissen Sie jetzt, was das heißt: er bietet eine hohe Nährstoffdichte!).
Ein persönlicher Tip von Helga Köster und Volker Pudel für Sie:
Hatten Sie im Eßtyp-Test viele „blaue“ Punkte,
dann kommt Ihnen unser Baukastensystem sehr entgegen. Wenden Sie es, sagen wir, 14 Tage lang an, essen Sie also „streng nach Vorschrift“. Danach sollten Sie in jeder Woche mindestens einen Tag lang sehr großzügig mit den Vorgaben unseres Baukastens verfahren und an den übrigen Tagen Ihre eigenen Eßbedürfnisse ohne ihn verwirklichen. Kurz: So ein Baukasten kommt Ihrer „Psychologie“ sehr entgegen – nutzen Sie ihn deshalb, aber lösen Sie sich zunehmend davon, die vorgegebenen Mengen aufs Gramm genau einzuhalten. Sie lernen dazu, wenn Sie den Baukasten benutzen, aber nach einiger Zeit sollte Ihnen Ihre neue Ernährung „in Fleisch und Blut“ übergegangen sein, so daß er sich überflüssig macht.

Hatten Sie im Eßtyp-Test wenig „blaue" Punkte,
dann werden Sie sich zu Beginn durch den Baukasten eingeengt fühlen. Nutzen Sie den Baukasten als eine Quelle für neue Eßideen. Weichen Sie von den Vorschlägen ruhig ab, wenn Ihnen danach zumute ist. Die Vielfalt der Kombinationen wird Ihnen jedoch gefallen.

Allgemein gilt, ...

... daß Ihnen der Baukasten – wie es ein Sporttrainer tut – sinnvolle Vorgaben bietet, daß er erprobten Regeln folgt und das Einüben neuer Verhaltensweisen ermöglicht.
Danach muß sich jeder von diesem Rahmenprogramm mehr oder weniger stark lösen und aufgrund der gemachten Erfahrungen seinen eigenen „Stil" finden, mit dem er dann zur „Hochform" aufläuft.
Noch einige Tips, und Sie können mit der Anwendung des Baukastens endgültig beginnen:

- Die im Baukasten und in den Rezepten angegebenen Lebensmittelmengen sind jeweils für eine Person beziehungsweise für eine Portion gedacht.
- Je mehr kleinere Mahlzeiten am Tag Sie essen, um so besser.
- Die Zubereitungszeiten, die in den Gerichten jeweils enthaltenen Nährstoffmengen, die Angaben des jeweils benötigten Kochgeschirrs und vieles mehr finden Sie im Rezeptverzeichnis Seite 204.
- Alle Zutaten für die Gerichte stammen aus den Bausteinen des Baukastens. Damit Sie wissen, welchem Baustein ein Lebensmittel zuzuordnen ist, wurde jedes mit einem kleinen Kästchen in der Farbe des jeweiligen Bausteins gekennzeichnet.

Nicht markierte Zutaten wurden dem „0-Tarif" entnommen.

Das klingt kompliziert, ist es aber nicht. Sie werden es erfahren. Und nun wünschen wir Ihnen guten Appetit und ein „gutes Händchen" beim Kombinieren von Lebensmitteln nach dem Baukastensystem – Ihrer Gesundheit, Ihrer Eßfreude und nicht zuletzt Ihrer Figur zuliebe!

Frühstück	4 EL Magerquark 1 Becher Magermilchjoghurt 2 Tassen Milch, Buttermilch, Kefir oder Dickmilch 1 Scheibe Käse 1 Scheibe Aufschnitt 1 Ei	→ 1 Scheibe Vollkornbrot 1 Vollkornbrötchen 2 Scheiben Vollkorntoast 3 Scheiben Knäckebrot 4 EL Müsli, Haferflocken, Corn-flakes 1 Stück Obst 200 Gramm Steinobst 250 Gramm Beerenobst 1 EL Nüsse, Samen	→ 2 EL Sahne 1 EL Crème fraîche 1 EL Nüsse oder Samen 2 TL Butter 2 TL Margarine
Mittagessen	150 Gramm Fleisch 150 Gramm Fisch 150 Gramm Geflügel 2 Eier 3 Scheiben Käse 150 Gramm Magerquark 1 gr. Portion Hülsenfrüchte	→ 150 Gramm Gemüse 1, 2 oder 3 (siehe Seite 188) 1 Portion Salat 1 kl. Portion Hülsenfrüchte 1 Stück Obst 50 Gramm Trockenfrüchte → 3 Kartoffeln 2 EL Naturreis 50 Gramm Vollkornnudeln 1 gr. Portion Hülsenfrüchte 1 Stück Baguette (50 g)	→ 2 TL Butter 2 TL Margarine 1 EL Öl 1 EL Crème fraîche 3 EL Sahne 5 EL saure Sahne 2 EL Salatcreme 1 Eigelb 1 EL Nüsse oder Samen
Abendessen	250 Gramm Salatgemüse 150 Gramm Gemüse 1, 2 oder 3 (siehe Seite 188) 2 Scheiben Vollkornbrot 2 Vollkornbrötchen 3 Scheiben Knäckebrot	→ 2 Scheiben Käse 2 Scheiben Aufschnitt 50 Gramm Fleisch, Fisch, Frischkäse 4 EL Magerquark 1 Becher Magermilchjoghurt 2 Eier	→ 1 EL Öl 1 EL Crème fraîche 1 EL Mayonnaise 2 EL Salatcreme 1 EL Nüsse oder Samen 1 TL Butter 1 TL Margarine
Extramahlzeit	1 Stück Obst 200 Gramm Steinobst 250 Gramm Beerenobst 100 Gramm Gemüse 1 250 Gramm Gemüse 2 500 Gramm Gemüse 3 (Gemüsegruppen siehe Seite 188) ½ Liter Gemüsesaft 1 kl. Portion Hülsenfrüchte		
Extramahlzeit	1 Scheibe Vollkornbrot 1 Vollkornbrötchen 2 Zwiebäcke 2 Schwedenbröd 3 Scheiben Knäckebrot 4 EL, Haferflocken, Corn-flakes 2 EL Vollkornmehl, Grieß, Schrot, Grütze, Reis 30 Gramm Vollkornnudeln		

0-Tarif

Süßstoff
1 TL Zucker
1 TL Honig
1 EL Ahornsirup
1 TL Marmelade
2 TL Instantkakao

Zitronenscheiben
Zitronen- und Orangenschale
2 EL Zitronensaft
2 EL Orangensaft
1 EL Trockenfrüchte

100 g Gemüse
1 Portion Blattsalat
1 Glas Gemüsesaft
50 g Obst

1 EL Magerquark
2 TL Crème fraîche
½ Tasse Milch

Frische oder getrocknete Kräuter
Gewürze
1 Zwiebel
2 Schalotten
1 Knoblauchzehe
1 Gewürzgurke
1 EL Kapern
1 EL Meerrettich
1 EL Senf
2 EL Sojasauce
1 EL Tomatenmark
1 EL Tomatenketchup
1 EL Paprikamark
Worcestershiresauce
1 EL Mangochutney
1 TL Instantbrühe
1 Tasse Fond (aus dem Glas)

1 Eiweiß
1 EL Semmelbrösel
1 TL Mehl
1 TL Dickungsmittel (Stärke)

Mineralwasser
Wein- oder Obstessig
2 EL Weiß- oder Rotwein
1 EL Sherry, Cognac, Likör

100-Tarif

1 Scheibe Vollkornbrot
3 Scheiben Knäckebrot
1 Vollkornbrötchen
2 Zwiebäcke
2 Schwedenbröd
1 Stück Baguette (50 g)
4 EL Müsli, Haferflocken oder Corn-flakes
2 EL Vollkornmehl, Grieß, Schrot, Grütze

100 g Gemüse 1
250 g Gemüse 2
500 g Gemüse 3 (Gemüsegruppen siehe Seite 188)
1 kl. Portion Hülsenfrüchte

1 Stück Obst
200 g Steinobst
250 g Beerenobst

3 Kartoffeln
2 EL Naturreis
30 g Vollkornnudeln

1 Becher Magermilchjoghurt
1 Becher Magermilch-Früchte-Joghurt
6 EL Magerquark
1 Tasse Milch
2 Tassen Dickmilch, Buttermilch, Kefir
2 kl. Kugeln Milchspeiseeis

1 Scheibe Käse
¼ runder Camembert
1 EL Frischkäse
1 Ecke Schmelzkäse (20% F. i. Tr.)
100 g Hüttenkäse
100 g Harzer Käse
1 Scheibe magerer Aufschnitt
75 g Beefsteakhack

1 Ei
1 Eigelb
2 Eiweiß

2 TL Butter
2 TL Margarine
1 EL Crème fraîche
5 EL saure Sahne
3 EL Sahne
1 EL Öl
2 TL Mayonnaise
1 EL Salatcreme

1 EL Honig
2 EL Marmelade
1 EL Nußnougatcreme

¼ l Fruchtsaft
¼ l Cola oder Limonade
¼ l Bier
⅛ l Wein
5 cl Südwein

1 Stück Obstkuchen
4 Kekse
1 Handvoll Erdnußflips
1 Handvoll Kartoffelchips
4 Bonbons
2 Stück Schokolade oder Pralinen

Was Sie über den Baukasten wissen müssen

Auf der linken Seite sehen Sie den Grundbaukasten. Für jede Mahlzeit finden Sie in roten, grünen und gelben Kästen die richtigen Zutaten. In jeden Kasten dürfen Sie einmal pro Tag hineingreifen und die Zutaten miteinander kombinieren. Zum Verfeinern der Gerichte dient der Kasten mit dem 0-Tarif. Wenn Sie sich aus dem Grundbaukasten ernähren, besteht Ihr täglicher Eßplan aus einer gesunden und ausgewogenen Mischung von Nährstoffen, Vitaminen und Mineralien. Wer's genau wissen will: In diesem Baukasten stecken ungefähr 1200 Kilokalorien. Alles, was Sie über die Kästen wissen müssen, steht auf den nächsten Seiten.
Wenn Ihr Appetit größer ist als der Inhalt unseres Baukastens, dann dürfen Sie Ihren Eßplan noch mit den Zutaten aus dem 100-Tarif erweitern. Je intensiver die rote Farbunterlegung wird, desto eher sollten Sie um diese Zutaten einen Bogen machen.

Eiweiß

■ In den roten Kästen finden Sie die eiweißhaltigen Zutaten. Eiweiß ist wichtig für den Aufbau der Körperzellen. Sie benötigen davon täglich 50 bis 60 Gramm.

■ Eiweiß ist in Fleisch und Fleischprodukten, Fisch, Geflügel, Milchprodukten und Eiern enthalten. Auch in Hülsenfrüchten steckt Eiweiß, sie haben aber auch einen hohen Anteil an Kohlenhydraten, deshalb finden Sie sie sowohl in den roten als auch in den grünen Kästen.

■ Damit Sie nicht zuviel Eiweiß mit diesem Eßplan zu sich nehmen, haben wir zum Beispiel beim Mittagessen die Fleisch- und Fischportionen auf 150 Gramm begrenzt. Mehr sollte es nicht sein, eher weniger. Wenn Sie für ein Geschnetzeltes nicht soviel Fleisch benötigen, können Sie auch unter diesen Höchstmengen bleiben.

■ Was Sie über die einzelnen Zutaten wissen müssen, finden Sie in alphabetischer Reihenfolge in dem Kapitel „Zutaten von A bis Z“ (Seite 182 bis 198).

Kohlenhydrate

■ Alle kohlenhydrathaltigen Zutaten stehen in den grünen Kästen. Sie liefern zusätzlich viele Vitamine, Mineralien und Ballaststoffe. Eine Ausnahme: Zucker zählt auch zu den Kohlenhydraten, enthält aber weder Vitamine noch Mineral- oder Ballaststoffe. Ungefähr die Hälfte der Nahrungsenergie sollte aus Kohlenhydraten stammen.

■ Zu den kohlenhydrathaltigen Zutaten gehören Gemüse, Obst, Getreide und Hülsenfrüchte. Nüsse und Samen zählen auch dazu, sie enthalten aber auch viel hochwertiges Fett, so daß Sie diese beiden in den grünen und in den gelben Kästen finden.

■ Die Portionen in den grünen Kästen können Sie voll ausschöpfen. Deshalb bekommen Sie beim Mittagessen gleich zwei von den „grünen Portionen“.

■ Es gibt sehr viele Gemüsesorten, die wir im Baukasten nicht alle einzeln aufzählen konnten. Deshalb haben wir sie in drei Gruppen geteilt. Welche Sorten sich dahinter verbergen, steht auf den Seiten 188 und 189. Obst, Brot (Getreide) und Hülsenfrüchte finden Sie ebenfalls unter „Zutaten von A bis Z" (Seite 182 bis 198).

Fett

■ Öl, Butter und fetthaltige Milchprodukte, wie zum Beispiel Sahne und Crème fraîche, verbessern den Geschmack eines jeden Gerichtes. Diese Zutaten stehen in den gelben Kästen. Fett, und zwar die richtige Sorte mit vielen mehrfach ungesättigten Fettsäuren, hat auch eine wichtige Funktion beim gesamten Stoffwechsel. Für Fett gilt die Faustregel: nicht zuviel und nicht zuwenig verwenden.

■ Es gibt tierische und pflanzliche Fette. Zu den tierischen Fetten gehören Butter, Sahne und Crème fraîche. Zu den pflanzlichen Fetten zählen Öl und Margarine. In den pflanzlichen Fetten sind hohe Anteile mehrfach ungesättigter Fettsäuren enthalten.

■ In die gelben Kästen sollten Sie morgens und abends nur jeweils einmal hineingreifen. Für das Mittagessen brauchen Sie häufig mehr Fett: zum Braten, für Saucen, für Salate, zum Verfeinern von Gemüse. Dabei sollten Sie höchstens drei Portionen aus dem gelben Kasten verwenden.

■ Im Kapitel „Zutaten von A bis Z" (Seite 182 bis 198) finden Sie alles, was Sie über die verschiedenen Fette gern wissen möchten.

0-Tarif

In der 0-Tarif-Spalte finden Sie alles, was Sie zum Verfeinern der Gerichte brauchen: Stärke zum Binden einer Sauce, Kräuter zum Verfeinern von Gemüse, Gewürze zum Abschmecken. 0-Tarif heißt nicht, daß die Zutaten in dieser Spalte keine Kalorien enthalten. In den angegebenen, kleinen Mengen ist der Kaloriengehalt aber so gering, daß er nicht so sehr ins Gewicht fällt.

100-Tarif

■ Mit den Zutaten aus dem 100-Tarif können Sie den Grundbaukasten erweitern. Wenn Sie zwischendurch Hunger bekommen, können Sie sich aus dieser Spalte etwas aussuchen.

■ Jede Zutat aus dem 100-Tarif hat ungefähr 100 Kilokalorien. Wenn Sie sich pro Tag sechs Zutaten aussuchen, bekommen Sie zusammen mit denen aus dem Grundbaukasten 1800 Kilokalorien.

■ Alle Zutaten zum 100-Tarif sind rot unterlegt. Je dunkler rot es wird, desto vorsichtiger und sparsamer sollten Sie mit diesen Zutaten umgehen.

■ Sie können diese Zutaten einfach so essen, die Mahlzeiten aus dem Baukasten damit erweitern oder sich kleine Gerichte daraus zubereiten. Ein Salat mit einer Sauce aus 1 Eßlöffel Öl, Essig und Kräutern (Essig und Kräuter aus dem 0-Tarif) hat zum Beispiel 200 Kilokalorien. Eine Scheibe Brot mit einer Ecke Schmelzkäse bestrichen ist auch mit 200 Kilokalorien anzurechnen.

Essen am Arbeitsplatz

Wenn Sie berufstätig sind und Ihre Mittagsmahlzeit mit an den Arbeitsplatz nehmen müssen, können Sie abends warm essen, nämlich das Mittagessen. An den Arbeitsplatz nehmen Sie sich das Abendessen mit. Für diese Fälle haben wir aus dem Abendessen ein Lunchpaket gemacht, das sich gut vorbereiten und verpacken läßt. Diese Lunchpaketversion finden Sie jeweils unter beziehungsweise neben den entsprechenden Rezepten in dem Kapitel „Abendessen" (Seite 140 bis 161).

So kombinieren Sie die einzelnen Mahlzeiten

■ Wenn Sie sich die Mahlzeiten mit Hilfe des Baukastens zusammenstellen, müssen Sie sich vorher erst einmal überlegen, worauf Sie Appetit haben. Wenn Sie sich für ein Müsli entschieden haben, schauen Sie unter „Frühstück" im ersten Kasten nach, wieviel Joghurt Sie sich nehmen können. Dann wandern Sie nach rechts und finden heraus, wieviel Müsli es sein darf. Dann machen Sie einen Schritt weiter nach rechts in den gelben Kasten und suchen sich das Fett heraus, das Sie gern in Ihrem Müsli haben möchten. Wenn Sie noch einen Schritt weitergehen, in den 0-Tarif, stehen dort noch Zutaten, mit denen Sie Ihr Müsli verfeinern können, wie zum Beispiel 1 Teelöffel Honig. Verfahren Sie so auch mit dem Mittag- und Abendessen und den beiden Extramahlzeiten.

■ Grundsätzlich sollten Sie möglichst immer wieder neue Kombinationen ausprobieren und beim Mittagessen darauf achten, daß Sie in einer Woche je ein Fleisch-, Fisch- und Geflügelgericht auswählen und an den restlichen Tagen die Mittagsmahlzeit fleischlos gestalten.

Frühstück

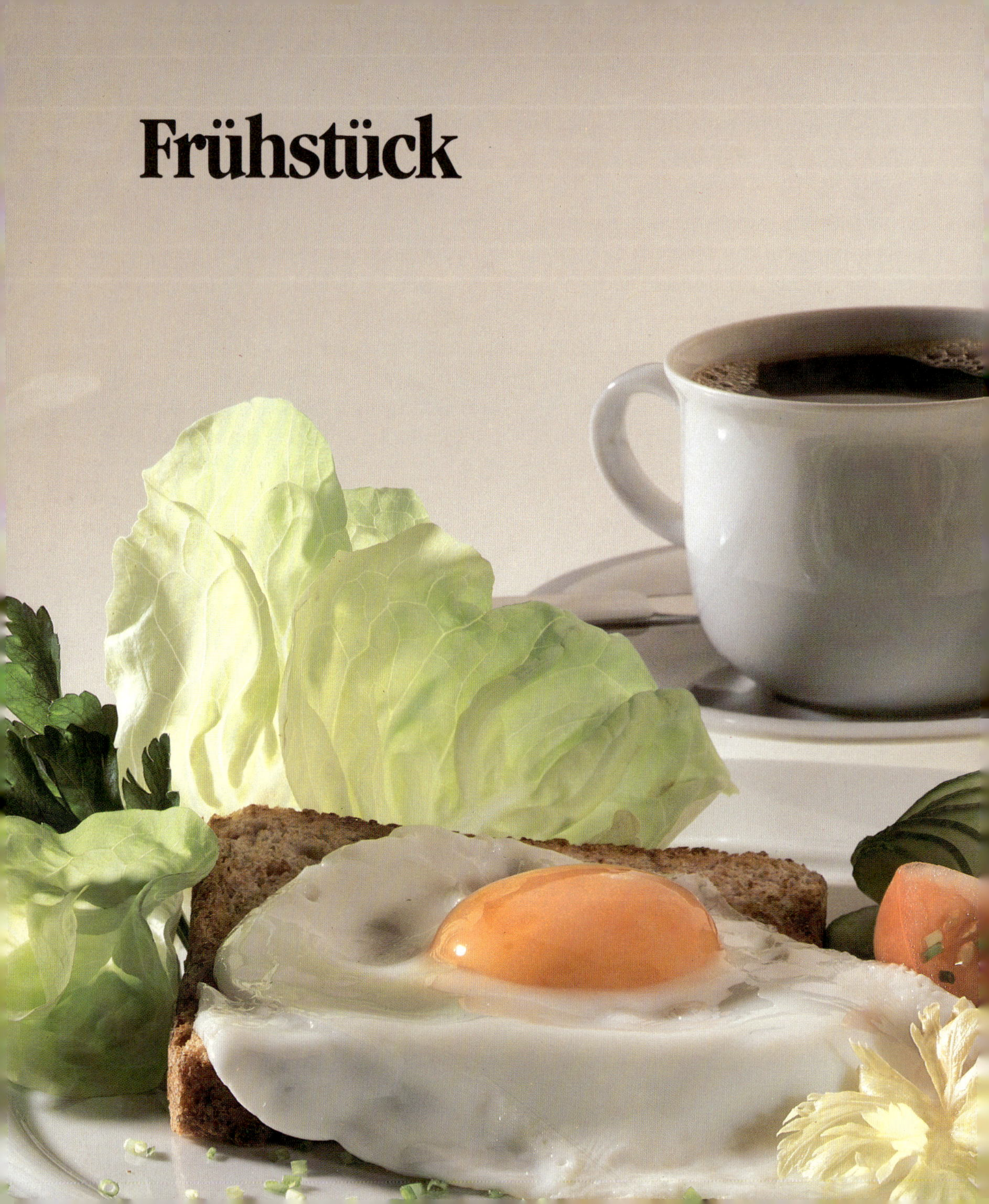

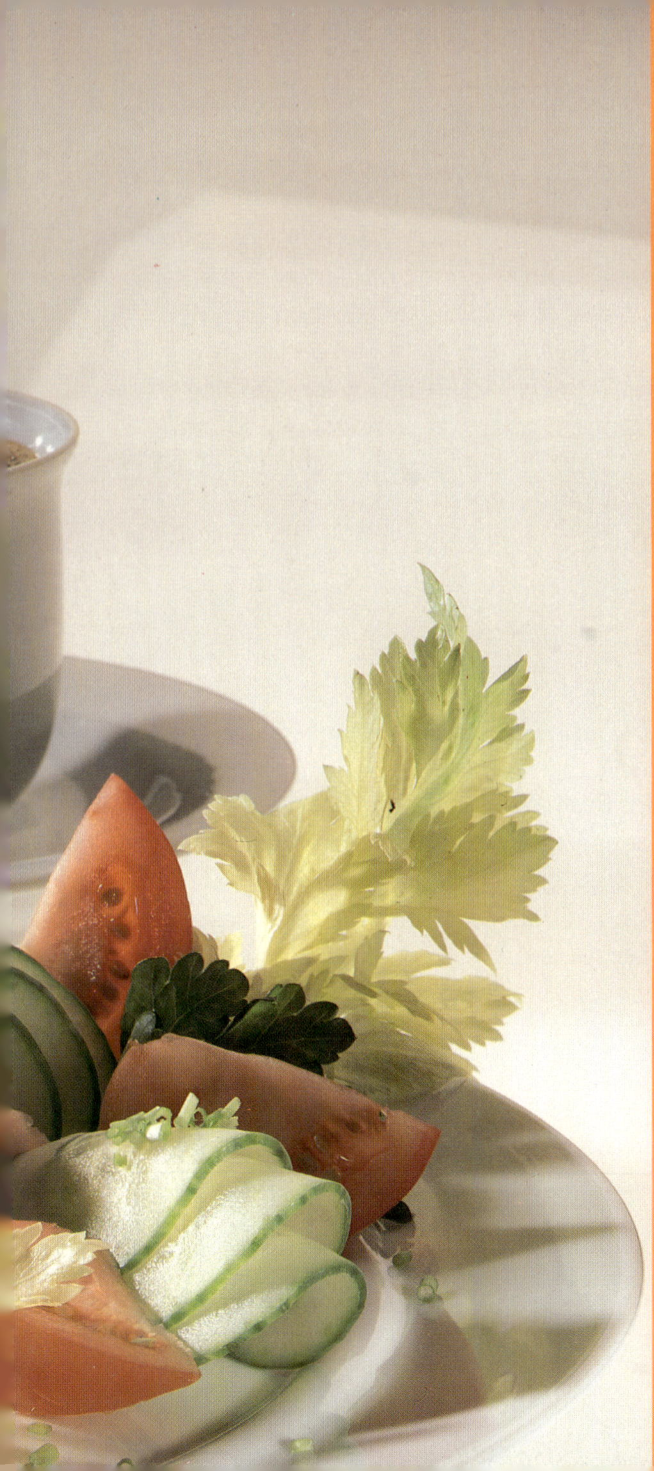

Auf den folgenden Seiten finden Sie 23 Vorschläge für das Frühstück. Egal, ob es nun ein Müsli, ein Brot oder ein Ei zum Frühstück sein soll, für jeden Geschmack geben wir Ihnen auf den nächsten Seiten die richtigen Beispiele.
Grundlage für die Frühstückskombinationen war der Baukasten. Im roten Kasten finden Sie die Hauptbestandteile. Im grünen Kasten das Brot oder die Zutaten für Ihr morgendliches Müsli. Im gelben Kasten das Fett, Butter oder Margarine, Sahne oder Crème fraîche, zum Verfeinern.
Gehen Sie morgens, wenn möglich, nicht ohne Frühstück aus dem Haus, auch wenn Sie zu denen gehören, die morgens nichts runterbekommen. Aber das erspart Ihnen den Heißhunger in den Vormittagsstunden, der Sie dazu verleiten könnte, irgend etwas in sich hineinzustopfen, worüber Sie sich später ärgern. Mit 23 Beispielen zeigen wir Ihnen, wie vielseitig Ihr Frühstück sein kann. Probieren Sie möglichst viele der Rezepte aus, damit aus Ihnen ein fröhlicher Frühstücker wird.

Orangenquark mit Müsli

- 4 EL Magerquark
- 1 EL Crème fraîche
- 1 EL Mineralwasser
- 1 TL Zitronensaft
- 1 TL Zucker
- 1 EL Rosinen
- ½ Orange
- 2 EL Müsli

Den Magerquark mit Crème fraîche, Mineralwasser, Zitronensaft und Zucker cremig rühren. Die Rosinen darunterheben und die Quarkspeise eine Weile stehen lassen, damit die Rosinen weich werden können. Die Orange schälen, kleinschneiden und unter den Rosinenquark heben. Zum Schluß mit Müsli bestreuen.

Milch mit Corn-flakes und Honigbrot

- ½ Scheibe Vollkornbrot
- 1 TL Butter oder Margarine
- 1 TL Honig
- 2 Tassen Milch
- 1 TL Zucker
- 2 EL Corn-flakes

Das Brot mit Butter oder Margarine bestreichen und mit Honig beträufeln. Die Milch in einen tiefen Teller gießen. Wer will, kann die Milch mit Zucker süßen. Die Corn-flakes darüberstreuen.

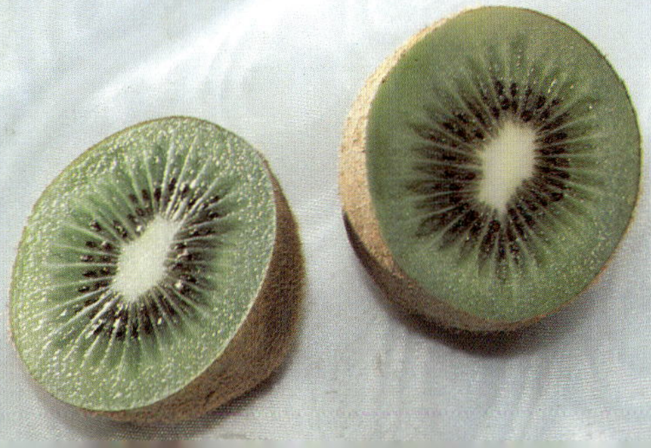

Kiwijoghurt

- 1 Becher Magermilch-joghurt
  1 TL Zitronensaft
  1 TL abgeriebene Schale einer unbehandelten Zitrone
  1 TL Zucker
- 2 Kiwis
- 1 EL Samen (Sesamsamen oder Sonnenblumenkerne)

Den Magermilchjoghurt mit Zitronensaft, Zitronenschale und Zucker verrühren. Die Kiwis schälen, kleinschneiden und in einem tiefen Teller anrichten. Den Joghurt darübergießen und mit Sesamsamen oder Sonnenblumenkernen bestreuen.

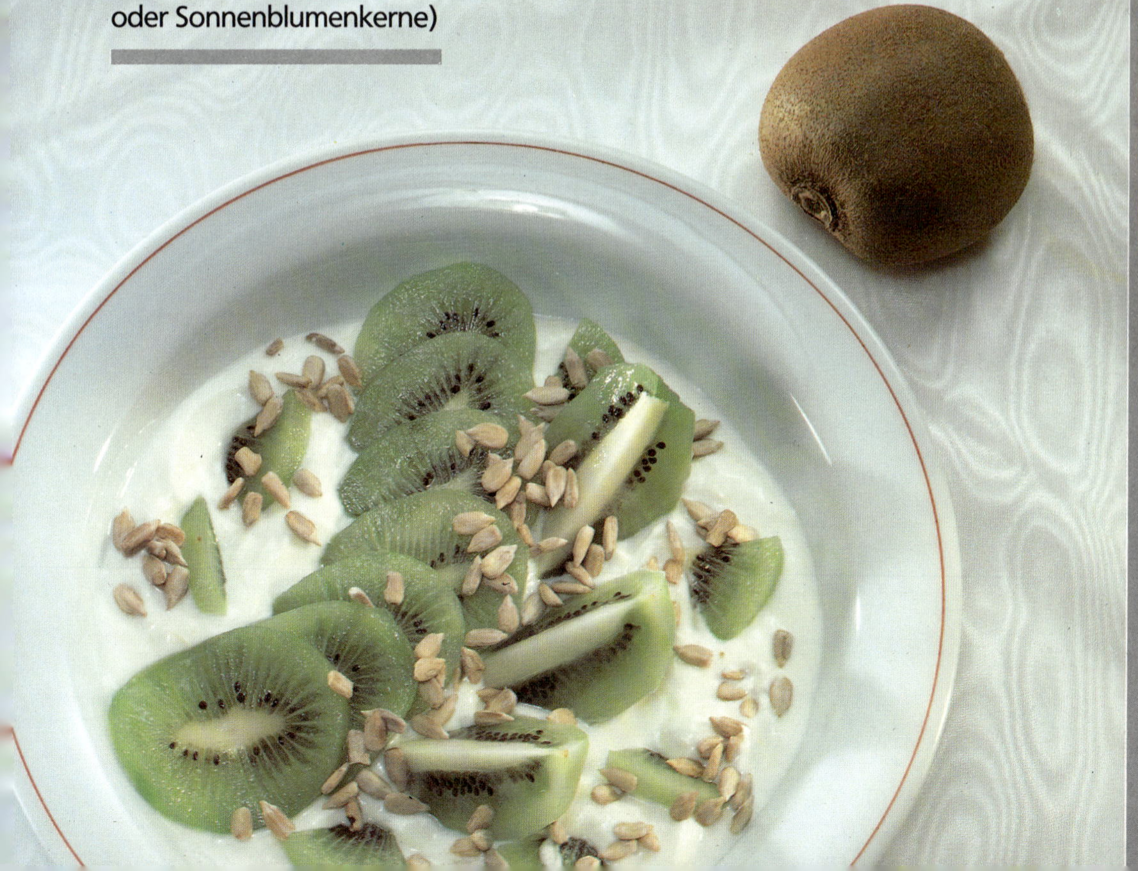

Dickmilch mit Apfel und Nüssen

- 1 Apfel
- 1 EL gehackte Walnüsse
- Zimt
- 2 Tassen Dickmilch
- 1 TL Zucker

Den Apfel waschen, in dünne Scheibchen schneiden und in einem tiefen Teller anrichten. Die Nüsse darüberstreuen. Alles mit Zimt bestäuben. Die Dickmilch mit Zucker verrühren und über die Apfel-Nuß-Mischung gießen.

Apfelspalten mit Müslijoghurt

- ½ Apfel
- 1 Becher Magermilch-joghurt
- 1 TL Zitronensaft
- 1 TL abgeriebene Schale einer unbehandelten Zitrone
- 1 TL Zucker
- 2 EL Müsli
- 1 EL Sesamsamen

Den Apfel halbieren, das Kerngehäuse herausschneiden. Die Apfelviertel in dünne Spalten schneiden und in einem tiefen Teller anrichten. Den Joghurt mit Zitronensaft, Zitronenschale und Zucker verquirlen. Das Müsli hinzugeben, gut verrühren und auf den Apfelspalten verteilen. Mit Sesamsamen bestreuen.

Heiße Schokolade und Marmeladenbrötchen

- 2 Tassen Milch
- 2 TL Instantkakao
- 1 TL Zucker
- 1 Vollkornbrötchen
- 1 EL Crème fraîche
- 1 TL Marmelade

Die Milch in einem hohen Becher erhitzen (am schnellsten geht das in der Mikrowelle) und mit dem Kakao verrühren. Wer es süß mag, kann noch etwas Zucker hinzugeben. Das Brötchen halbieren. Beide Hälften mit Crème fraîche und Marmelade bestreichen.

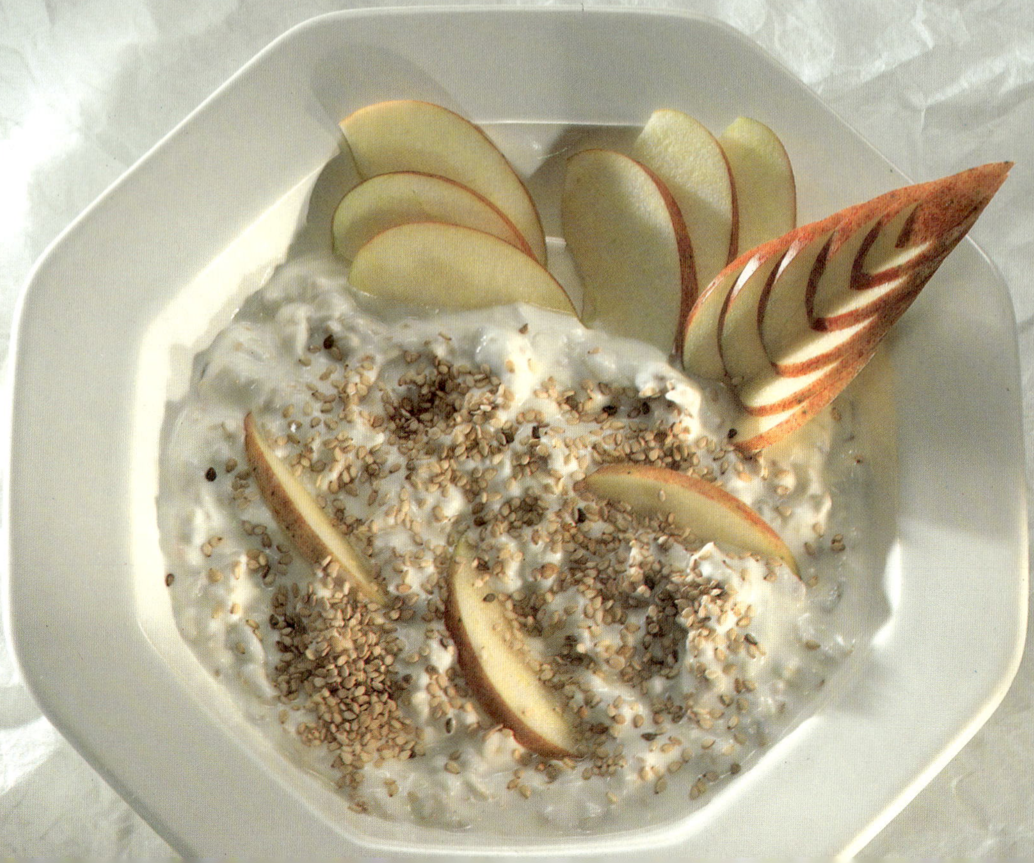

Schokoladenquark mit Birne

- 4 EL Magerquark
- 1 EL Crème fraîche
- 1 EL Mineralwasser
- 2 TL Instantkakao
- 1 TL Zucker
- ½ Birne
- 2 EL Müsli

Den Quark mit Crème fraîche, Mineralwasser, Kakao und Zucker cremig rühren. Den Schokoladenquark in einen tiefen Teller geben. Die Birne halbieren und das Kerngehäuse entfernen. Die Birnenviertel in dünne Scheiben schneiden und auf den Quark legen. Zum Schluß mit Müsli bestreuen.

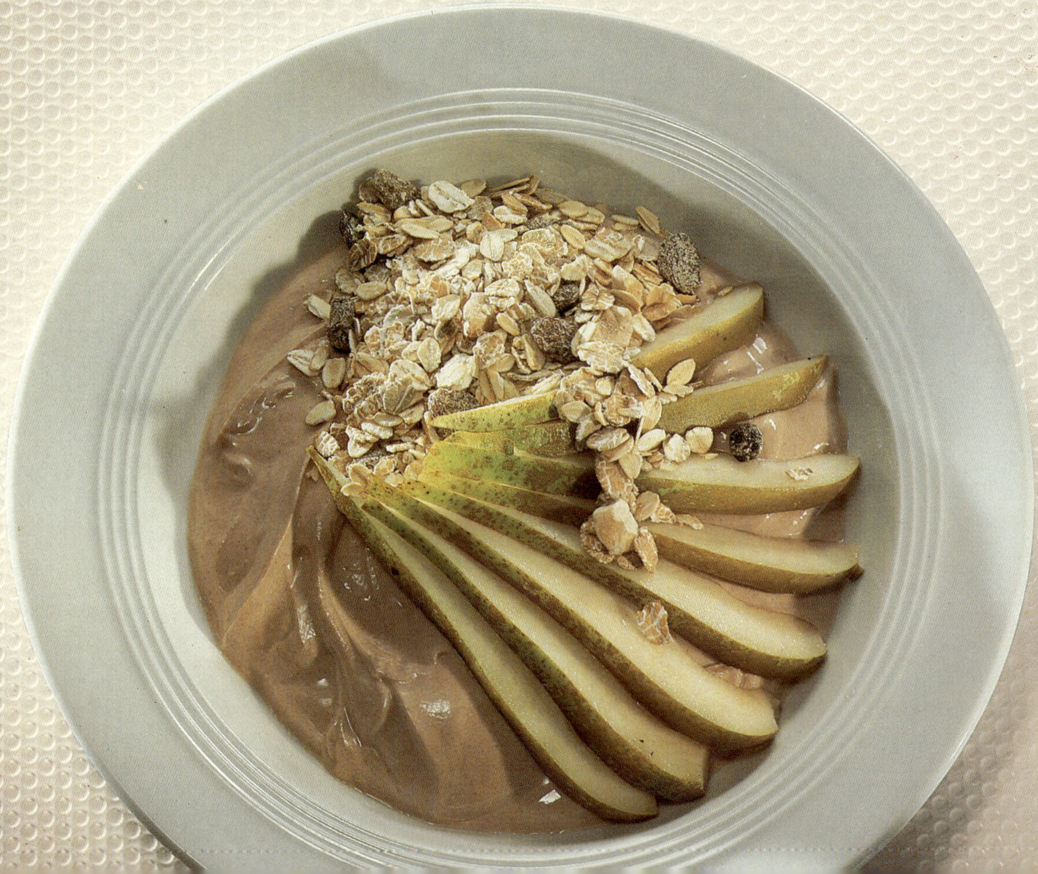

Erdbeermilch

- 250 Gramm Erdbeeren
- 1 EL gehackte Haselnüsse
- 2 EL Magerquark
- 1 Tasse Milch
- ½ Vanilleschote
- 1 TL Zucker

Die Erdbeeren waschen, die Stiele abzupfen, die Früchte halbieren und in einen tiefen Teller legen. Die Nüsse darüberstreuen. Den Quark mit der gut gekühlten Milch, Vanillemark und Zucker verrühren (nicht verquirlen) und über die Erdbeeren gießen.

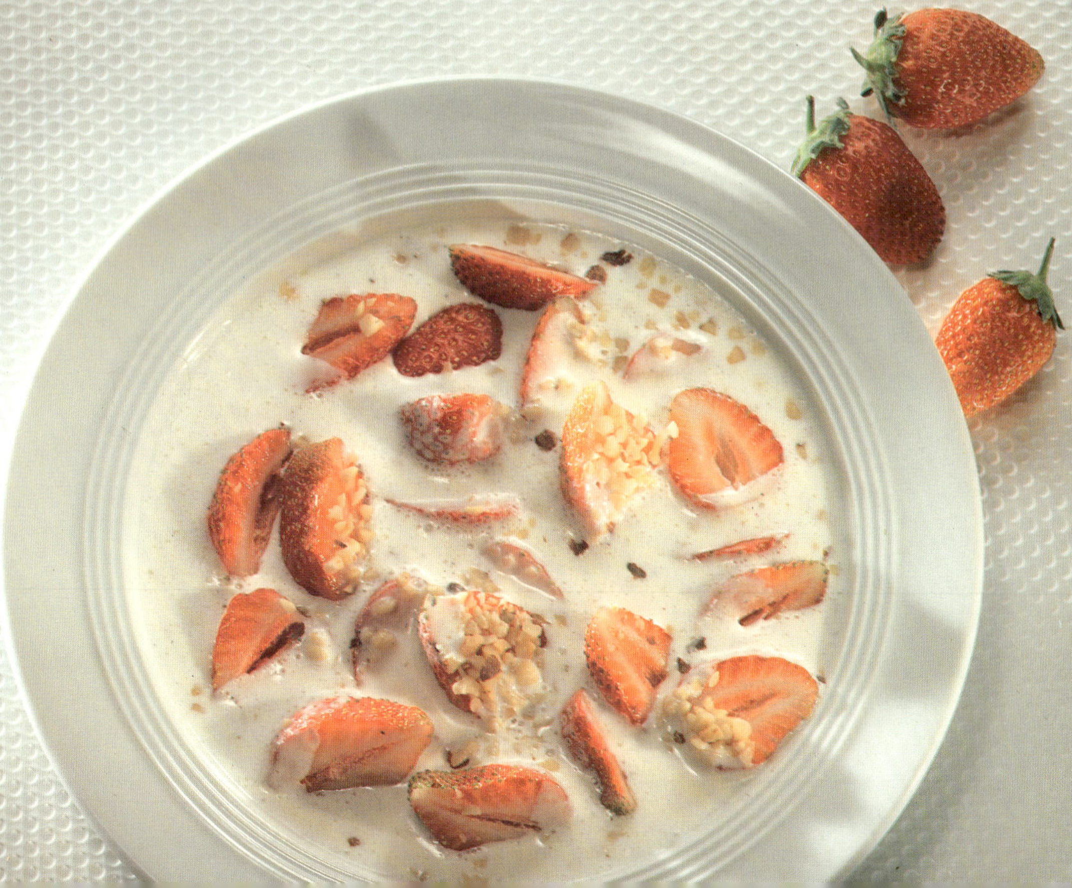

Käsebrot mit Tomate

1 Scheibe Vollkornbrot
1 TL Butter oder Margarine
einige Salatblätter
1 Scheibe Käse
1 Tomate
Salz
Pfeffer aus der Mühle

Das Brot mit Butter oder Margarine bestreichen und mit Salatblättern und Käse belegen. Die Tomate in Scheiben schneiden und auf dem Käsebrot verteilen. Mit Salz und frischgemahlenem Pfeffer würzen.

Brötchen mit Camembert

1 Vollkornbrötchen
2 TL Butter oder Margarine
2 Salatblätter
¼ runder Camembert
einige Radieschen
Salz

Das Brötchen halbieren und mit Butter oder Margarine bestreichen. Auf jede Brötchenhälfte ein Salatblatt legen. Den Camembert in Scheiben schneiden und auf die Brötchenhälften legen. Die Radieschen putzen, in dünne Scheiben schneiden und zwischen den Camembert stecken. Mit etwas Salz bestreuen.

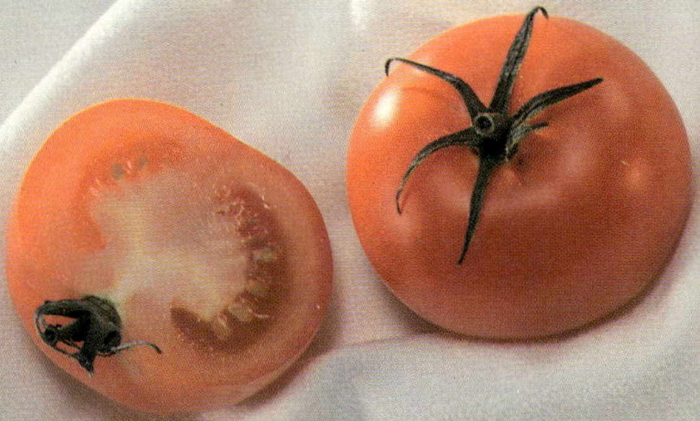

Knäckebrote mit Käse und Gurke

- 3 Scheiben Knäckebrot
- 1 TL Butter oder Margarine
  einige Gurkenscheiben
  Salz
  Pfeffer aus der Mühle
- 1 Ecke Schmelzkäse
  einige Salatblätter
  1 TL Schnittlauchröllchen
  Paprika edelsüß

Eine Scheibe Knäckebrot mit Butter oder Margarine bestreichen und mit Gurkenscheiben belegen. Mit Salz und Pfeffer würzen. Die beiden anderen Scheiben Knäckebrot mit Schmelzkäse bestreichen. Den Salat in Streifen schneiden und auf dem Schmelzkäse verteilen. Eine Scheibe mit Schnittlauchröllchen, die andere mit Paprika bestreuen.

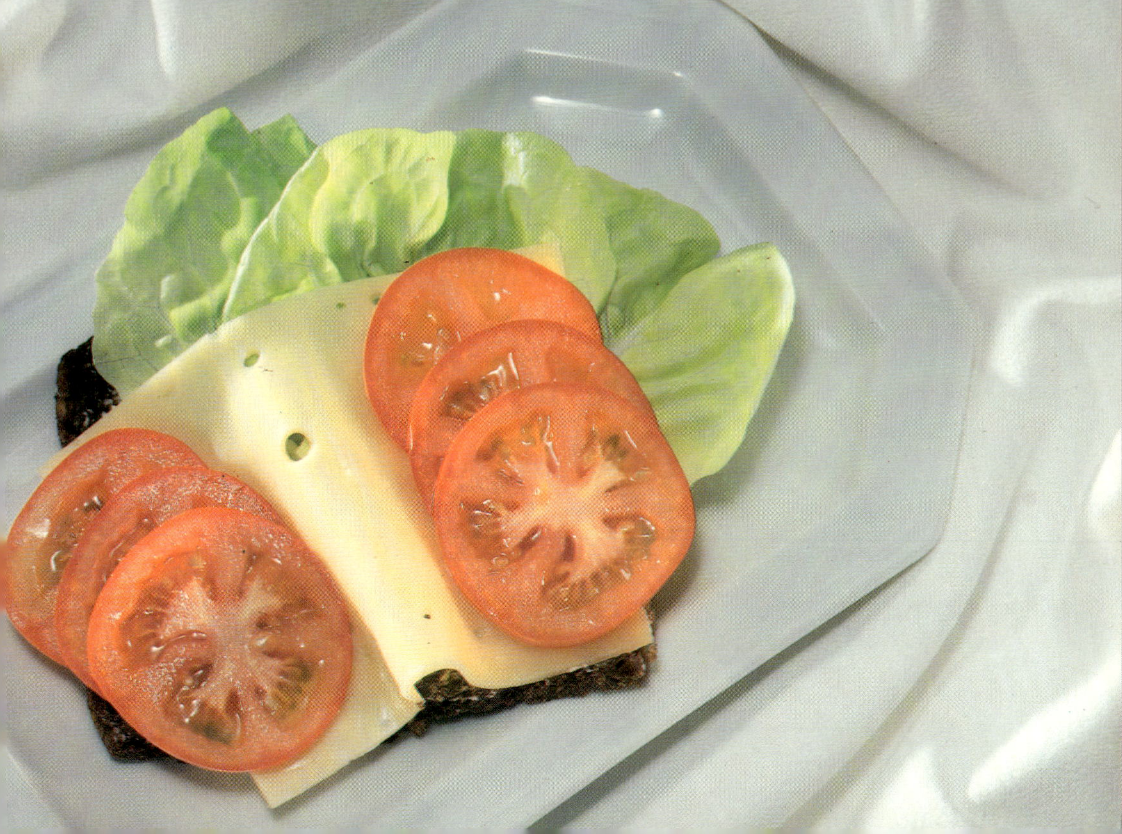

Schinkenbrot mit Gurke

- 1 Scheibe Vollkornbrot
- 1 TL Butter oder Margarine
- einige Salatblätter
- 1 Scheibe gekochter Schinken
- einige Gurkenscheiben
- 1 TL gehackte Petersilie

Das Brot mit Butter oder Margarine bestreichen und mit Salatblättern und Schinken belegen. Die Gurkenscheiben darauf verteilen und mit Petersilie bestreuen.

Vollkorntoast mit Putenbrust

- 1 Scheibe Vollkorntoast
- einige Salatblätter
- 1 Scheibe geräucherte Putenbrust
- 1 Mandarine
- 1 EL Crème fraîche
- einige Tropfen Zitronensaft
- 1 Prise Curry

Das Brot toasten und mit Salatblättern und Putenbrust belegen. Die Mandarine schälen, in Spalten teilen und auf die Putenbrust legen. Crème fraîche mit Zitronensaft verrühren und auf den Mandarinenspalten verteilen. Wer will, kann noch etwas Curry darüberstreuen.

Roastbeefbrot mit Dillgurken

- 1 Scheibe Vollkornbrot
- 1 EL Crème fraîche
- einige Salatblätter
- 1 Scheibe Roastbeef
- 1 Gewürzgurke
- 1 TL gehackter Dill

Das Brot mit Crème fraîche bestreichen. Salatblätter und Roastbeef darauf legen. Die Gewürzgurke in Scheiben schneiden und auf dem Roastbeef verteilen. Mit Dill bestreuen.

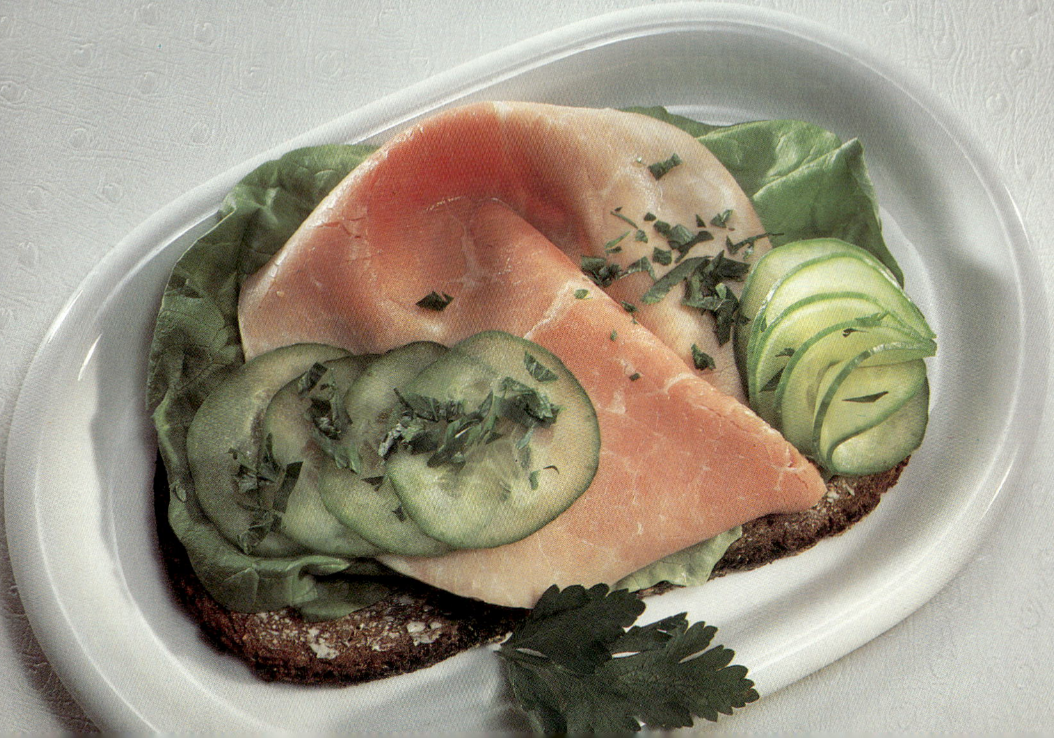

Brötchen mit Lachsschinken

- 1 Vollkornbrötchen
- 2 TL Butter oder Margarine
- einige Salatblätter
- 2 Scheiben Lachsschinken
- Pfeffer aus der Mühle

Das Brötchen halbieren und mit Butter oder Margarine bestreichen. Die Brötchenhälften mit Salatblättern und Lachsschinken belegen. Wer Fett sparen will, entfernt vorher den dünnen Fettstreifen. Den Schinken mit frischgemahlenem Pfeffer würzen.

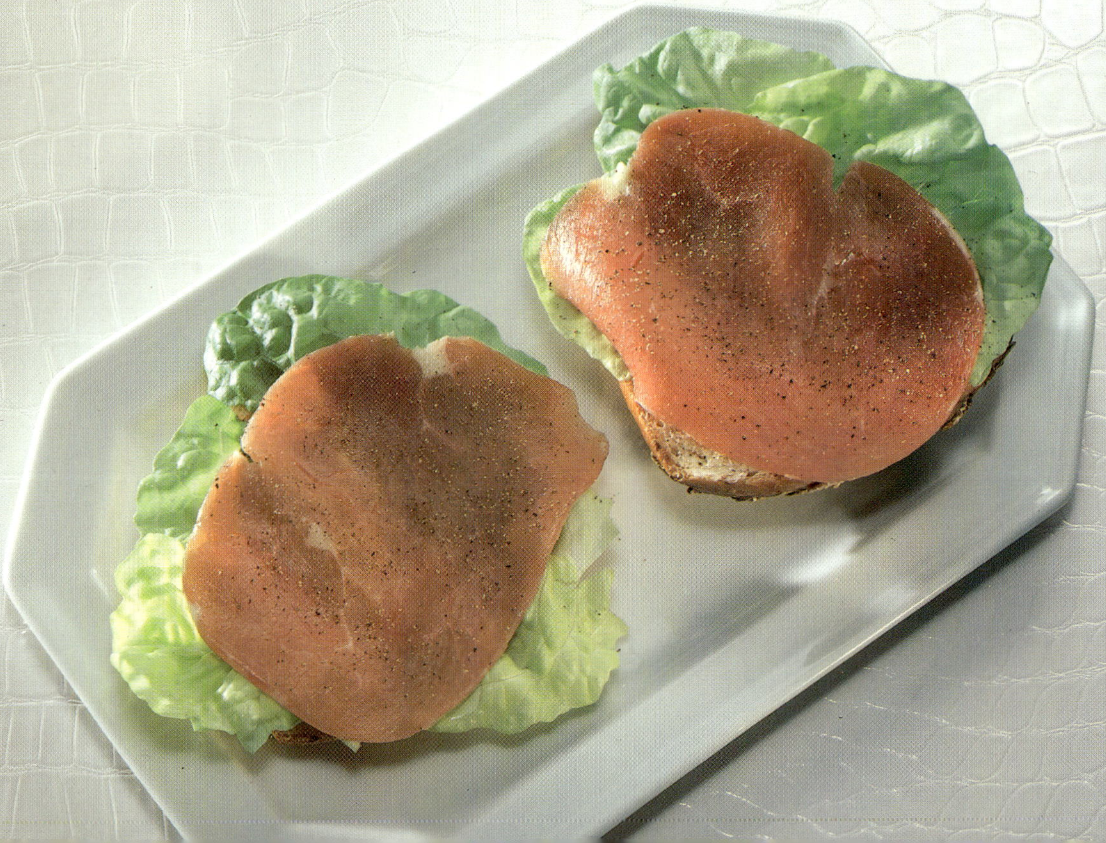

Vollkornbrot mit Mortadella

- 1 Scheibe Vollkornbrot
- 1 TL Butter oder Margarine
  einige Salatblätter
- 1 Scheibe Mortadella
  1 Tomate
  Salz
  Pfeffer aus der Mühle
  1 TL Schnittlauchröllchen

Das Brot mit Butter oder Margarine bestreichen und Salatblätter und Mortadella darauf legen. Die Tomate in Scheiben schneiden und auf der Mortadella verteilen. Mit Salz, Pfeffer und Schnittlauchröllchen bestreuen.

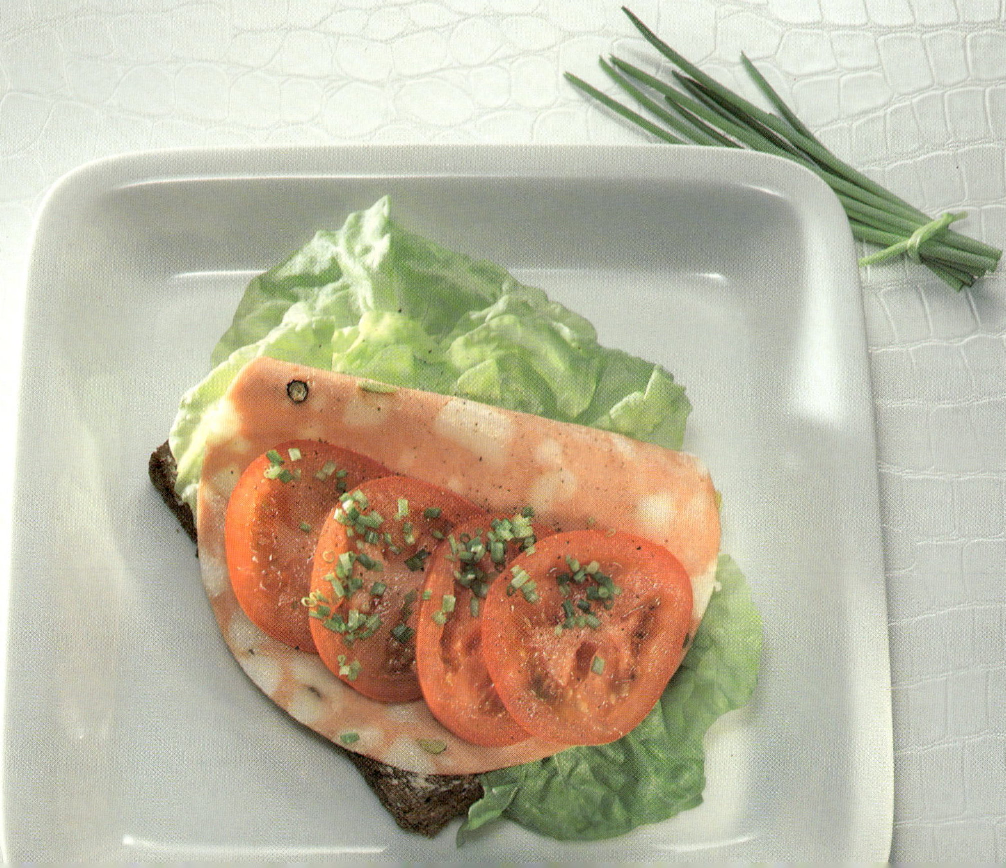

Gekochtes Ei mit Radieschenbrot

- 1 Ei
- 1 Scheibe Vollkornbrot
- 1 TL Butter oder Margarine
- ½ Bund Radieschen
- Salz
- einige Salatblätter

Das Ei wachsweich kochen. Das Brot mit Butter oder Margarine bestreichen. Die Radieschen waschen, putzen und in dünne Scheiben schneiden. Die Radieschenscheiben auf dem Brot verteilen und mit wenig Salz würzen. Das Ei im Eierbecher und das Brot auf Salatblättern anrichten.

Spiegelei auf Toast

- 1 TL Butter oder Margarine
- 1 Ei
- 2 Scheiben Vollkorntoast
- einige Salatblätter
- 1 Tomate
- Salz
- Pfeffer aus der Mühle
- 1 EL Schnittlauchröllchen

Die Butter in einer kleinen, beschichteten Pfanne erhitzen und das Ei darin als Spiegelei braten. In der Zwischenzeit das Brot toasten und mit Salatblättern auf einen Teller legen. Die Tomate achteln und um die Toasts legen. Das Spiegelei auf das Brot setzen. Spiegelei und Tomatenachtel mit Salz, Pfeffer und Schnittlauchröllchen bestreuen.

Ei im Glas mit Kresse

- 1 Vollkornbrötchen
- 2 TL Butter oder Margarine
- 1 Ei
- Salz
- Pfeffer aus der Mühle
- ½ Kästchen Kresse

Das Brötchen halbieren und dünn mit 1 Teelöffel Butter oder Margarine bestreichen. Das Ei wachsweich kochen, pellen und in ein Glasschälchen legen. Das Ei mit Salz und Pfeffer würzen. Butterflöckchen und Kresse darauf verteilen.

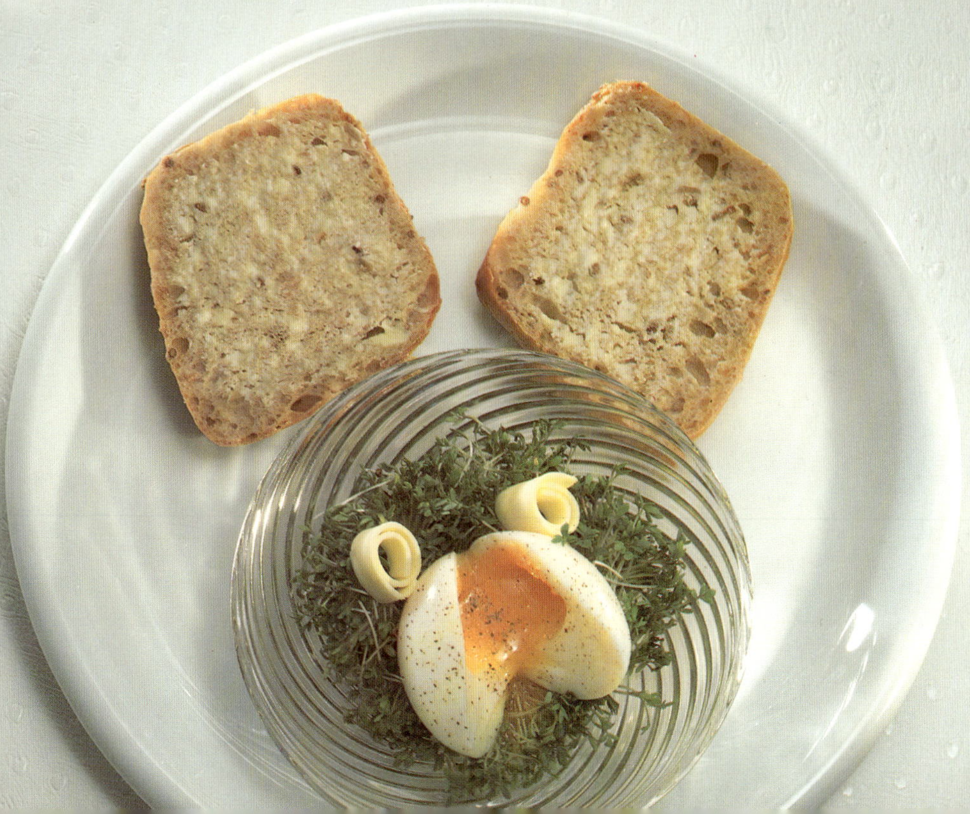

Rührei auf Pumpernickel

- 1 Ei
- 1 EL Mineralwasser
- Salz
- Pfeffer aus der Mühle
- 1 TL Butter oder Margarine
- 1 Scheibe Pumpernickel
- einige Salatblätter
- einige Gurkenscheiben
- 1 TL gehackter Dill

Das Ei mit Mineralwasser, Salz und Pfeffer verquirlen. Die Butter oder die Margarine in einer kleinen, beschichteten Pfanne erhitzen und die Eimasse darin langsam stocken lassen. Sie dabei hin und wieder mit einem Holzspatel zusammenschieben. Den Pumpernickel mit Salatblättern auf einen Teller legen. Die Gurkenscheiben neben das Brot legen und mit etwas Salz und Dill bestreuen. Das Rührei auf dem Pumpernickel anrichten.

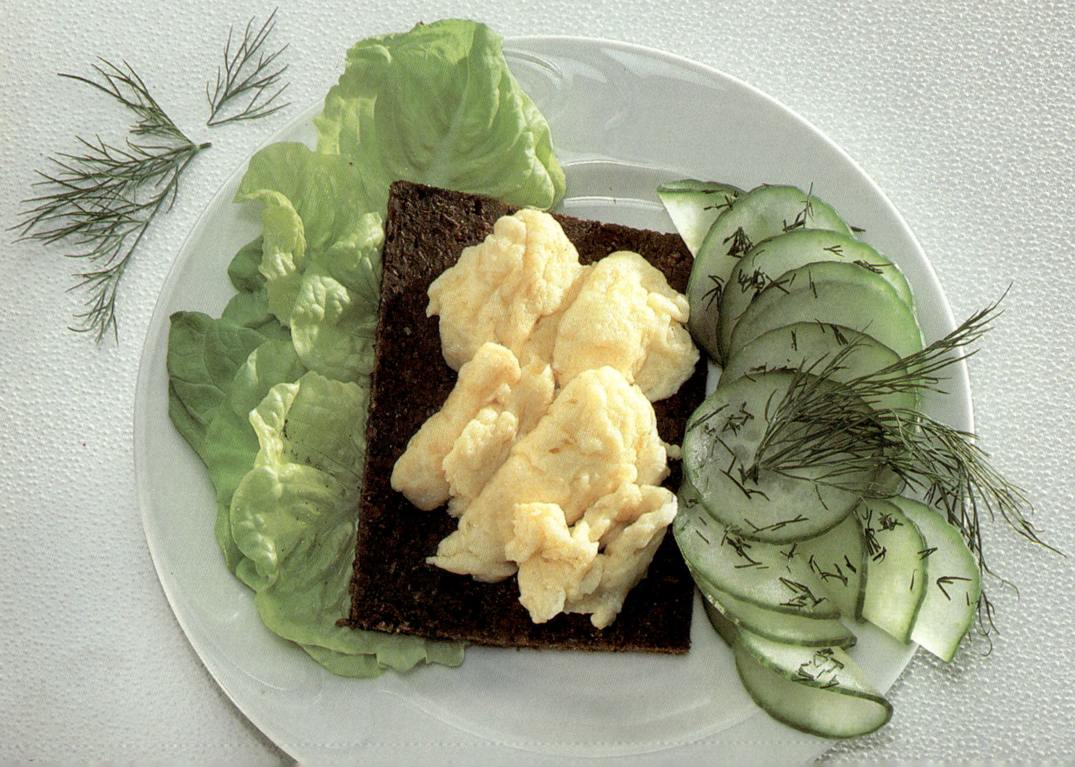

Amerikanisches Rühreisandwich

- 1 Ei
  Salz
  Pfeffer aus der Mühle
- 1 TL Butter oder Margarine
- 2 Scheiben Vollkorntoast
  einige Salatblätter
  2 TL Tomatenketchup

Das Ei mit Salz und Pfeffer verquirlen. Die Butter oder die Margarine in einer kleinen, beschichteten Pfanne erhitzen und die Eimasse hineingießen. Die Eimasse langsam stocken lassen und sie dabei hin und wieder mit einem Holzspatel zusammenschieben. Das Brot toasten und eine Scheibe mit den Salatblättern belegen. Das Rührei darauf häufen, mit Ketchup würzen und die zweite Toastscheibe darauf legen. Das Sandwich einmal diagonal durchschneiden.

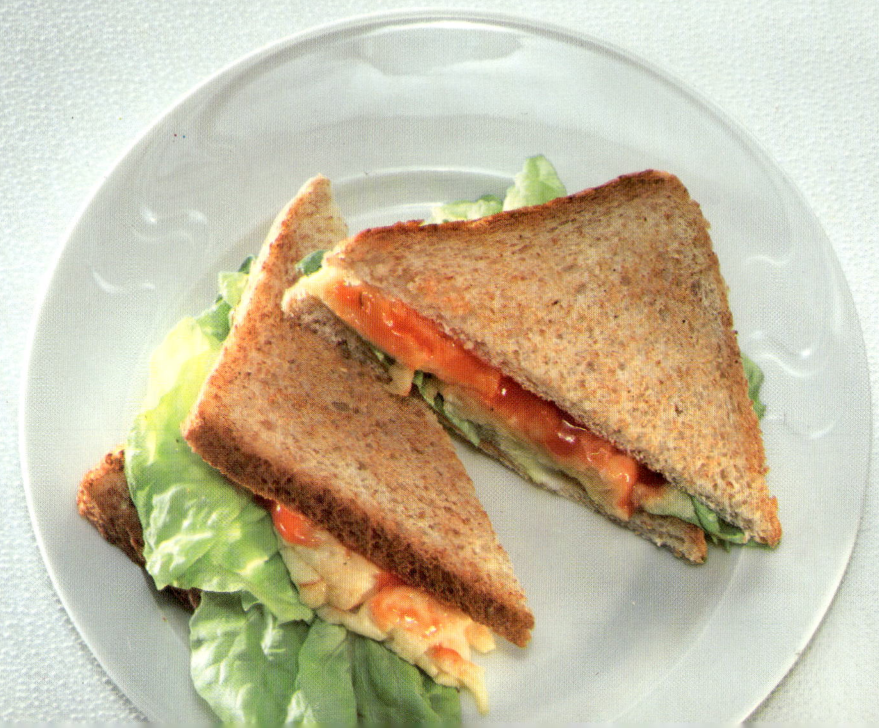

Spanisches Omelett

100 Gramm Gemüse (Tomate, Paprikaschote, Frühlingszwiebel)
1 Ei
1 EL Mineralwasser
Salz
Pfeffer aus der Mühle
1 TL Butter oder Margarine
1 EL gehackte Petersilie
1 Vollkornbrötchen

Das Gemüse putzen und in kleine Würfel schneiden. Das Ei mit Mineralwasser, Salz und Pfeffer verquirlen. Die Butter oder die Margarine in einer beschichteten Pfanne erhitzen, die Eimasse hineingießen und stokken lassen, dabei nicht umrühren. Kurz bevor die Eimasse auf der Oberseite fest wird, das Gemüse auf eine Hälfte des Omeletts häufen und mit Petersilie bestreuen. Die andere Hälfte darüberklappen und die Pfanne noch kurz auf dem Herd lassen, bis sich die Gemüsewürfel erwärmt haben. Das Omelett auf einen Teller gleiten lassen. Dazu gibt es ein Brötchen.

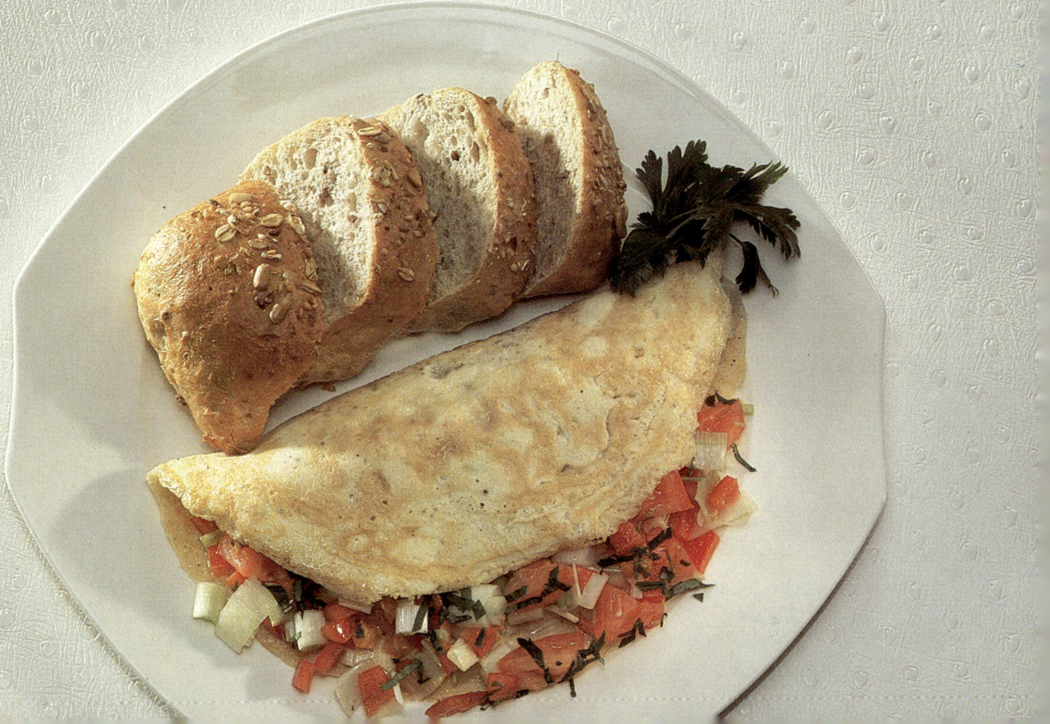

Dänischer Apfelpfannkuchen

- 1 Apfel
- 1 EL Rosinen
- 1 TL Zucker
- Zimt
- 1 EL Zitronensaft
- 1 Ei
- 1 EL Mineralwasser
- Salz
- 1 TL Butter oder Margarine

Den Apfel kleinschneiden und zusammen mit den Rosinen, Zucker und etwas Zimt in dem Zitronensaft ziehen lassen. Das Ei mit Mineralwasser und Salz schaumig schlagen. Die Apfel-Rosinen-Mischung unter die Eimasse heben. Butter oder Margarine in einer kleinen, beschichteten Pfanne erhitzen. Die Ei-Apfel-Masse hineingießen und auf beiden Seiten hellbraun braten. Mit etwas Zimt bestreuen.

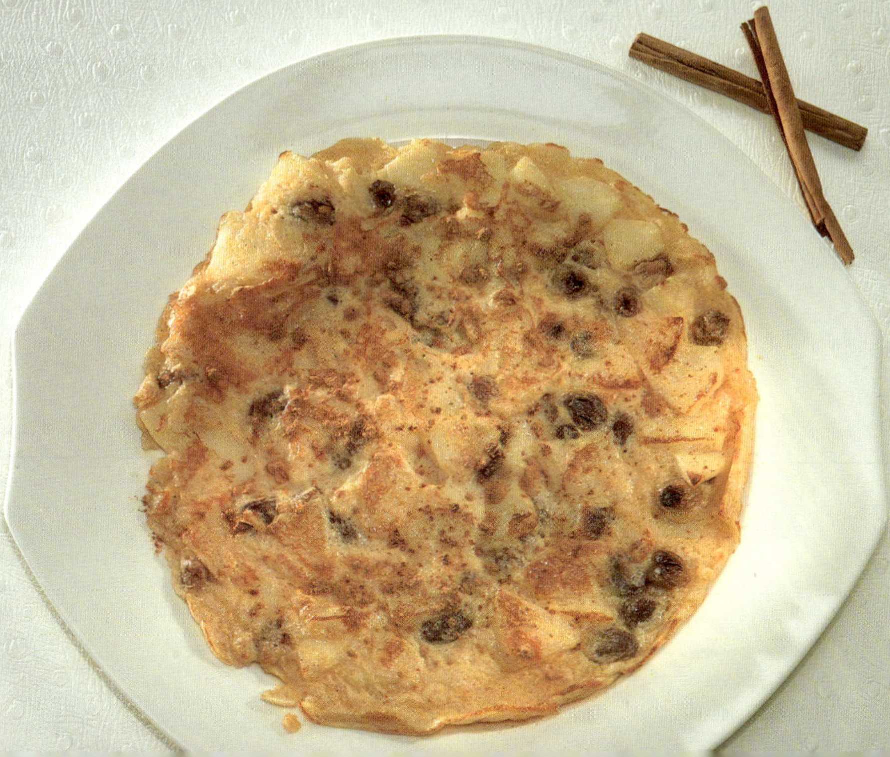

Mittagessen

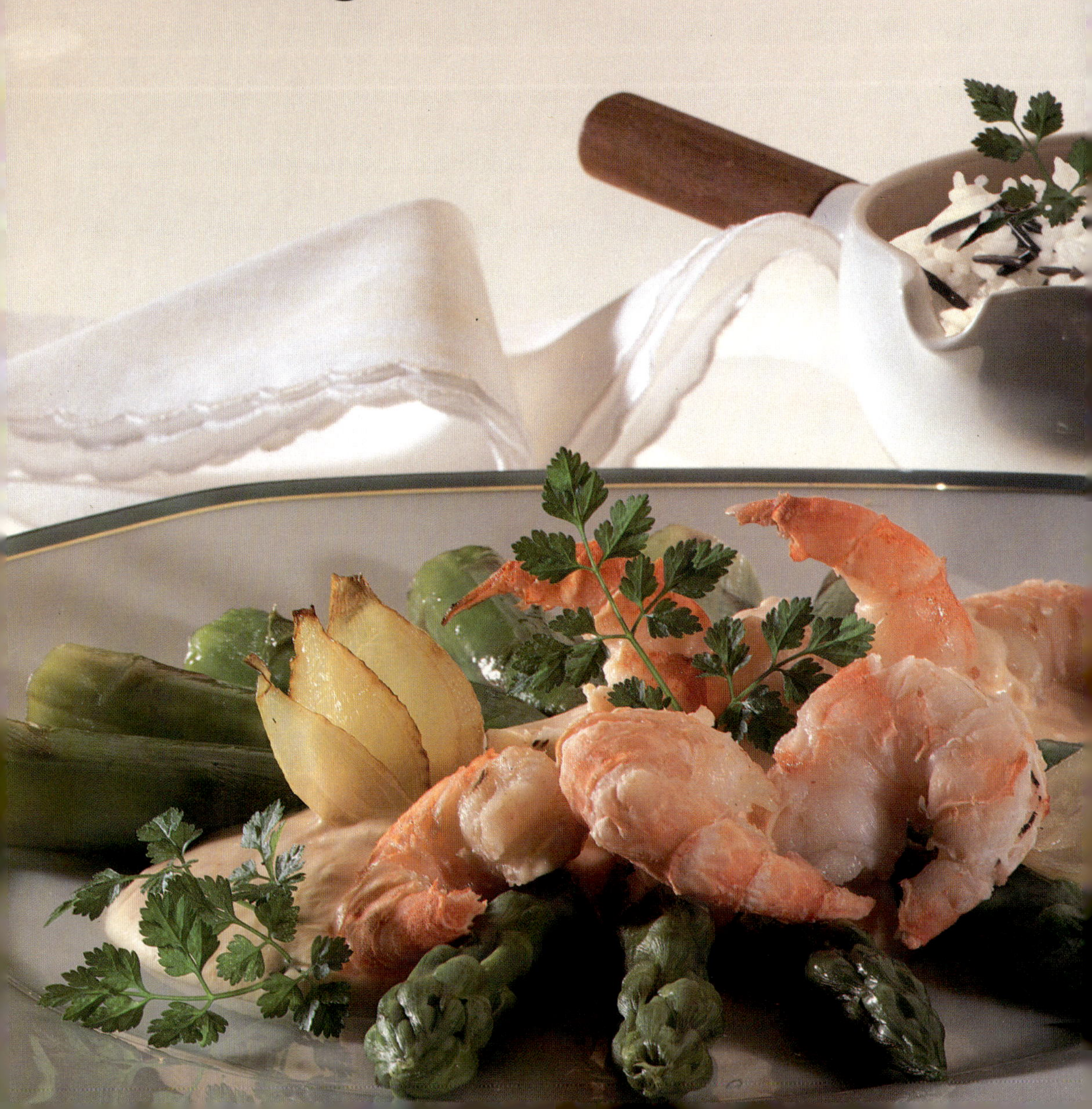

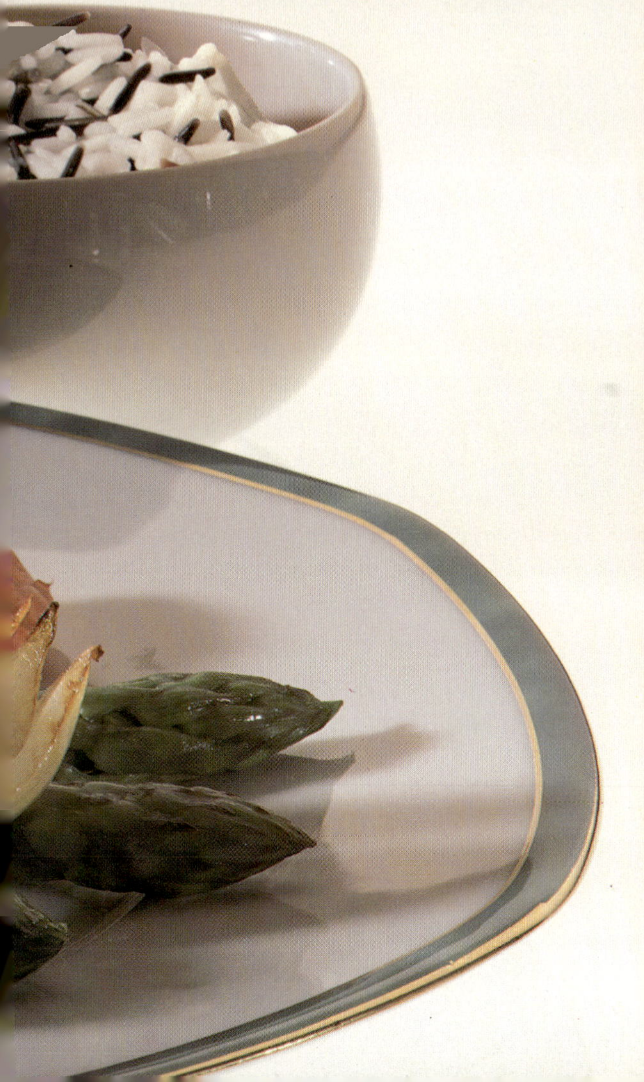

Auf den nächsten Seiten finden Sie 30 Rezepte für warme Mahlzeiten mit Fleisch, Fisch, Geflügel, Hülsenfrüchten, Eiern, Käse und Quark.
Alle Gerichte sind wieder nach dem Schema des Baukastens zusammengestellt. Zuerst haben wir den Hauptbestandteil der Mahlzeit herausgesucht, zum Beispiel ein Filetsteak. Aus den beiden grünen Kästen haben wir das Gemüse und die Beilage ausgesucht. Dann sind wir in den gelben Kasten gewandert und haben uns das Fett zum Braten oder für die Sauce geholt. Das Ergebnis: eine Sammlung von klassischen Rezepten und völlig neuen, schmackhaften Kombinationen. Diese Rezepte sollen Sie anregen, irgendwann einmal ganz allein neue Gerichte mit Hilfe des Baukastens zu erfinden. Anhand von 30 Beispielen zeigen wir Ihnen, wie Sie es machen können. Kochen ist etwas sehr Kreatives. Dieses Buch soll Ihnen helfen, gesund und schlank zu bleiben, ohne eine bestimmte Diät einhalten zu müssen. Mit viel Kochspaß in Ihrer eigenen Küche.

Filetsteak mit Sahnebohnen

- 3 Kartoffeln
  Salz
- 150 Gramm Stangenbohnen oder grüne Bohnen
  1 kleine Zwiebel
- 1 TL Butter oder Margarine
  Pfeffer aus der Mühle
- 3 EL Sahne
- 1 TL Keimöl
- 1 Filetsteak (150 g)
  1 EL gehackte Petersilie

1. Die Kartoffeln schälen und in Salzwasser garen.

2. Von den Bohnen die Fäden abziehen, die Bohnen waschen und längs in dünne Streifen schneiden. Die Zwiebel pellen und würfeln.

3. Die Butter oder die Margarine in einer Pfanne erhitzen und die Zwiebelwürfel darin glasig braten. Die Bohnen und 3 Eßlöffel Wasser hinzugeben, mit Salz und Pfeffer würzen. Die Bohnen knapp 10 Minuten offen garen. Das Wasser soll ganz verdampft sein. Die Sahne zu den Bohnen geben und kurz köcheln lassen.

4. In der Zwischenzeit eine zweite Pfanne erhitzen und das Öl hineingeben. Das Filetsteak auf jeder Seite 1 Minute scharf anbraten. Mit Salz und Pfeffer würzen, die Hitze herunterschalten und das Steak auf jeder Seite noch 2 Minuten weiterbraten.

5. Die Kartoffeln abgießen und zusammen mit den Sahnebohnen und dem Filetsteak auf einem Teller anrichten. Bohnen und Kartoffeln mit Petersilie bestreuen.

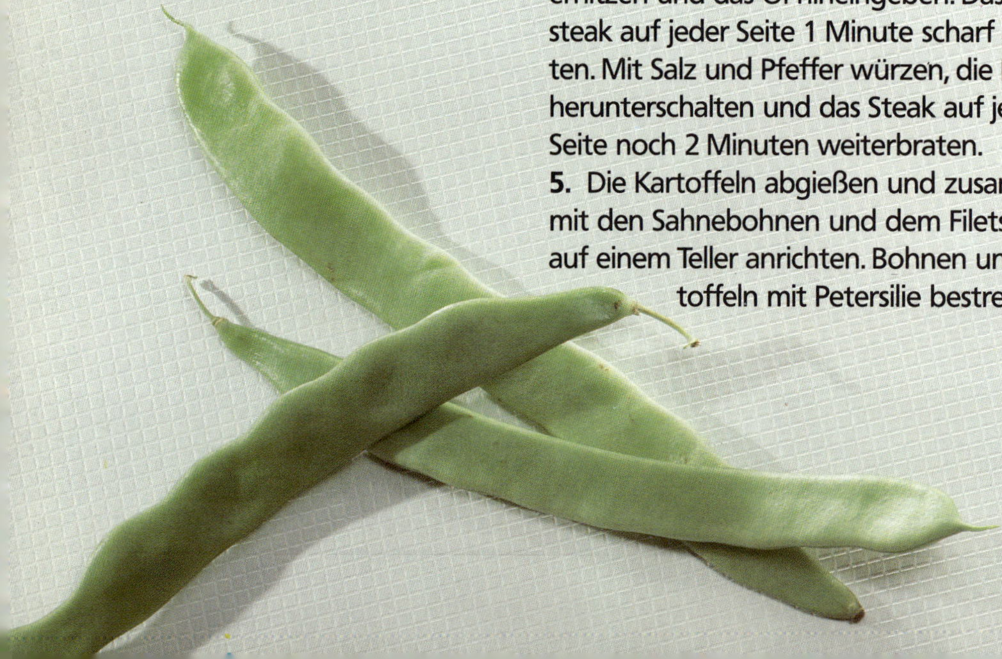

Variationen:
Statt Filetsteak können Sie auch Rumpsteak oder Schweinefilet nehmen. Als Beilage eignen sich Porree oder Champignons, beides auch in Sahne gekocht.

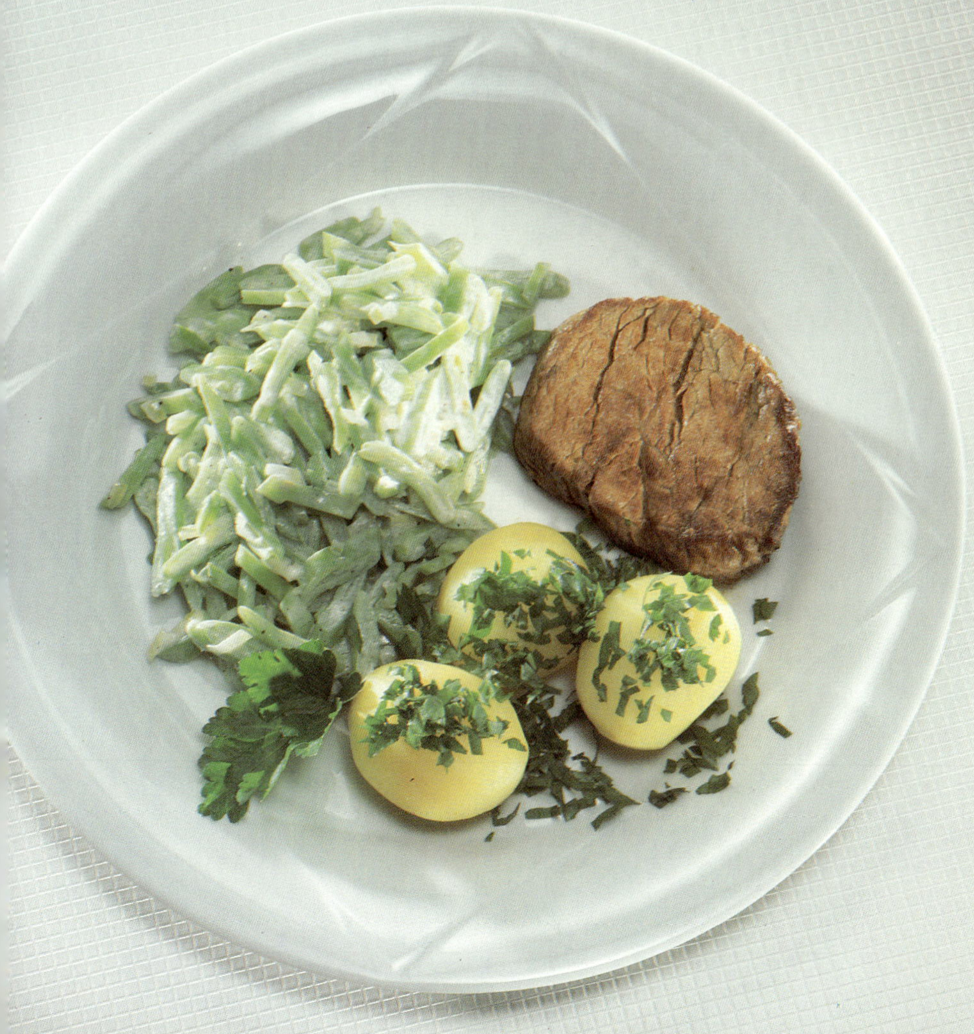

Kalbskotelett provenzalisch

- 3 gekochte Kartoffeln
- 3 Tomaten
- 1 Zwiebel
- 2 EL Sahne
- 1 EL Tomatenmark (aus der Tube)
- Salz
- Pfeffer aus der Mühle
- Paprika edelsüß
- 1 Kalbskotelett (150 g)
- 1 TL Keimöl
- 1 Zweig Rosmarin oder ½ TL getrockneter Rosmarin

Tip:
Wenn Sie keine gekochten Kartoffeln zur Hand haben, nehmen Sie rohe; schneiden Sie sie aber in hauchdünne Schnitze, damit sie gar werden.

1. Die Kartoffeln pellen und in Schnitze schneiden. Die Tomaten waschen, die Zwiebel pellen, beides vierteln. Die Schichten der Zwiebel voneinander lösen.

2. Eine Sauce rühren aus Sahne, Tomatenmark, ½ Tasse Wasser, Salz, Pfeffer und Paprika.

3. Das Kotelett am Rand etwas einschneiden, damit es sich nicht verformt. Eine Pfanne erhitzen und das Öl darin heiß werden lassen. Das Kotelett von beiden Seiten kurz braten.

4. Zwiebeln und Kartoffelschnitze hinzugeben und anrösten. Die Sauce dazugießen, den Rosmarinzweig hineinlegen und die Hitze herunterschalten. Zugedeckt 10 Minuten schmoren lassen.

5. Die Tomatenviertel dazugeben und kurz miterhitzen. Den Rosmarinzweig herausnehmen. Kotelett und Gemüse auf einem Teller anrichten.

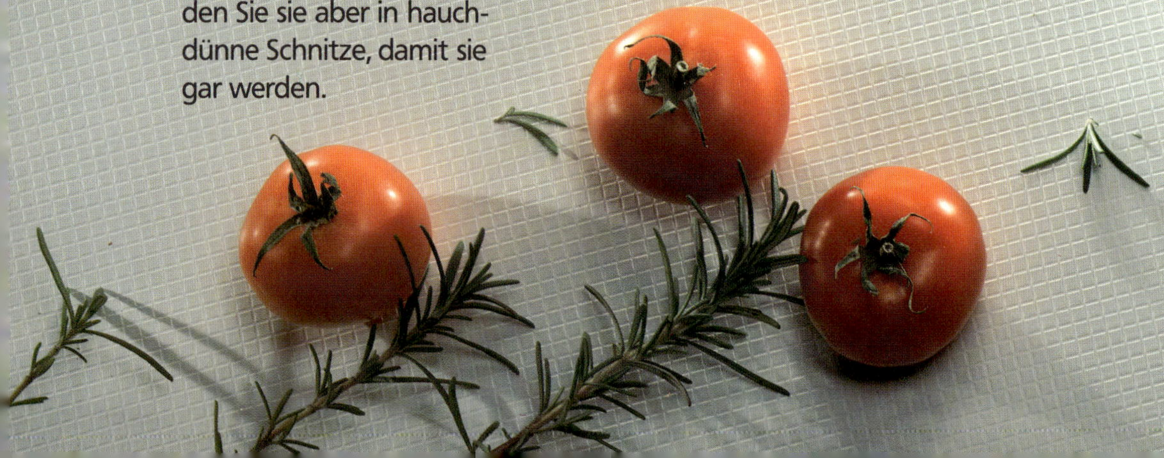

Variationen:
Statt Kalbskotelett können Sie auch ein Schweinekotelett oder -schnitzel nehmen.

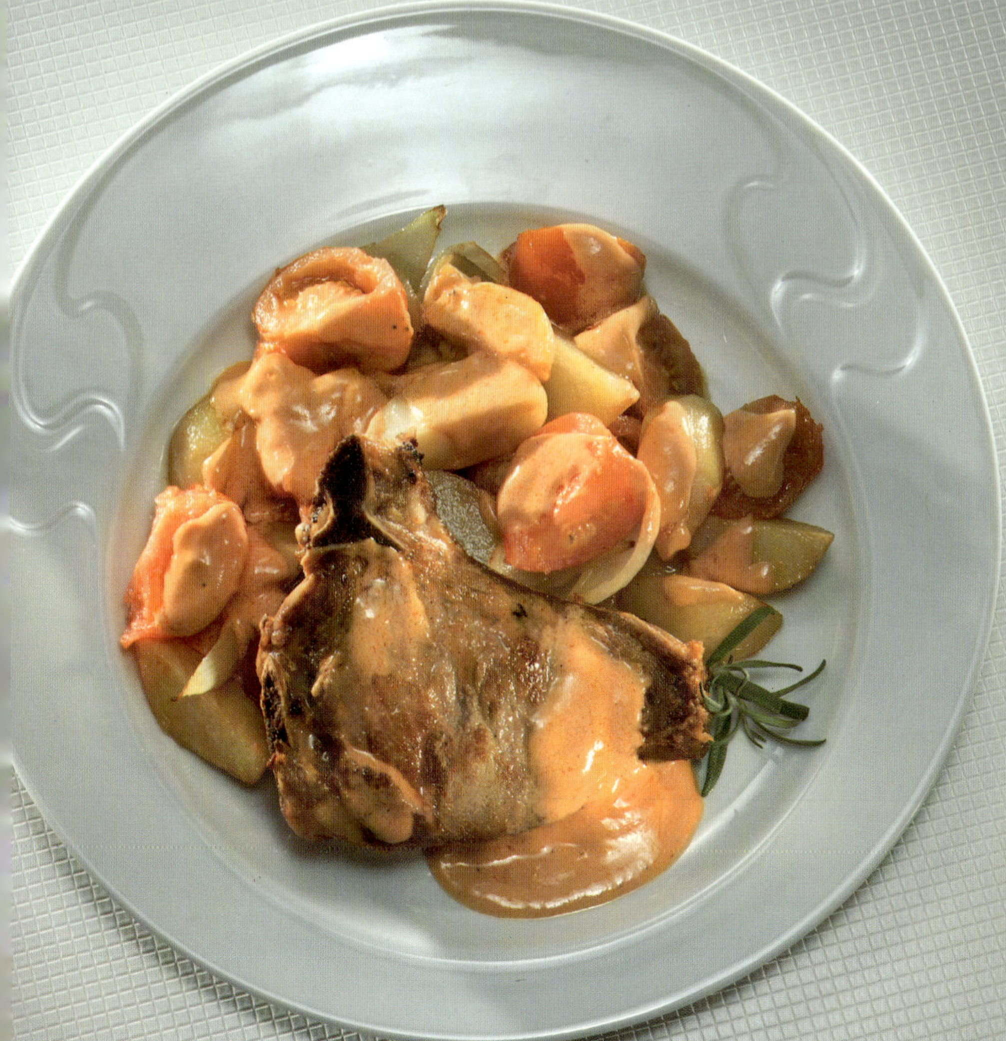

Kalbsleber mit Gurkengemüse

- 1 Stück Gurke (150 g)
- 1 Frühlingszwiebel
- 1 dünne Scheibe Kalbsleber (150 g)
- 2 TL Butter oder Margarine
- Salz
- Pfeffer aus der Mühle
- 2 EL Weißwein
- 1 EL gehackter Estragon oder Dill
- 1 Stück Baguette (50 g)

1. Die Gurke schälen, längs vierteln und die Kerne entfernen. Die Gurkenviertel in Dreiecke schneiden. Die Frühlingszwiebel putzen und waschen. Den weißen Teil in Ringe, den grünen Teil in Streifen schneiden. Die Leber in talergroße Stücke teilen.

2. Die Gurkenecken zusammen mit 1 Teelöffel Butter oder Margarine und 3 Eßlöffel Wasser in eine Pfanne mit Deckel geben. Mit Salz und Pfeffer würzen. Zugedeckt 5 Minuten bei schwacher Hitze schmoren, dann offen 5 Minuten weitergaren. Die Gurkenstücke aus der Pfanne nehmen.

3. Nun 1 Teelöffel Butter oder Margarine in der Pfanne erhitzen und die Leberstücke auf jeder Seite kurz anbraten. Die Gurkenstücke an den Pfannenrand legen und miterwärmen. Zum Schluß die Frühlingszwiebeln neben die Leber legen und den Wein dazugießen, mit Salz und Pfeffer würzen. Alles kurz einmal aufkochen lassen.

4. Leber und Gurken auf einem Teller anrichten. Die Gurken mit Estragon oder Dill bestreuen. Die Frühlingszwiebeln auf die Leber legen und mit der Weißweinsauce begießen. Dazu gibt es Baguette.

Variationen:

Wenn Ihnen Kalbsleber zu teuer ist, können Sie auch Schweine- oder Rinderleber nehmen. Aber wie gesagt, die Scheibe muß dünn geschnitten sein. Statt Gurken können Sie auch Zucchini oder Brokkoliröschen in der Pfanne schmoren und mit Petersilie bestreuen.

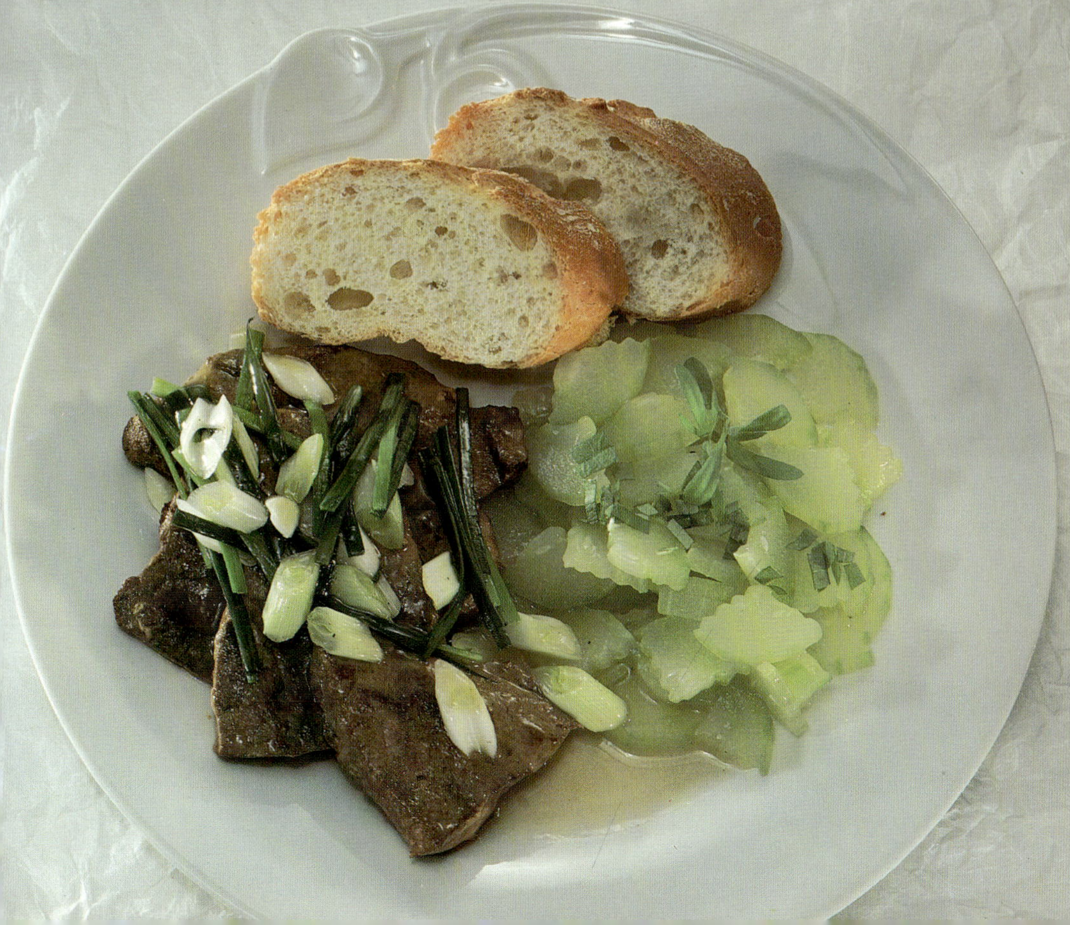

Zucchino mit Hackfleischfüllung

- 1 Zucchino (150 g)
- 1 Tomate
- 1 Zwiebel
- 75 Gramm Rinderhack
- 1 EL Semmelbrösel
- 2 EL Mineralwasser
- 2 EL gehackte Petersilie
- Salz
- Pfeffer aus der Mühle
- 1 Scheibe Käse (45% F. i. Tr.)
- 1 TL Keimöl
- 6 EL gekochter Naturreis

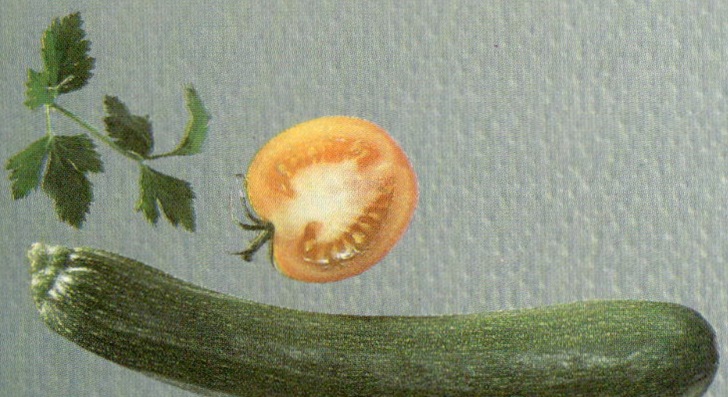

1. Den Zucchino waschen, putzen und längs halbieren. Mit einem Teelöffel die Kerne herauskratzen. Die Tomate waschen, die Zwiebel pellen, beides fein würfeln.

2. Das Hackfleisch mit Semmelbröseln, Mineralwasser, Tomaten- und Zwiebelwürfeln, 1 Eßlöffel Petersilie, Salz und Pfeffer mischen. Diese Masse in die Zucchinohälften füllen. Je eine halbe Scheibe Käse darauf legen.

3. Das Öl in einer beschichteten Pfanne (mit Deckel) erhitzen und die Zucchinohälften darin 15 Minuten zugedeckt bei schwacher Hitze schmoren. In den letzten 5 Minuten den Reis am Pfannenrand miterwärmen.

4. Die Zucchinohälften auf einem Teller anrichten. Den Reis danebenlegen und mit der restlichen Petersilie bestreuen.

Tip:

Wenn Sie keinen gegarten Reis vorrätig haben, müssen Sie 2 Eßlöffel rohen Reis gleich zu Beginn Ihrer Vorbereitungen kochen. Siehe dazu auch unsere Vorschläge auf Seite 201. In diesem Rezept wurden 75 Gramm Rinderhack und 1 Scheibe Käse verwendet. Die Anweisung im Baukasten heißt „... bis zu 3 Scheiben". Zum Überbacken der Zucchinohälften reicht 1 Scheibe Käse.

Variationen:

Statt eines Zucchinos können Sie auch eine Paprikaschote (Garzeit 20 Minuten) oder große Champignonköpfe (Garzeit 15 Minuten) mit dieser Hackfleischmasse füllen. Hacken Sie die Stiele der Champignons, und geben Sie sie mit in die Füllung.

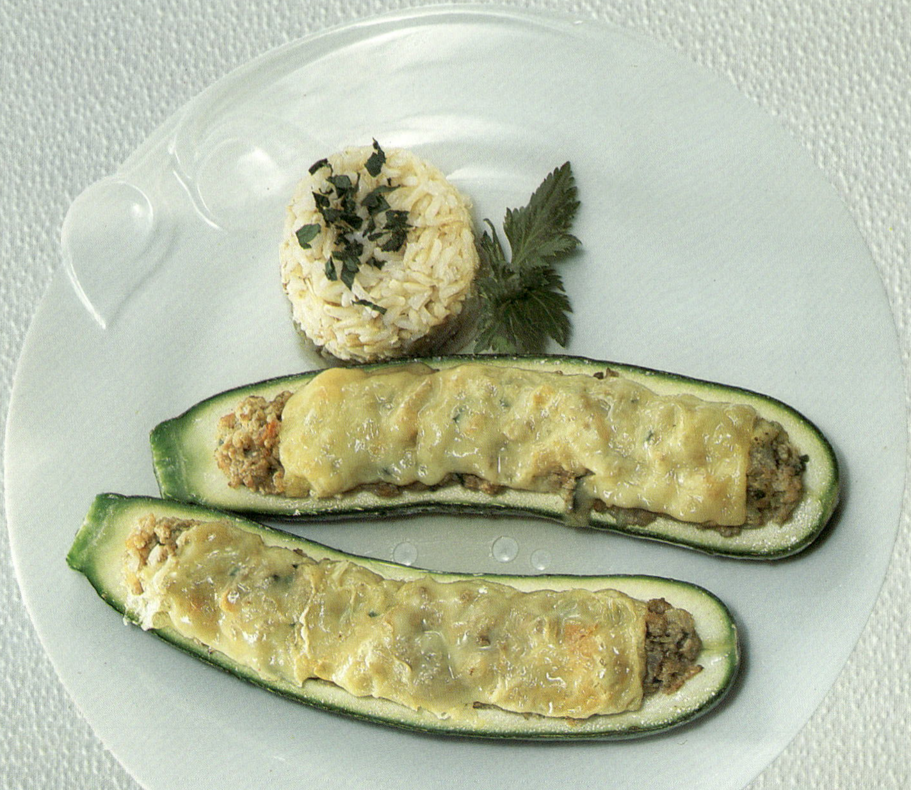

Chinapfanne mit Reis

- 2 EL Naturreis
  Salz
- 1 Paprikaschote
  1 Zwiebel
- 150 Gramm Schweineschnitzel
  2 EL Sojasauce
  1 EL Paprikamark (aus der Tube)
  1 TL Weizenstärke
- 1 TL Keimöl

Tip:
Auch Reis sollten Sie – wie Hülsenfrüchte – in größeren Mengen vorkochen und in kleinen Portionen einfrieren. 2 Eßlöffel roher Reis ergeben 6 Eßlöffel gekochten Reis – und das ist eine normale Portion.

1. Den Reis in Salzwasser garen. Die Paprikaschote putzen, waschen und grob würfeln. Die Zwiebel pellen und achteln. Das Fleisch mit einem schräg angesetzten scharfen Messer in dünne Scheiben schneiden.
2. Eine Sauce rühren aus ¾ Tasse Wasser, Sojasauce, Paprikamark und Weizenstärke.
3. Eine beschichtete Pfanne oder einen Wok (chinesische tiefe Pfanne) erhitzen. Das Öl darin bei mittlerer Hitze heiß werden lassen. Das Fleisch darin anbraten. Paprika und Zwiebeln hinzugeben, einmal kurz anrösten. Die Sauce dazugießen, einmal umrühren und zugedeckt 5 Minuten köcheln lassen.
4. Das Geschnetzelte mit dem Gemüse und den Reis auf einem Teller anrichten. Genießer essen das Gericht mit Stäbchen.

Variationen:
Statt Schweineschnitzel können Sie auch Schweinefilet sowie zartes Rind- oder Kalbfleisch nehmen. Als Gemüse eignen sich auch Porree, Pilze, Zucchini oder Zuckerschoten.

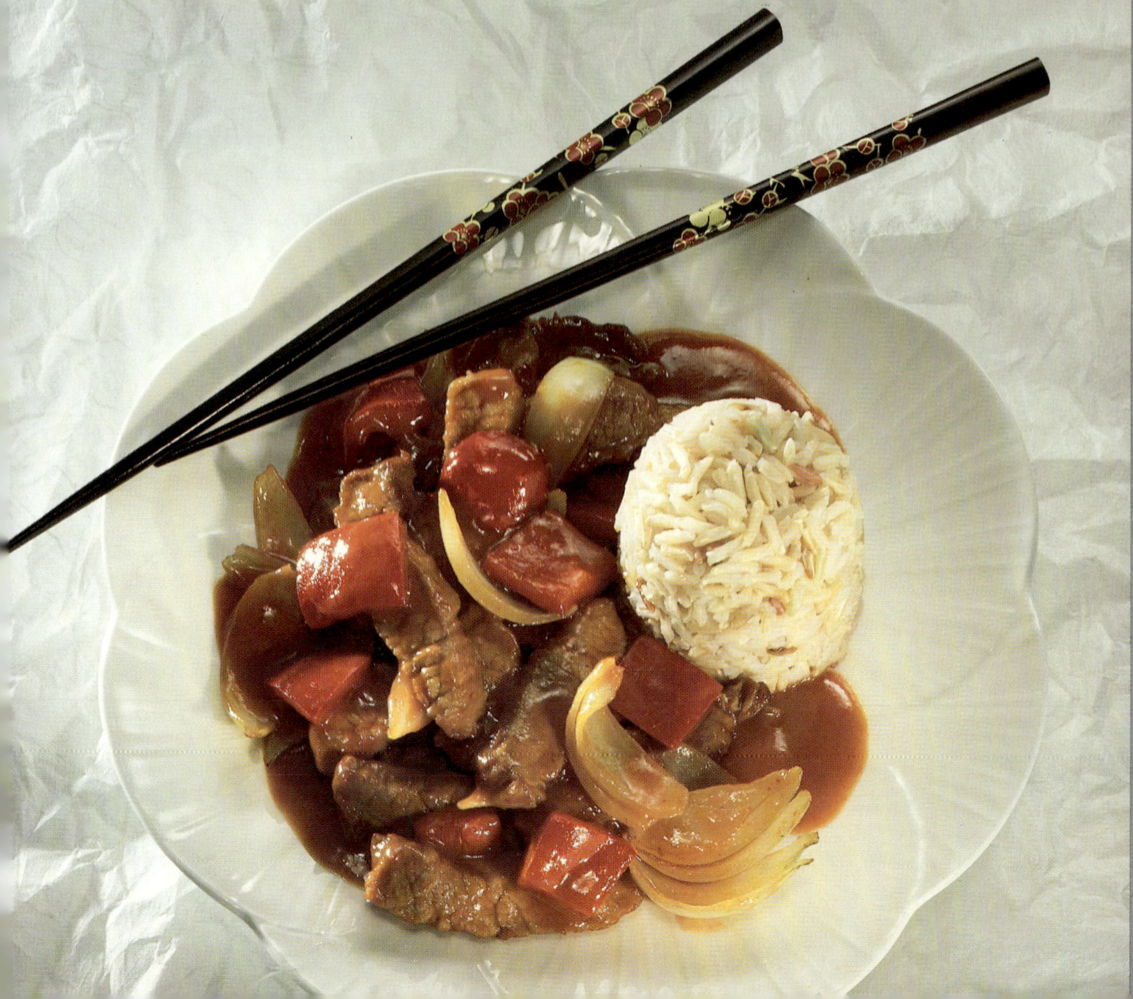

Fleischspieße mit gebratenem Chicorée

- 2 EL Naturreis
- Salz
- 150 Gramm Schweinefilet
- 2 EL Sojasauce
- 1 Knoblauchzehe
- 1 Staude Chicorée (150 g)
- 1 Tomate
- 1 TL Keimöl
- 1 TL Butter oder Margarine
- 1 TL Zucker
- Pfeffer aus der Mühle
- 1 TL Zitronensaft
- 1 EL Schnittlauchröllchen

Tip:
Wenn Sie gegarten Reis (6 EL) vorrätig haben, können Sie ihn nach dem Chicorée in der Pfanne erhitzen.

1. Den Reis in Salzwasser körnig kochen.
2. Das Fleisch in fingerdicke Würfel schneiden und auf drei Holzspieße stecken. Die Sojasauce und die feingewürfelte Knoblauchzehe auf einen flachen Teller geben und die Fleischspieße darin eine Weile marinieren, ab und zu einmal drehen.
3. Den Chicorée putzen, waschen und in talergroße Stücke schneiden. Die Tomate waschen und das Tomatenfleisch würfeln.
4. Eine beschichtete Pfanne erhitzen. Das Öl darin heiß werden lassen, die Spieße auf jeder Seite 2 Minuten braten und dann warm stellen.
5. Die Butter oder die Margarine in die heiße Pfanne geben. Den Zucker in das Fett streuen und etwas karamelisieren lassen. Den Chicorée hinzugeben, anbraten und mit Salz, Pfeffer und Zitronensaft abschmecken.
6. Fleischspieße, Reis und Chicorée auf einem Teller anrichten. Den Chicorée mit Tomatenwürfeln und Schnittlauchröllchen bestreuen.

Variationen:
Statt Schweinefilet können Sie auch anderes zartes und mageres Fleisch vom Rind oder Kalb verwenden. Gut paßt aber auch Geflügelfleisch, wie zum Beispiel Hähnchenbrust oder Putenschnitzel.

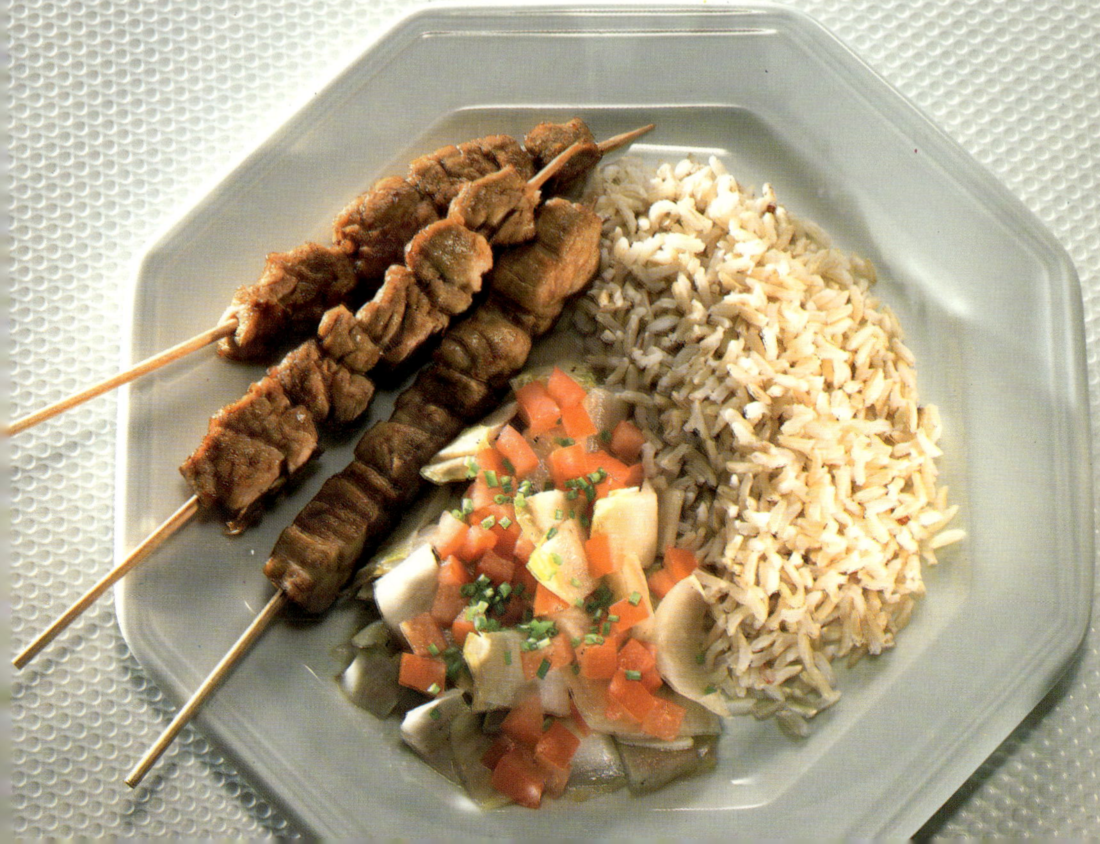

Gefüllte Forelle

- 1 kleine Forelle (250 g)
- 1 Tomate
- 1 Stück Alufolie
- Salz
- Pfeffer aus der Mühle
- 2 EL gehackte Petersilie
- 1 TL Butter oder Margarine
- 3 Kartoffeln
- 1 Portion Kopfsalat
- 1 EL Keimöl
- 1 EL Zitronensaft
- 1 TL Zucker

Tip:
Wer eine Mikrowelle hat, legt den Fisch auf eine Porzellanplatte und deckt ihn mit Mikrofolie ab, die Garzeit beträgt bei mittlerer Leistung dann 8 Minuten.

1. Die Forelle gründlich von innen und außen unter fließendem Wasser abspülen und mit Küchenkrepp trockentupfen. Die Tomate in Scheiben schneiden. Ein Stück Alufolie zurechtlegen.
2. Den Fisch innen und außen mit Salz und Pfeffer bestreuen. Die Forelle auf das Stück Alufolie legen und mit Tomatenscheiben, 1 Eßlöffel Petersilie und Butterflöckchen füllen. Die Alufolie locker über der Forelle zusammenfalten, die Enden gut verschließen.
3. Die Kartoffeln waschen und in Salzwasser zu Pellkartoffeln kochen.
4. Gleichzeitig die Forelle in einer Pfanne zugedeckt bei mittlerer Hitze 20 Minuten garen.
5. In der Zwischenzeit einen Salat zubereiten aus einer Portion Kopfsalat mit einer Sauce aus Öl, Zitronensaft, etwas Wasser, Salz, Pfeffer und Zucker.
6. Die Kartoffeln pellen, auf einen Teller legen und mit der restlichen Petersilie bestreuen. Die Forelle vorsichtig auswickeln, neben die Kartoffeln legen und den Buttersud, der sich in der Folie gebildet hat, darübergießen. Dazu gibt es den Salat.

Variationen:
So wie die Forelle können Sie auch ein Felchen oder eine Renke zubereiten. Aber auch Fischfilet, wie zum Beispiel Kabeljau, Seelachs oder Forellenfilets, eignen sich zum Dämpfen in der Alufolie.

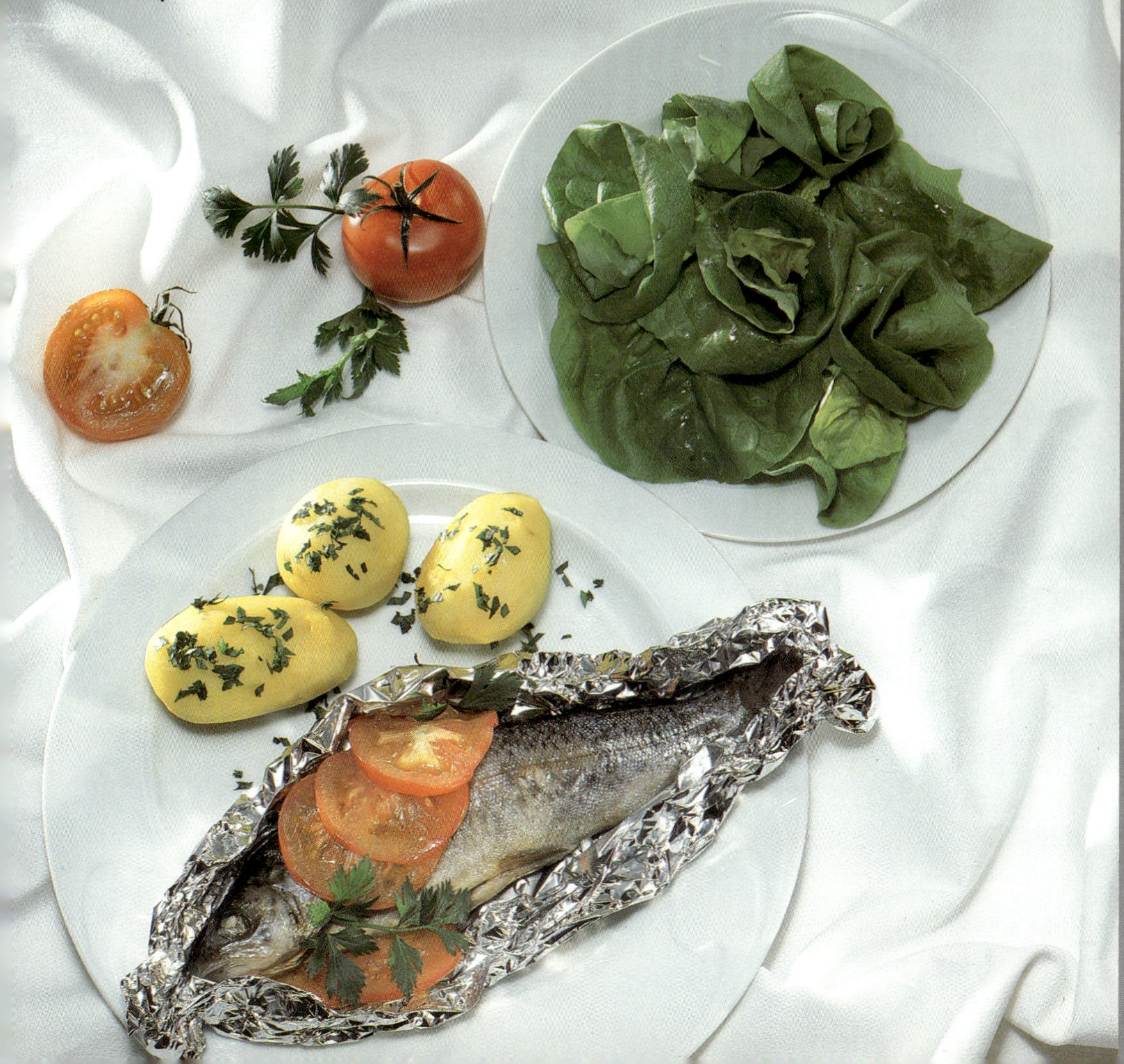

Lachskotelett mit süßsaurer Dillsauce

- 3 Kartoffeln
  Salz
- 150 Gramm Zuckerschoten
- 1 Lachskotelett
  (150 Gramm)
  1 EL Zitronensaft
  Pfeffer aus der Mühle
- 1 EL Crème fraîche
  1 EL Senf
  1 TL Zucker
- 1 TL Butter oder Margarine
  1 EL grob gehackter Dill

1. Die Kartoffeln waschen und in Salzwasser als Pellkartoffeln kochen.

2. Die Zuckerschoten putzen und waschen. Das Lachskotelett kurz unter fließendem Wasser abspülen und mit Küchenkrepp trokkentupfen. Von beiden Seiten mit Zitronensaft beträufeln und mit Salz und Pfeffer würzen. Eine Sauce rühren aus Crème fraîche, Senf, Salz, Pfeffer und Zucker.

3. Etwa 3 Tassen leicht gesalzenes Wasser zum Kochen bringen und die Zuckerschoten darin 3 Minuten blanchieren. Die Zuckerschoten in ein Sieb schütten und mit eiskaltem Wasser abschrecken. Zurück in den Topf geben und warm halten.

4. Während des Blanchierens der Zuckerschoten in einer heißen Pfanne die Butter oder die Margarine zerlassen und das Lachskotelett von jeder Seite 3 Minuten bei mittlerer Hitze braten.

5. Die Kartoffeln pellen und zusammen mit den Zuckerschoten und dem Lachskotelett auf einen Teller legen. Die Senfsauce in der noch heißen Pfanne kurz aufkochen, den Dill hineinrühren und die Sauce über das Lachskotelett gießen.

Variationen:
Statt gebratenem Lachskotelett können Sie auch gedünsteten Kabeljau, Schellfisch oder Seelachs nehmen, das wird billiger. Die Zuckerschoten können Sie gegen Spinat, Mangold oder gedünstete Gurke austauschen.

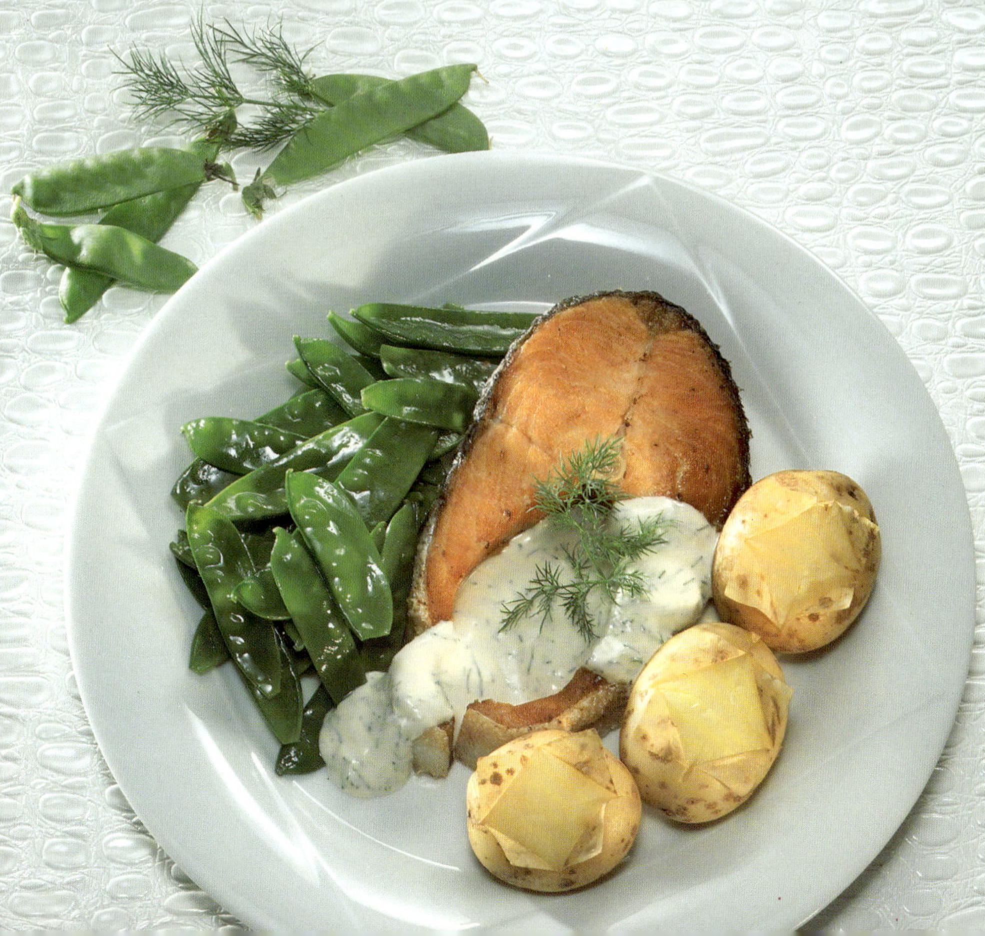

Fischragout mit Wildreis

- 2 EL Wildreis
  Salz
- 100 Gramm Fischfilet
  (Steinbeißer, Lachs)
  1 EL Zitronensaft
  Pfeffer aus der Mühle
- 1 kleiner Zucchino (100 g)
- 2 Frühlingszwiebeln (50 g)
- 3 EL Sahne
  1 TL Mehl
- 1 TL Butter oder Margarine
- 50 Gramm Garnelen

1. Den Wildreis in einem Sieb unter fließendem Wasser abspülen und 30 Minuten in Salzwasser garen.
2. Das Fischfilet abspülen, trockentupfen und würfeln. Die Fischwürfel mit Zitronensaft beträufeln und mit Salz und Pfeffer würzen.
3. Den Zucchino und die Frühlingszwiebeln putzen und waschen. Den Zucchino in Stifte und die Frühlingszwiebeln schräg in Ringe schneiden.
4. In einer Tasse eine Sauce rühren aus ½ Tasse Wasser, Sahne, Mehl, Salz und Pfeffer.
5. In einer heißen Pfanne die Butter oder die Margarine zerlassen. Die Fischwürfel darin kurz anbraten. Zucchinostifte, Frühlingszwiebeln und Sauce hinzufügen und alles 5 Minuten köcheln lassen. Die abgespülten und gut abgetropften Garnelen zum Schluß dazugeben und kurz miterhitzen.
6. Den Wildreis abgießen und neben dem Fischragout auf einem Teller anrichten.

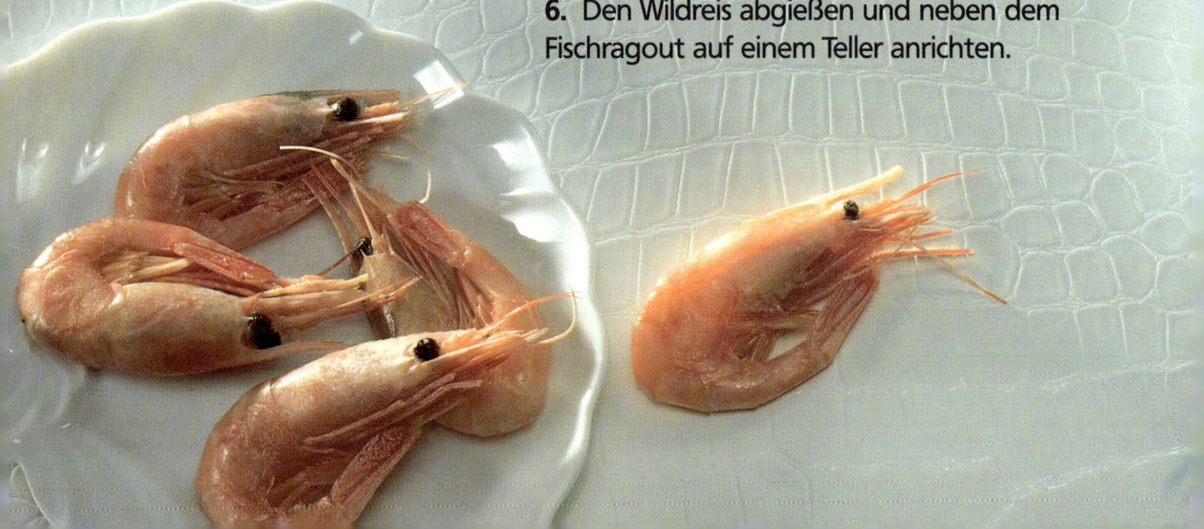

Variationen:
Für dieses Fischragout können Sie alle Sorten Fischfilet und Krustentiere, wie zum Beispiel Nordseekrabben, verwenden. Sie können es auch mit anderem Gemüse mischen, wie zum Beispiel Champignons, Porree oder Spargel. Gut schmeckt dieses Ragout auch mit Spinat (und einem Hauch von Knoblauch): 2 Handvoll Wurzelspinat grob hacken und zugedeckt in der heißen Sauce zusammenfallen lassen. Übrigens, den Wildreis können Sie auch gegen Naturreis austauschen.

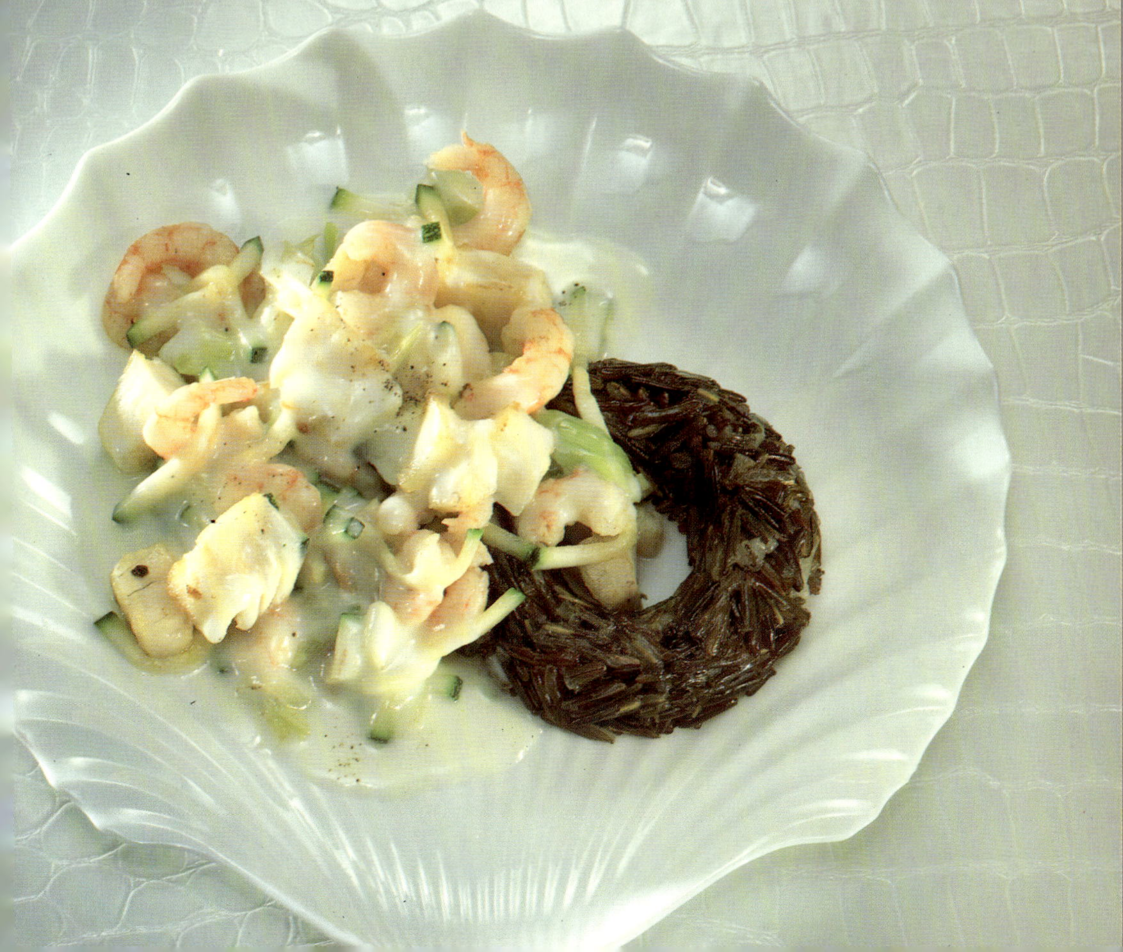

Gambas mit Knoblauch in Weißwein

- 1 Schalotte oder 1 kleine Zwiebel
- 1 Knoblauchzehe
- ■ 2 Tomaten
- ■ 50 Gramm Champignons
- ■ 1 EL Keimöl
- ■ 150 Gramm fertig-gekochte Gambas
- 2 EL Weißwein
- Salz
- Pfeffer aus der Mühle
- 1 EL gehacktes Basilikum
- ■ 1 Stück Baguette (50 g)

1. Die Schalotte oder die Zwiebel und die Knoblauchzehe pellen und fein würfeln. Die Tomaten waschen und vierteln. Die Champignons putzen – wenn nötig waschen – und halbieren.

2. Das Öl in eine heiße Pfanne gießen. Einen Moment warten, bis das Öl auch heiß ist, und die Zwiebel- und die Knoblauchwürfel darin goldgelb braten. Die Champignons hinzufügen und kurz mitbraten.

3. Gambas, Tomatenviertel und Weißwein dazugeben. Mit Salz und Pfeffer würzen und alles bei schwacher Hitze erwärmen.

4. Die Gambas mit dem Gemüse auf einem Teller anrichten und mit Basilikum bestreuen. Dazu gibt es Baguette.

Tip:

Wenn Sie ein Mikrowellengerät haben: Dieses Gericht können Sie in einer Porzellanpfanne bei mittlerer Leistung in 3 Minuten garen. Sie müssen nur die Schalotten- und die Knoblauchwürfel in Öl etwas vorgaren, dann kommt der Rest hinzu. Mit Mikrofolie abdekken und 2 Minuten weitererhitzen.

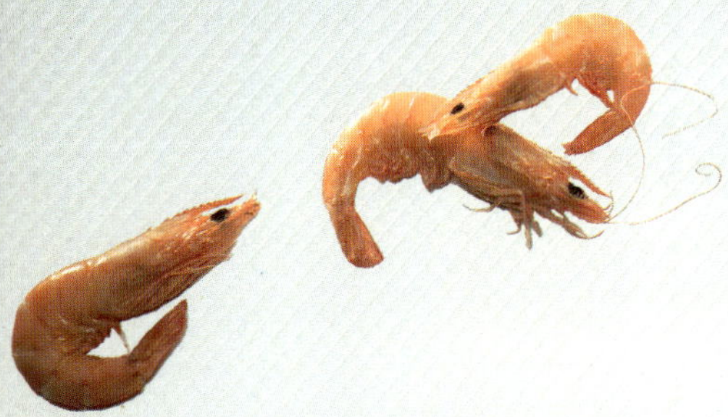

Variationen:
Statt Gambas können Sie alle Arten von Krustentieren nehmen, von Nordseekrabben bis Krebsfleisch.

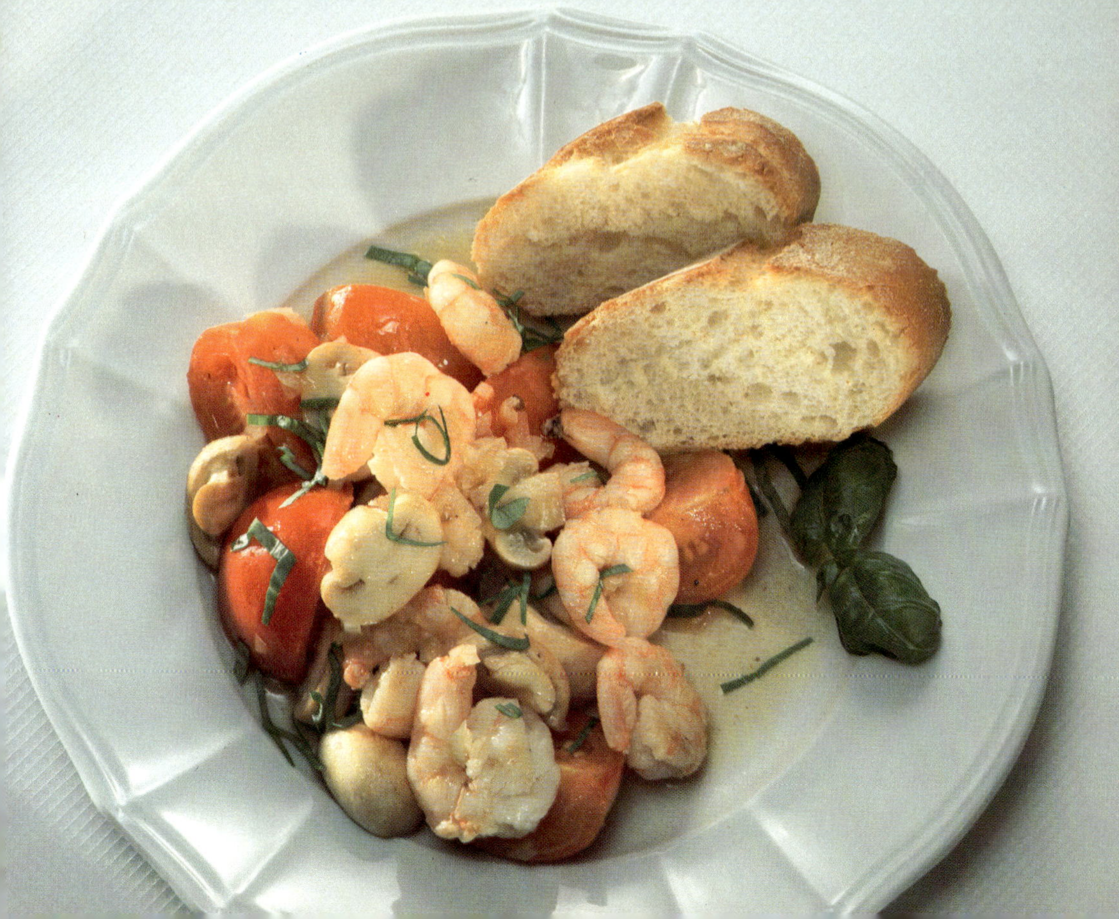

Fischsuppe

- 3 Kartoffeln
- 1 Möhre (100 g)
- 1 kleine Stange Porree (50 g)
- 1 Zwiebel
- 150 Gramm Rotbarschfilet
- 1 EL Zitronensaft
- Salz
- Pfeffer aus der Mühle
- 1 TL Butter oder Margarine
- 2 Tassen Gemüsebrühe (Instant)
- 1 EL gehackte Petersilie

1. Kartoffeln, Möhre und Porree putzen und waschen. Die Kartoffeln in Würfel, die Möhre in Scheiben und den Porree in Streifen schneiden. Die Zwiebel pellen und achteln.

2. Das Fischfilet unter fließendem Wasser abspülen und trockentupfen. Den Fisch grob würfeln, mit Zitronensaft beträufeln und mit Salz und Pfeffer würzen.

3. Die Butter oder die Margarine in einem heißen Topf schmelzen lassen. Die Kartoffelwürfel und Zwiebelachtel darin anbraten.

4. Die Gemüsebrühe hineingießen und alles 20 Minuten köcheln lassen. Nach 10 Minuten die Möhrenscheiben dazugeben.

5. Porreestreifen und Fischwürfel in die Suppe geben und alles 5 Minuten bei schwacher Hitze weitergaren. Die Suppe mit Salz und Pfeffer abschmecken. In einen tiefen Teller gießen und mit Petersilie bestreuen.

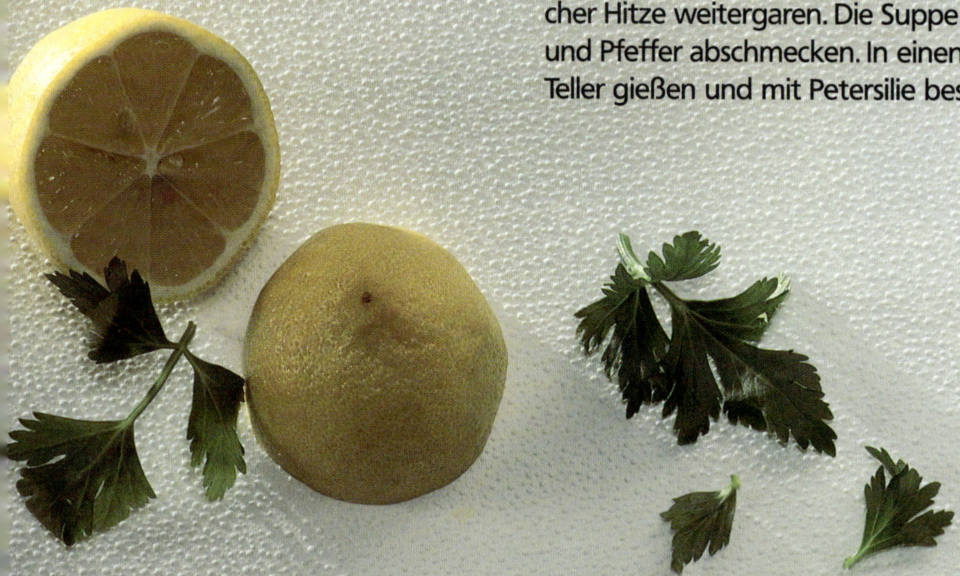

Variationen:
Für diese Suppe können Sie jede Art von Fischfilet nehmen. Auch beim Gemüse können Sie variieren. Statt des typischen Suppengemüses können Sie grobgehackten Mangold (die Stiele fein hacken) oder Spinat nehmen. Beides brauchen Sie nur zum Schluß, wie den Porree, 5 Minuten mitzugaren. Die Kartoffeln sollten Sie nicht austauschen.

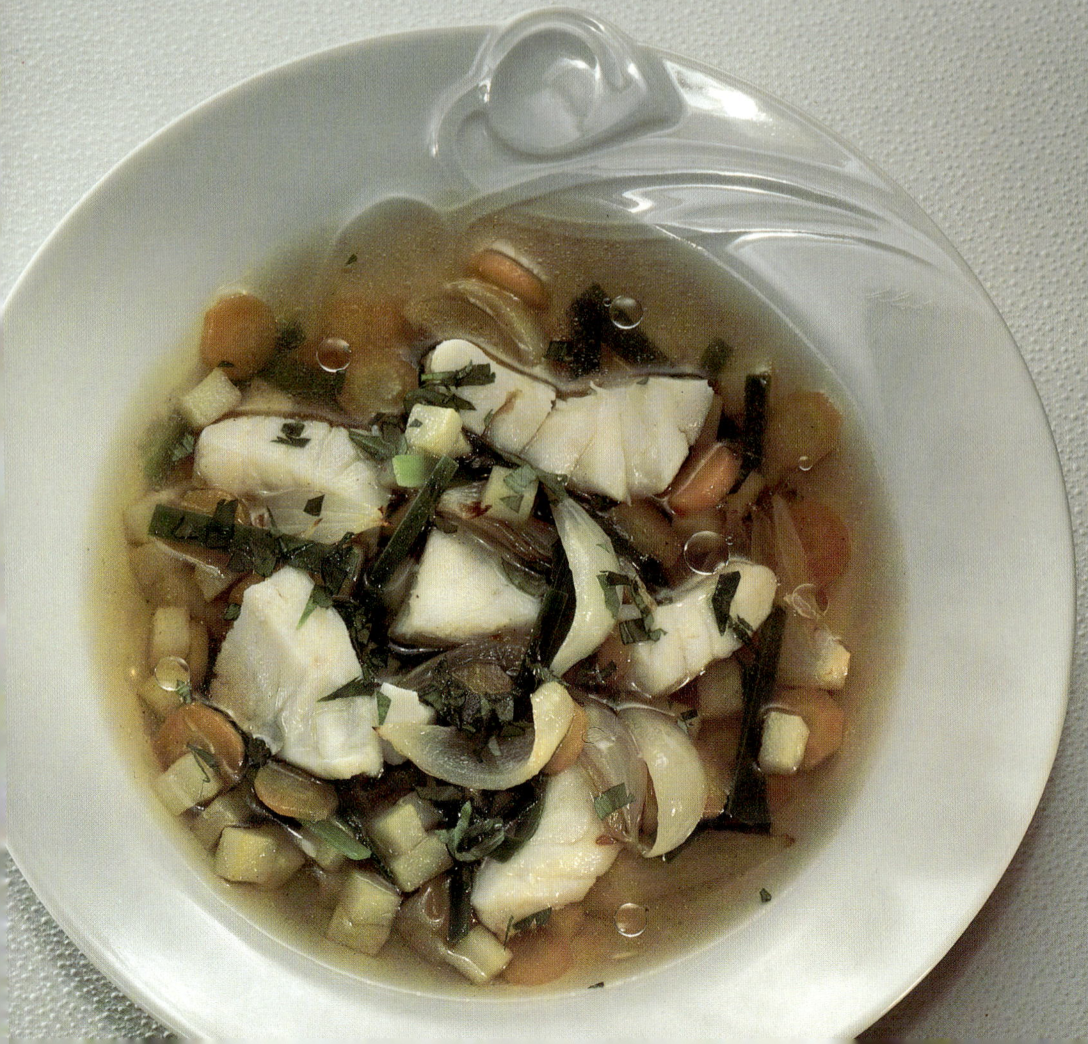

Muscheln in Fenchelsauce

- 750 Gramm Miesmuscheln (ohne Schalen 150 g)
- 1 Fenchelknolle (150 g)
- 1 Tomate
- 1 Zwiebel
- 1 Knoblauchzehe
- 1 TL Keimöl
- 1 TL Instantbrühe
- Salz
- Pfeffer aus der Mühle
- 1 Prise Zucker
- 1 EL gehacktes Fenchelgrün
- 1 Stück Baguette (50 g)

Tip:
Im Baukasten finden Sie im roten Kasten die Angaben 150 Gramm Fisch, dazu gehören auch Schalen- und Krustentiere. Bei Muscheln fällt etwa 80 Prozent Abfall an, also müssen Sie 750 Gramm Muscheln einkaufen, wenn Sie etwa 150 Gramm Muschelfleisch haben möchten.

1. Die Muscheln unter fließendem Wasser gründlich abbürsten und die Bärte entfernen. Offene Muscheln aussortieren.

2. Den Fenchel putzen, waschen und in feine Streifen schneiden. Die Tomate zerkleinern. Die Zwiebel und die Knoblauchzehe pellen und fein würfeln.

3. Das Öl in einem großen Topf erhitzen. Die Zwiebel- und Knoblauchwürfel darin anbraten, Fenchelstreifen und Tomatenstücke hinzugeben. 2 Tassen Wasser, Instantbrühe, Salz, Pfeffer und Zucker dazugeben und aufkochen lassen.

4. Die Muscheln in diesen Sud legen und zugedeckt 10 Minuten bei schwacher Hitze kochen. Zwischendurch die Muscheln einmal umschichten.

5. Die Muscheln mit Gemüse und Sud in eine Schüssel füllen und mit Fenchelgrün bestreuen. Dazu gibt es Baguette.

Variation:

Für die Sauce können Sie statt Fenchel und Tomate auch eine Möhre und eine kleine Stange Porree nehmen. Beides in kleine Würfel schneiden und mit den Zwiebel- und Knoblauchwürfeln anbraten. Mit Wasser, Instantbrühe und 2 Eßlöffel Weißwein auffüllen und die Muscheln in dem Sud garen. Zum Schluß mit gehackter Petersilie bestreuen.

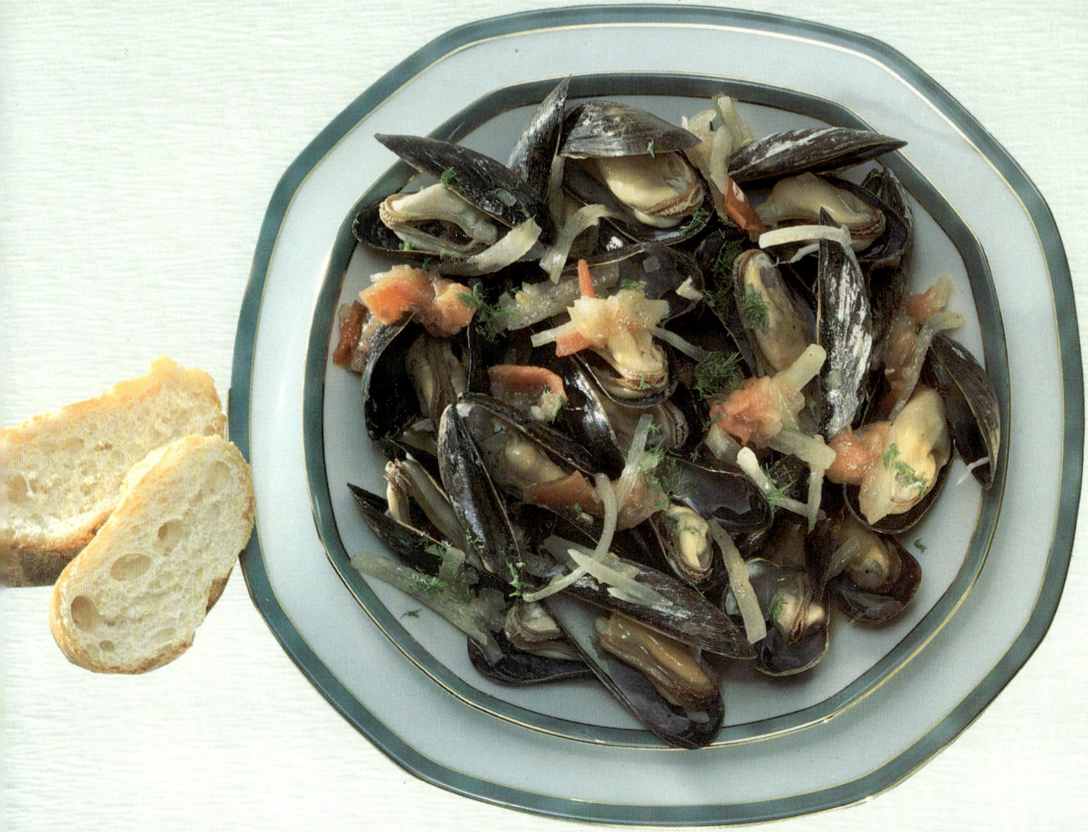

Putenschnitzel mit Orangensauce

- 150 Gramm Brokkoli
  Salz
- 1 Putenschnitzel (150 g)
- 3 TL Butter oder Margarine (eiskalt)
  Pfeffer aus der Mühle
- 6 EL gekochter Naturreis
  2 EL Orangensaft
  1 TL abgeriebene Schale einer unbehandelten Orange
  1 EL gehackte Zitronenmelisse

1. Den Brokkoli putzen, waschen und in Röschen teilen. Die dicken Stiele in Scheiben schneiden. 2 Tassen Salzwasser zum Kochen bringen und den Brokkoli darin bißfest kochen.

2. Das Putenschnitzel mit einem schräg angesetzten scharfen Messer in drei dünne Schnitzelchen schneiden.

3. In einer heißen Pfanne 1 Teelöffel Butter oder Margarine schmelzen lassen. Die Putenschnitzel auf jeder Seite 1 Minute braten, mit Salz und Pfeffer würzen. Den Reis am Pfannenrand miterhitzen.

4. Putenschnitzel, Brokkoli und Reis auf einem Teller anrichten und warm stellen.

5. In die noch heiße Pfanne den Orangensaft gießen und kurz aufkochen lassen. Die restliche Butter oder Margarine und die abgeriebene Orangenschale hineinrühren und die Sauce mit Salz und Pfeffer abschmecken. Die Sauce über die Putenschnitzel gießen und mit Zitronenmelisse bestreuen.

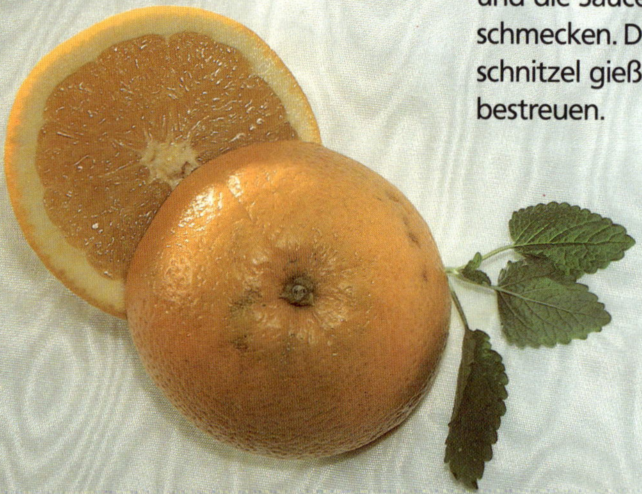

Variationen:
Statt Putenschnitzel können Sie auch Hähnchenbrust oder eine Hähnchenkeule nehmen. Die Hähnchenkeule braucht allerdings 20 Minuten in der Pfanne. Den Brokkoli können Sie gegen Gurke, Zuckerschoten, Fenchel oder kleine Erbsen austauschen. Andere Gemüsesorten passen nicht so gut zur Orangensauce.

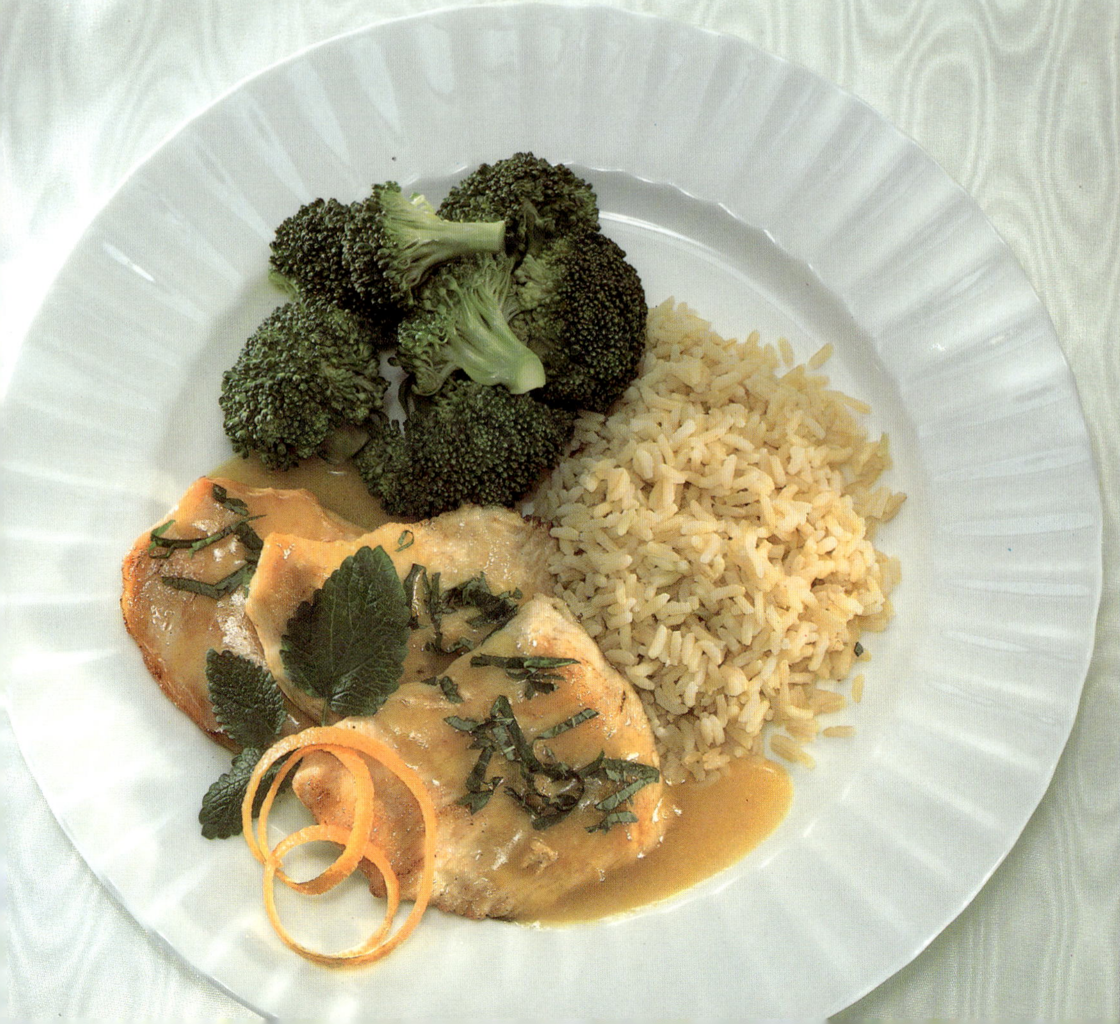

Hähnchenkeule mit Ratatouille

- ½ Zucchino (75 g)
- ½ gelbe Paprikaschote (75 g)
- 2 Tomaten
- 1 Zwiebel
- 1 Hähnchenkeule
- Salz
- Pfeffer aus der Mühle
- 1 EL Tomatenmark (aus der Tube)
- 1 TL Honig
- 1 Knoblauchzehe
- ½ TL getrockneter und gemahlener Rosmarin
- 2 TL Keimöl
- 6 EL gekochter Naturreis
- 1 EL gehacktes Basilikum

Tip:
Wer Fett sparen will, sticht die Haut der Hähnchenkeule vor dem Braten mit einer spitzen Gabel mehrfach ein. Das Fett, das beim Braten heraustritt, können Sie wegschütten.

1. Den Zucchino, die Paprikaschote und die Tomaten putzen und waschen. Den Zucchino der Länge nach halbieren, die Kerne mit einem Teelöffel herauskratzen und die Hälften in Halbmondscheiben schneiden. Die Tomaten achteln und die Paprikaschote in talergroße Stücke schneiden. Die Zwiebel pellen und ebenfalls achteln.
2. Die Hähnchenkeule kurz abspülen und trockentupfen. Mit Salz und Pfeffer würzen.
3. In einer Tasse eine Sauce rühren aus 6 Eßlöffel Wasser, Tomatenmark, Honig, durchgepreßter Knoblauchzehe, Salz, Pfeffer und Rosmarin.
4. Eine beschichtete Pfanne erhitzen, 1 Teelöffel Öl darin heiß werden lassen und die Hähnchenkeule auf beiden Seiten 10 Minuten braten. In den letzten 5 Minuten den Reis am Pfannenrand erwärmen.
5. Inzwischen einen Topf erhitzen und das restliche Öl hineingeben. Die Zwiebelstücke darin goldgelb braten. Zucchino, Paprika und die Sauce hineingeben, alles einmal gut umrühren und 10 Minuten bei schwacher Hitze schmoren. Kurz vor Ende der Garzeit die Tomatenachtel hinzugeben und erhitzen.
6. Die Hähnchenkeule, Ratatouille und Reis anrichten und mit Basilikum bestreuen.

Variationen:
Statt Reis können Sie auch drei gekochte Kartoffeln am Pfannenrand mitbraten.

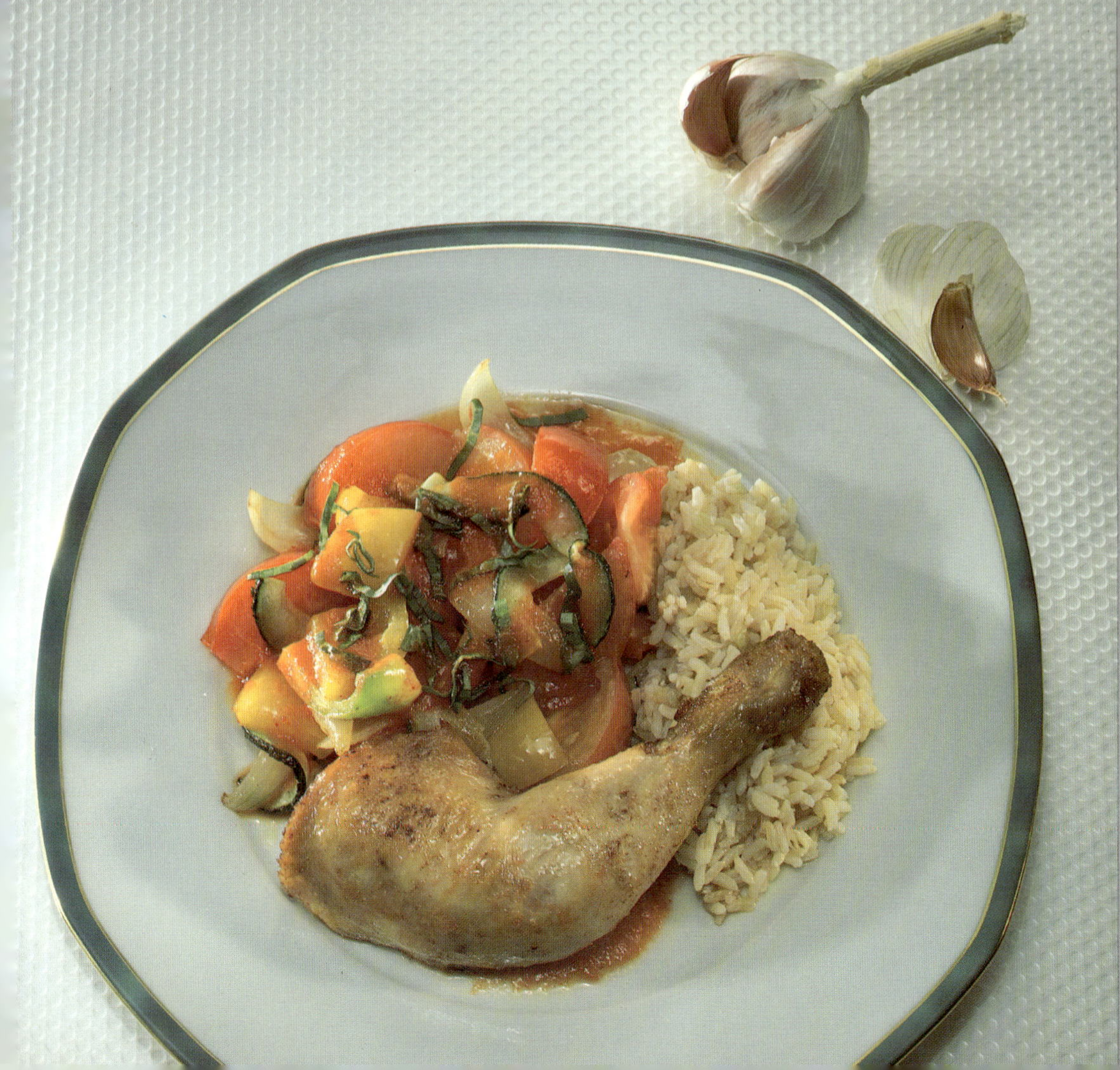

Putenroulade mit Porreefüllung

- 1 kleine Möhre (50 g)
- 1 Stange Porree (100 g)
- 1 Zwiebel
- 3 Kartoffeln
- 1 dünne Scheibe Putenschnitzel (150 g)
- Salz
- Pfeffer aus der Mühle
- 1 TL Keimöl
- ½ Tasse Brühe (Instant) oder Geflügelfond
- 1 EL Crème fraîche

1. Die Möhre und den Porree putzen und waschen. Die Möhre in lange Stifte schneiden. Ein Stück vom Porree abschneiden und beiseite legen. Den Rest schräg in dickere Ringe schneiden. Die Zwiebel pellen und würfeln.

2. Die Kartoffeln schälen und in Salzwasser garen.

3. Das Putenschnitzel auf einer Seite mit Salz und Pfeffer würzen. Die Möhrenstifte und das Porreestück darauflegen, aufrollen und mit einem Zahnstocher feststecken.

4. Das Öl in einen heißen Topf geben und die Roulade von allen Seiten scharf anbraten. Die Zwiebeln hinzugeben und kurz mitbraten. Die Brühe hineingießen und die Roulade zugedeckt bei mittlerer Hitze 15 Minuten schmoren.

5. Inzwischen 2 Tassen Salzwasser in einem kleinen Topf zum Kochen bringen und den Porree darin 5 Minuten blanchieren. Den Porree mit eiskaltem Wasser abschrecken, abtropfen lassen und warm halten.

6. Porree und Kartoffeln auf einen Teller legen. Die Roulade aus dem Topf nehmen und die Crème fraîche mit dem zurückgebliebenen Bratensaft verrühren. Einmal kurz aufkochen, eventuell nachwürzen.

Variationen:

Für Rouladen aus Geflügelfleisch eignet sich nur Putenschnitzel. Das Gemüse, sowohl die Füllung als auch die Beilage, können Sie aber gegen Brokkoli (die Stiele für die Füllung), Staudensellerie oder Zucchini austauschen.

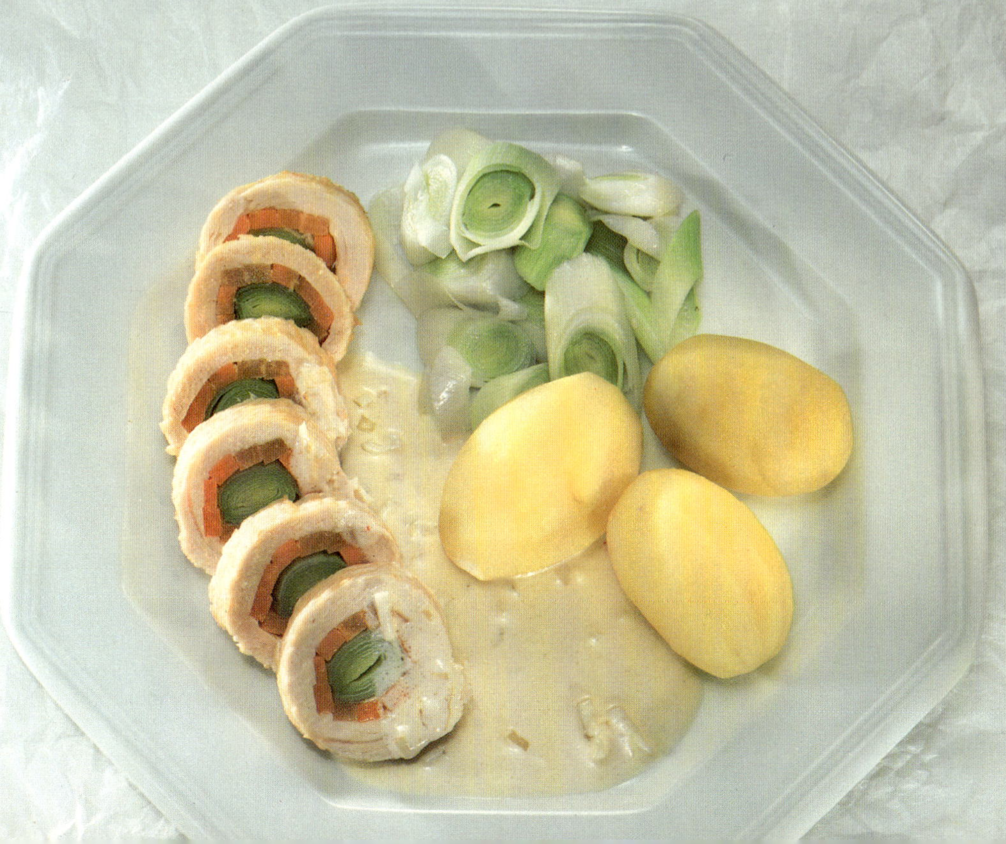

Hühnerfrikassee mit Zuckerschoten

- 100 Gramm Zuckerschoten
- 2 kleine Hähnchenbrustfilets (150 g)
- 1 Schalotte
- 3 EL Sahne
- 1 EL Weißwein
- 1 TL Mehl
- 1 TL Senf
- Salz
- Pfeffer aus der Mühle
- 1 TL Butter oder Margarine
- ½ Tasse Geflügelfond oder ½ Tasse Brühe (Instant)
- 2 EL TK-Erbsen
- 6 EL gekochter Naturreis
- 1 EL gehackte Petersilie

1. Die Zuckerschoten putzen, waschen und schräg in Stücke schneiden. Die Hähnchenbrustfilets waschen, trockentupfen und schnetzeln. Die Schalotte pellen und fein würfeln.

2. Aus Sahne, Weißwein, Mehl, Senf, Salz und Pfeffer eine Sauce rühren.

3. In einem heißen Topf die Butter oder die Margarine zerlassen und das Hähnchenfleisch darin anbraten. Die Schalottenwürfel hinzugeben und kurz mitbraten.

4. Geflügelfond oder Brühe dazugießen und das Fleisch zugedeckt bei schwacher Hitze 5 Minuten garen. Die Sahnesauce dazugeben, einmal gut umrühren. Dann die Zuckerschoten und die Erbsen mit dem Fleisch vermengen und alles kurz aufkochen lassen.

5. In der Zwischenzeit den Reis in einer beschichteten Pfanne oder in der Mikrowelle kurz erhitzen.

6. Das Hühnerfrikassee auf einem Teller anrichten und mit Petersilie bestreuen. Den Reis danebenlegen.

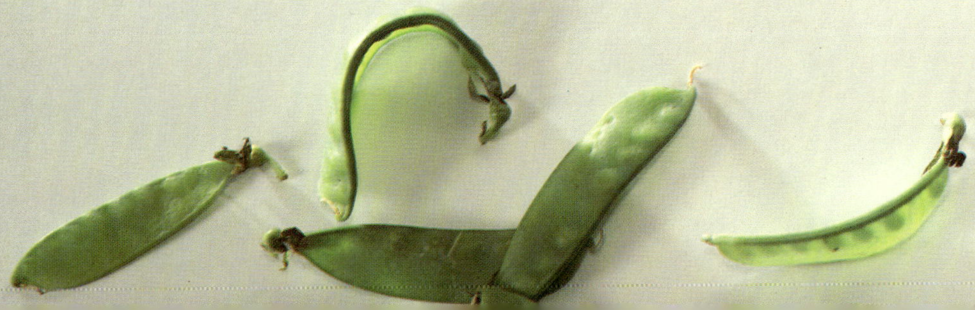

Variationen:
Statt Hähnchenbrust können Sie Putenschnitzel oder auch Schweinefilet verwenden. Das Gemüse können Sie gegen eines mit einer ebenfalls kurzen Garzeit austauschen, wie zum Beispiel Champignons, Brokkoliröschen oder Zucchinistifte.

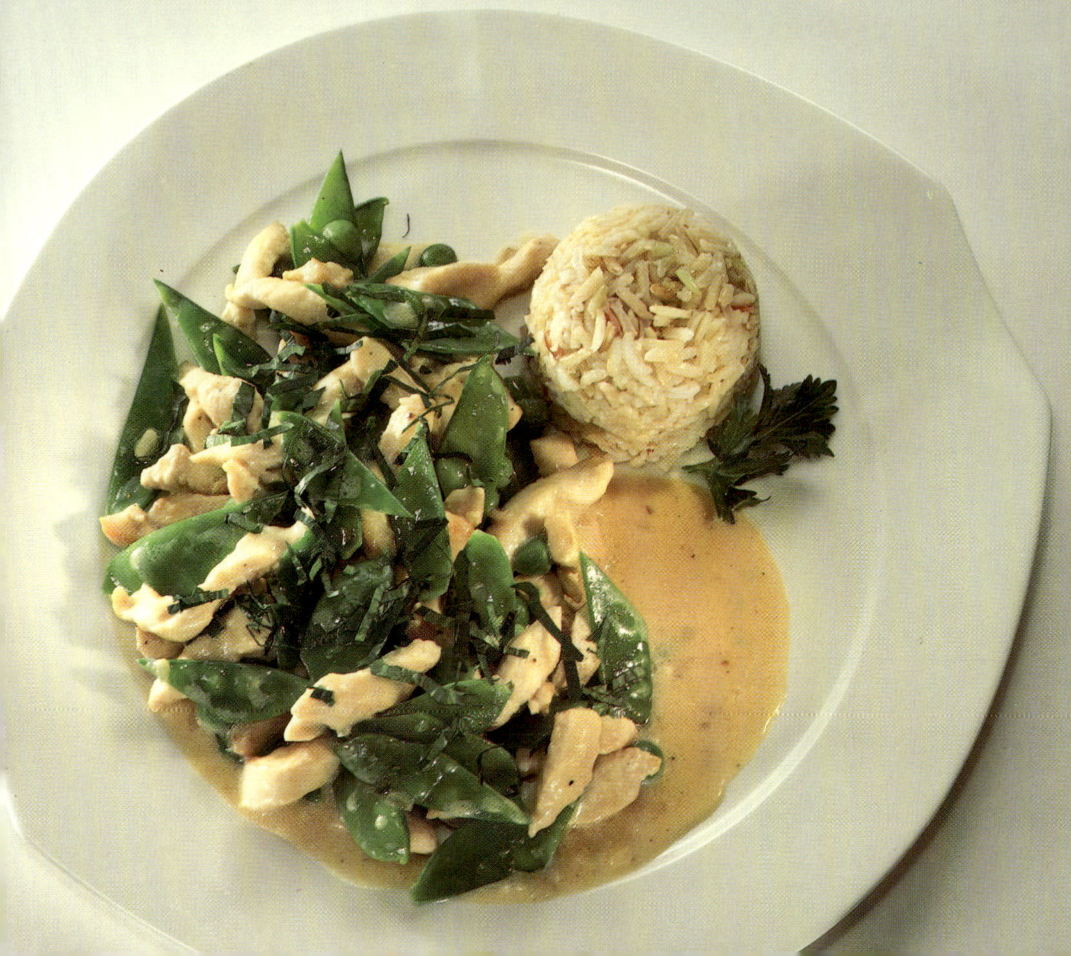

Huhn in Safranreis

- 1 Zwiebel
- 1 Knoblauchzehe
- 2 Tomaten
- 2 kleine Hähnchenbrustfilets (150 g)
- 1 TL Keimöl
- 2 EL TK-Erbsen
- 6 EL gekochter Naturreis
- 1 Msp. Safran
- Paprika edelsüß
- Salz
- Pfeffer aus der Mühle
- 1 EL gehackte Petersilie

1. Die Zwiebel und die Knoblauchzehe pellen und fein würfeln. Die Tomaten waschen und grob zerkleinern. Die Hähnchenbrustfilets in große Stücke schneiden.

2. Das Öl in einen heißen Topf geben. Die Hähnchenfleischstücke rundherum anbraten. Zwiebel- und Knoblauchwürfel hinzugeben und kurz mitbraten.

3. Tomatenstücke, Erbsen und Reis zum Fleisch geben. In einer Tasse 2 Eßlöffel Wasser mit Safran, Paprika, Salz und Pfeffer verrühren und zu dem Reis geben. Alles einmal vorsichtig umrühren und zugedeckt bei schwacher Hitze 5 Minuten ziehen lassen.

4. Eventuell noch einmal mit den Gewürzen abschmecken. Das Gericht auf einem Teller anrichten und mit Petersilie bestreuen.

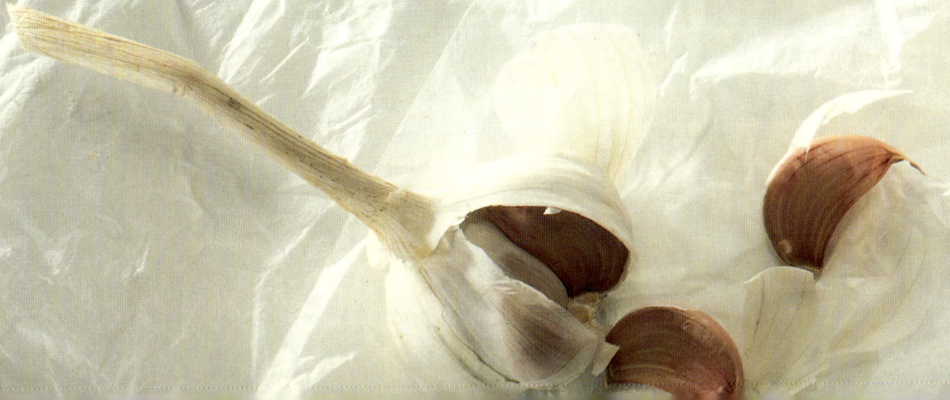

Variationen:
Dies ist ein spanisches Gericht und schmeckt am besten, wenn man es mit Hähnchenfleisch zubereitet. Statt Hähnchenbrust können Sie eine Hähnchenkeule verwenden.

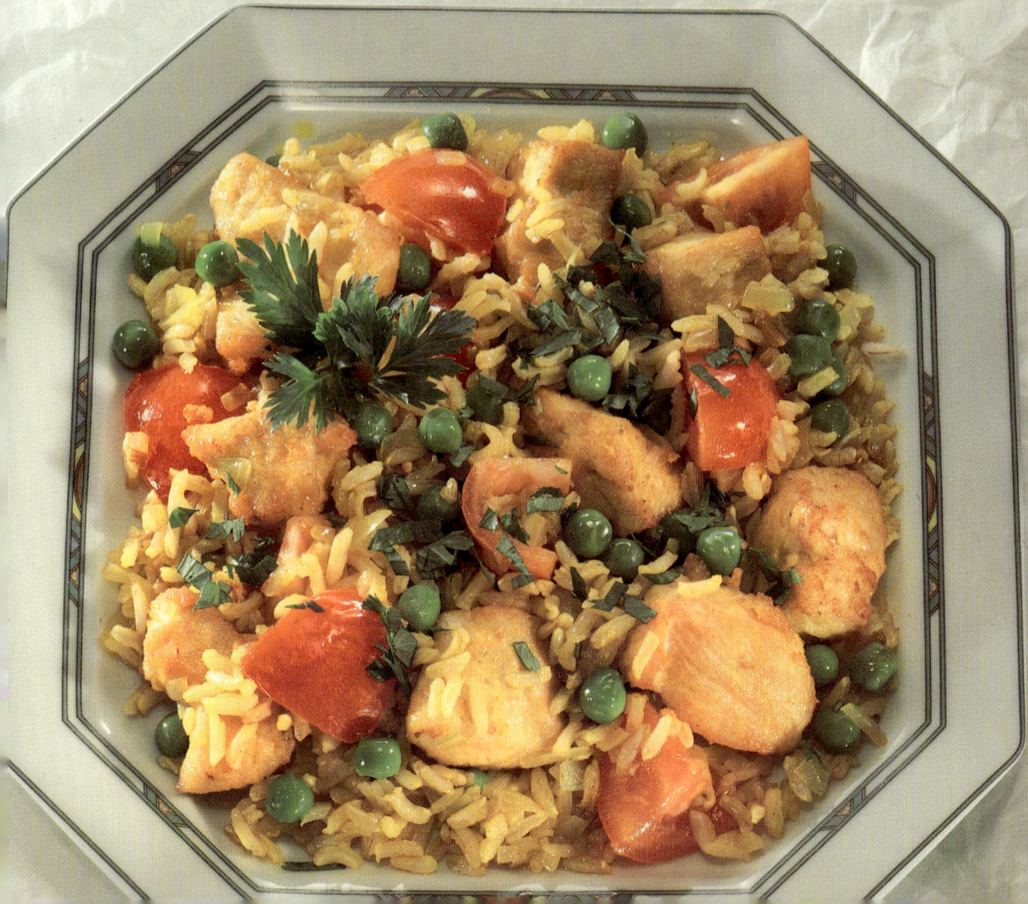

Putenpfanne mit chinesischen Pilzen

- 2 EL getrocknete chinesische Pilze (Mu Err)
- 2 Tassen Brühe (Instant)
- 25 Gramm Glasnudeln
- 150 Gramm Putenschnitzel
- 3 EL Geflügelfond oder 3 EL Brühe (Instant)
- 1 EL Sojasauce
- 1 TL Weizenstärke
- 1 EL Sherry
- Pfeffer aus der Mühle
- 1 TL Zucker
- 1 TL Keimöl
- 4 EL TK-Erbsen

1. Etwa 1 Tasse Wasser erhitzen – in der Mikrowelle, wenn Sie haben – und die Pilze in dem Wasser eine Weile einweichen. Die Brühe erhitzen und die Glasnudeln darin einweichen.

2. Das Putenfleisch mit einem schräg angesetzten Messer in dünne Scheiben schneiden.

3. In einer Tasse eine Sauce rühren aus 2 Eßlöffel Wasser, Geflügelfond oder Brühe, Sojasauce, Weizenstärke, Sherry, etwas Pfeffer und Zucker.

4. Eine Pfanne oder einen Wok (chinesische tiefe Pfanne) heiß werden lassen und das Öl hineingeben. Das Putenfleisch rundherum anbraten. Die Erbsen und die gut abgetropften Pilze hinzugeben und alles miteinander mischen.

5. Die Sauce hineingießen und zugedeckt 5 Minuten leise köcheln lassen.

6. Die Glasnudeln gut abtropfen lassen und auf einem Teller anrichten. Das geschnetzelte Putenfleisch mit den Pilzen dazulegen. Gegessen wird mit Stäbchen.

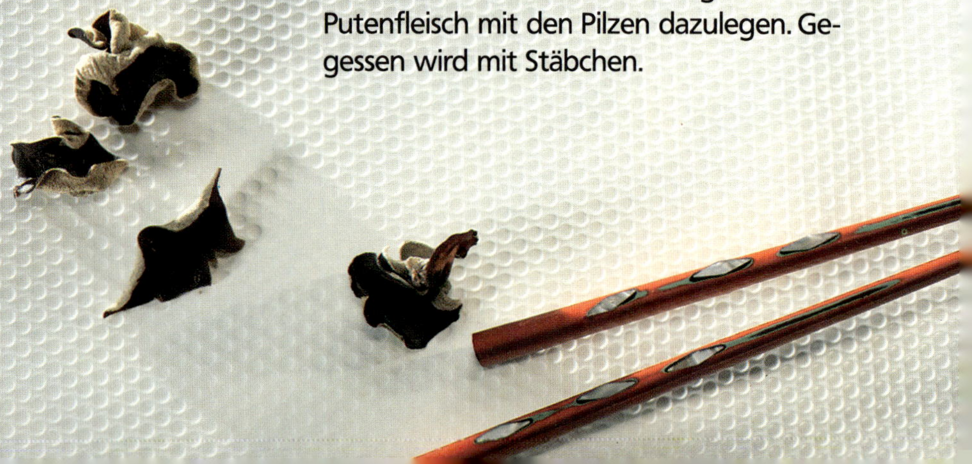

Variationen:

Statt Putenschnitzel können Sie auch Hähnchenfleisch oder zartes Rind- oder Schweinefleisch nehmen. Die Erbsen können Sie gegen 100 Gramm Zuckerschoten, Paprikaschoten, gehackten Mangold oder Spinat austauschen. Bei dieser schnellen Pfanne sind Ihrer Phantasie keine Grenzen gesetzt.

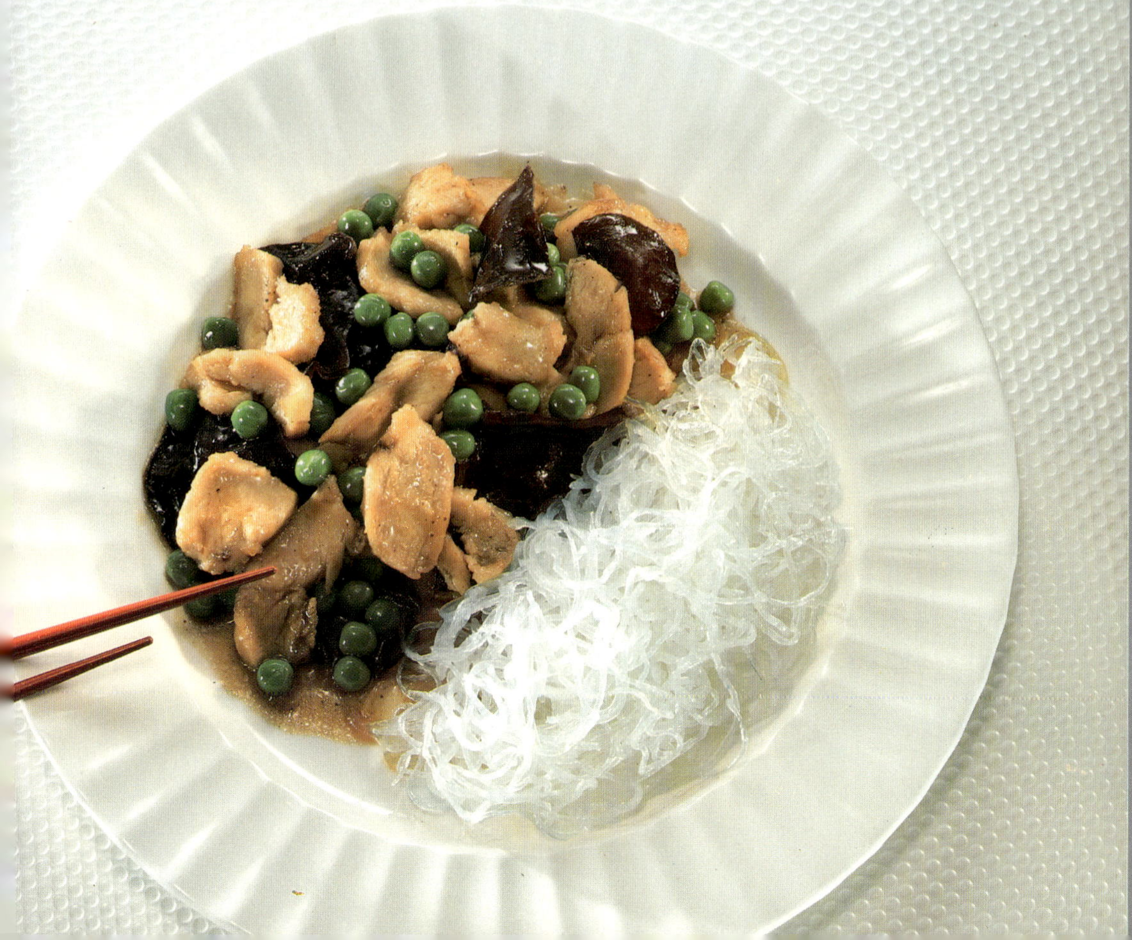

Scharfe rote Bohnen

1 Zwiebel
1 Knoblauchzehe
1 rote Paprikaschote (150 g)
1 Tomate
1 EL Tomatenmark (aus der Tube)
Salz
Pfeffer aus der Mühle
½ Msp. Cayennepfeffer
½ TL Paprika edelsüß
2 TL Keimöl
1 Portion gegarte rote Bohnen (100 g)
1 Stück Baguette (50 g)

Tip:
Rote Bohnen brauchen im normalen Kochtopf etwa 1½ Stunden. Das ist viel Zeit und viel Energie für eine Portion. Kochen Sie deshalbdie Bohnen im Dampfdrucktopf, das kostet nur ein Drittel der Zeit. Bereiten Sie gleich ein paar Portionen mehr zu, und frieren Sie sie ein.

1. Die Zwiebel und die Knoblauchzehe pellen. Die Zwiebel in Streifen, die Knoblauchzehe in Stifte schneiden. Die Paprikaschote putzen, waschen und in talergroße Stücke schneiden. Die Tomate waschen und kleinschneiden.
2. Tomatenmark mit ½ Tasse Wasser, Salz, Pfeffer, Cayennepfeffer und Paprika verrühren.
3. In einem aufgeheizten Topf das Öl erhitzen. Zwiebeln und Knoblauch kurz anrösten. Die Paprikastücke und die Sauce hinzugeben und alles 10 Minuten bei schwacher Hitze schmoren.
4. Die Bohnen und die Tomatenstücke hinzufügen und erhitzen. Eventuell noch einmal mit den Gewürzen abschmecken und in einem tiefen Teller anrichten. Dazu gibt es Baguette.

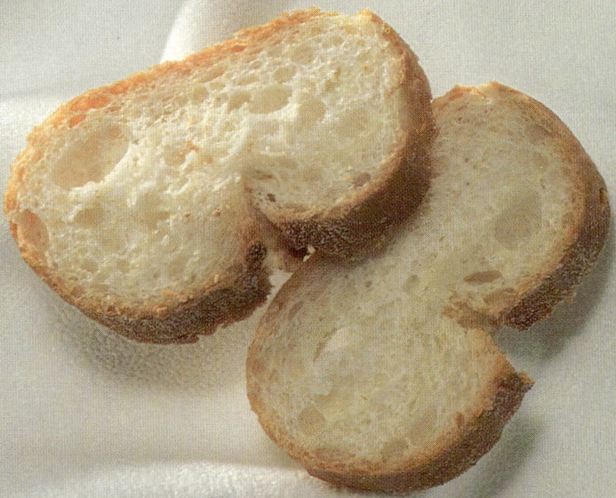

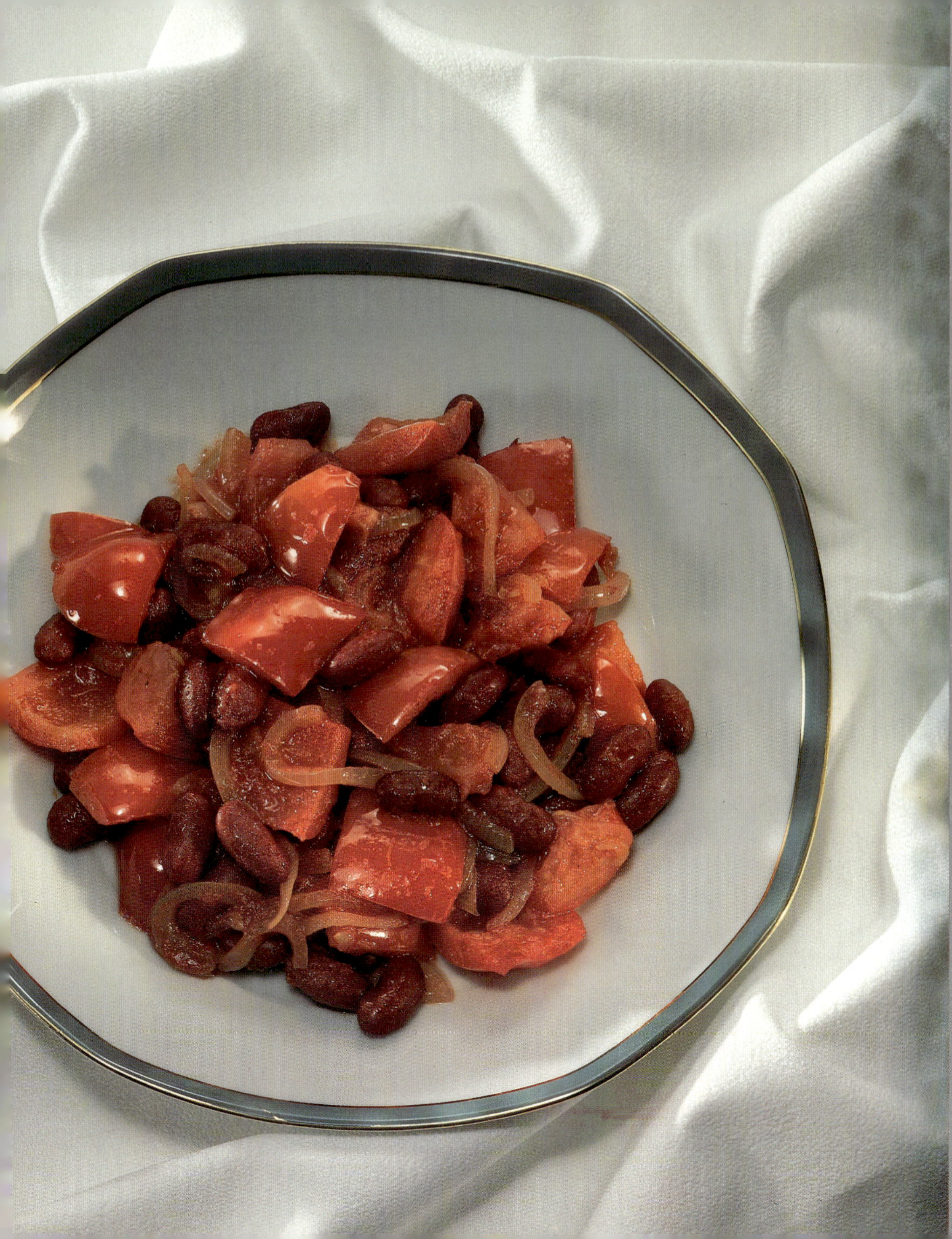

Lauwarmer Bohnensalat

- 1 Portion gegarte weiße Bohnen (110 g)
- 3 Kartoffeln
- 1 rote Paprikaschote
- 1 Zwiebel
- 1 Knoblauchzehe
- 1 Handvoll Feldsalat (50 g)
- Salz
- 1 EL Keimöl
- 1 EL Zitronensaft
- Pfeffer aus der Mühle

Tip:
Weiße Bohnen brauchen ebenfalls 1½ Stunden, wenn man sie konventionell kocht. Auch hier gilt: mehrere Portionen im Dampfdrucktopf vorkochen und einfrieren. 60 Gramm getrocknete Bohnen wiegen nach dem Garen 110 Gramm.

1. Die Bohnen abtropfen lassen. Die Kartoffeln schälen, waschen und in Schnitze schneiden. Die Paprikaschote putzen, waschen und in Streifen schneiden.
2. Die Zwiebel und die Knoblauchzehe pellen. Die Zwiebel in Ringe, die Koblauchzehe in hauchdünne Scheiben schneiden.
3. Den Feldsalat putzen, waschen und trokkenschleudern. Auf einem Teller verteilen.
4. Die Kartoffeln 20 Minuten in Salzwasser garen. 5 Minuten bevor sie gar sind, die Paprikastreifen hinzugeben und die letzten Minuten mitkochen. Das Kochwasser abgießen.
5. Die gegarten Kartoffeln und Paprikastreifen mit den Bohnen, den Zwiebelringen und den Knoblauchscheibchen mischen. In einer Sauce aus Öl, Zitronensaft, Salz und Pfeffer eine Weile ziehen lassen.
6. Den Bohnensalat auf dem Feldsalat anrichten.

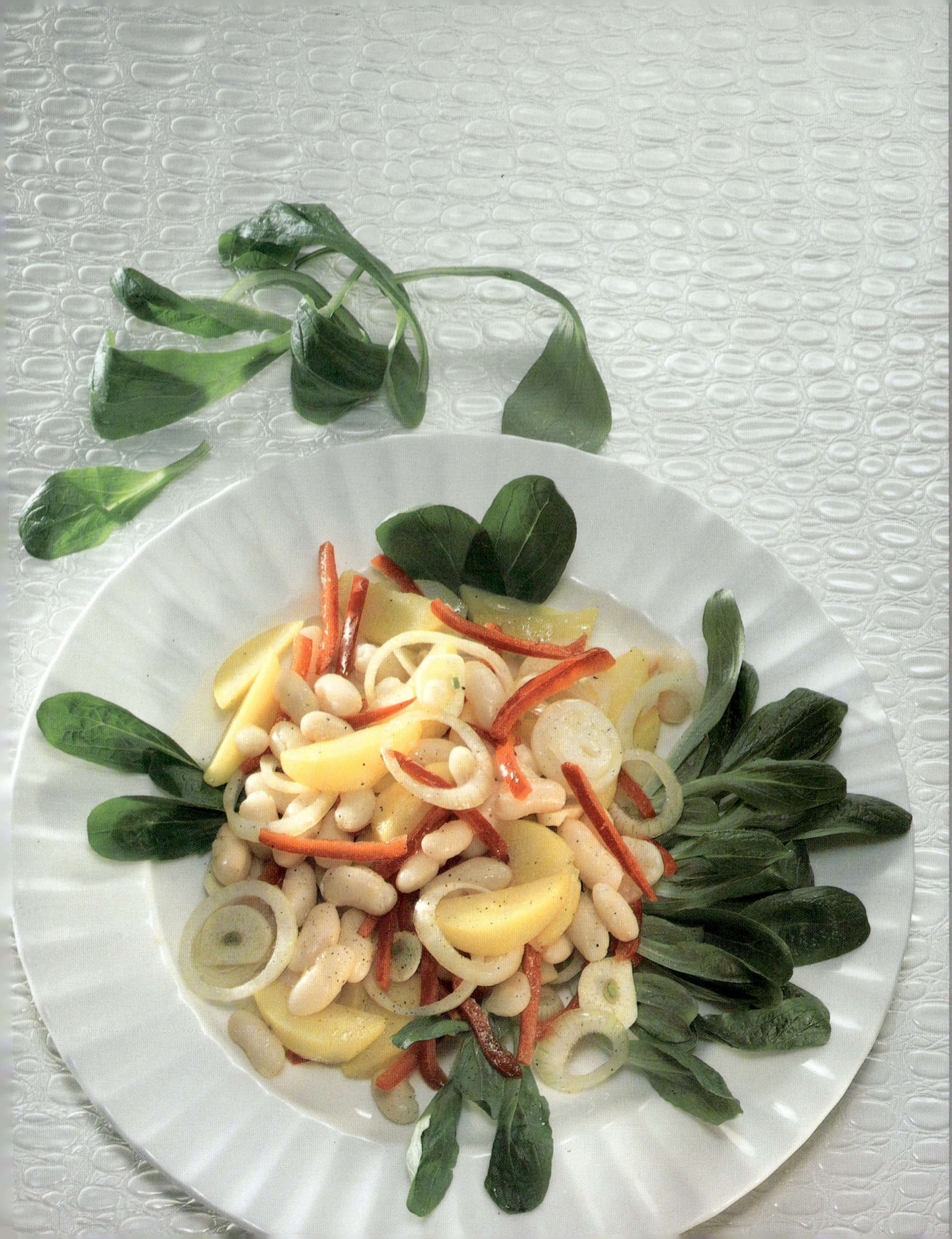

Erbseneintopf

- 3 Kartoffeln
- 1 Möhre (100 g)
- 1 kleine Stange Porree (50 g)
- 1 TL Instantbrühe
- 1 Portion gegarte Erbsen (100 g)
- 2 TL Keimöl
- Salz
- Pfeffer aus der Mühle
- ½ TL getrockneter Majoran
- 1 EL gehackte Petersilie

Tip:
Erbsen kochen im normalen Kochtopf über 1½ Stunden. Kochen Sie deshalb eine größere Menge dieser Hülsenfrüchte im Dampfdrucktopf – das dauert etwa 40 Minuten, und frieren Sie sie in kleinen Portionen ein. Eine Portion rohe Erbsen wiegt 60 Gramm, gegart sind das dann 100 Gramm.

1. Die Kartoffeln schälen und die Möhre putzen, beides waschen. Kartoffeln und Möhre würfeln. Den Porree putzen, waschen und in Ringe schneiden.
2. Kartoffel- und Möhrenwürfel in 2½ Tassen Wasser zusammen mit der Instantbrühe 15 Minuten garen.
3. Erbsen und Porreeringe in den Topf geben und alles zusammen noch 5 Minuten weitergaren.
4. Das Öl in den Eintopf rühren und mit Salz, Pfeffer und Majoran abschmecken.
5. Den Eintopf in einen tiefen Teller füllen und mit Petersilie bestreuen.

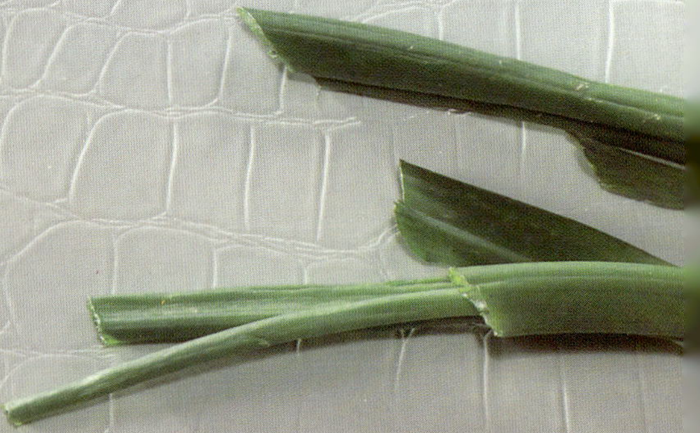

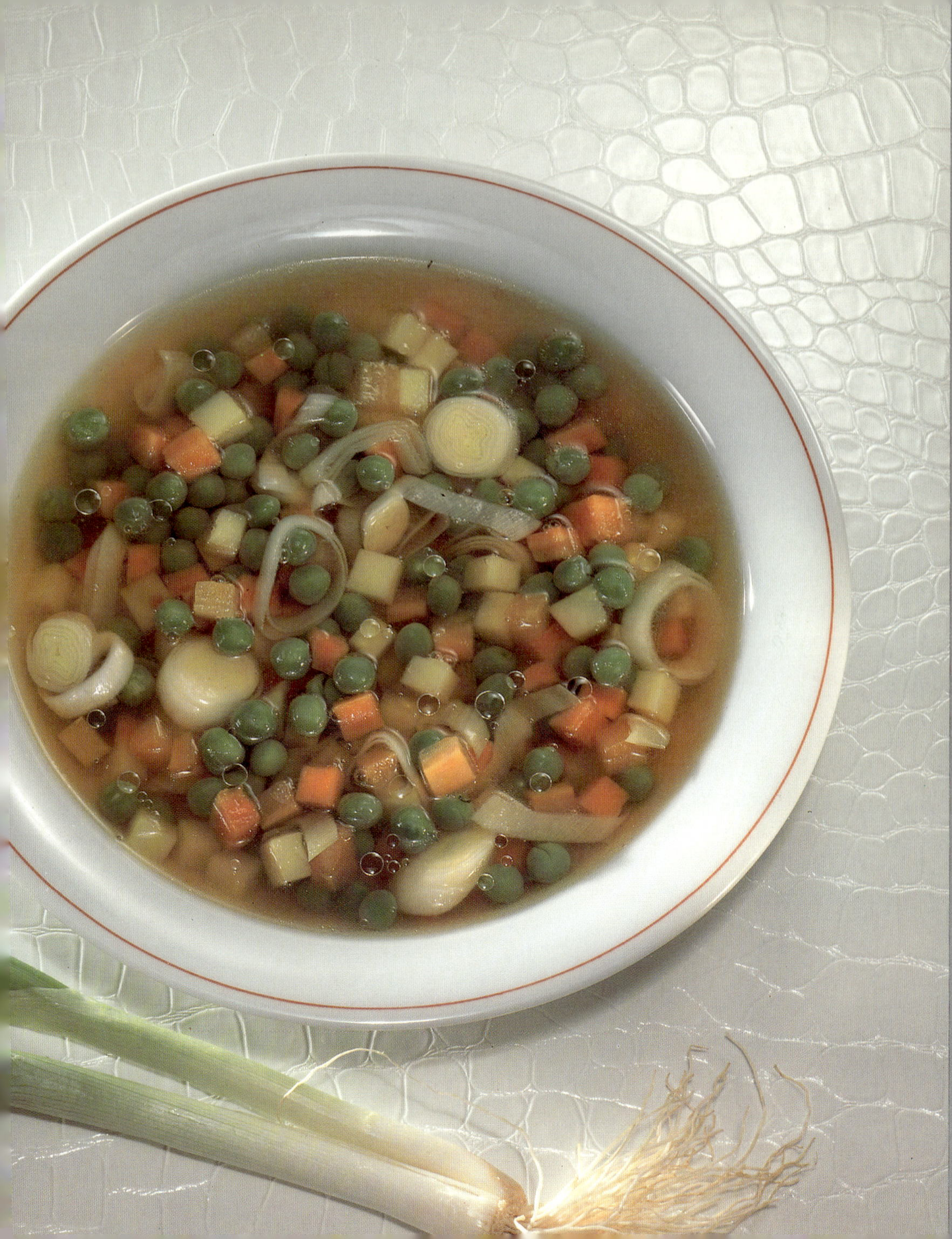

Erbsenpüree mit Kartoffel-Apfel-Mus

- 3 Kartoffeln
- 1 großer Apfel (150 g)
- 1 Zwiebel
- Salz
- 1 Portion gegarte Erbsen (100 g)
- Pfeffer aus der Mühle
- ½ TL getrocknetes Bohnenkraut
- 1 TL Butter oder Margarine

Tip:
Beides können Sie im Dampfdrucktopf herstellen. Das Kartoffel-Apfel-Mus dauert etwa 10 Minuten, das Erbsenpüree dauert frisch gekocht 40 Minuten, hierfür brauchen Sie 60 Gramm getrocknete Erbsen und 1 Tasse Wasser.

1. Die Kartoffeln schälen, waschen und würfeln. Den Apfel schälen und vierteln. Drei Viertel des Apfels würfeln, ein Viertel in Schnitze schneiden. Die Zwiebel pellen und in Ringe schneiden.
2. Die Kartoffelwürfel in ½ Tasse Salzwasser 15 Minuten kochen. Dann die Apfelwürfel hinzugeben und 5 Minuten weiterkochen. Alles in dem restlichen Kochwasser mit dem Elektroquirl pürieren.
3. In der Zwischenzeit die Erbsen in ½ Tasse Wasser weich kochen und mit dem Schneidstab pürieren. Mit Salz, Pfeffer und Bohnenkraut abschmecken.
4. In einer heißen Pfanne die Butter oder die Margarine zerlassen und die Zwiebelringe und die Apfelschnitze darin goldgelb braten.
5. Beide Pürees auf einem Teller anrichten. Die Apfelschnitze und Zwiebelringe darauf verteilen.

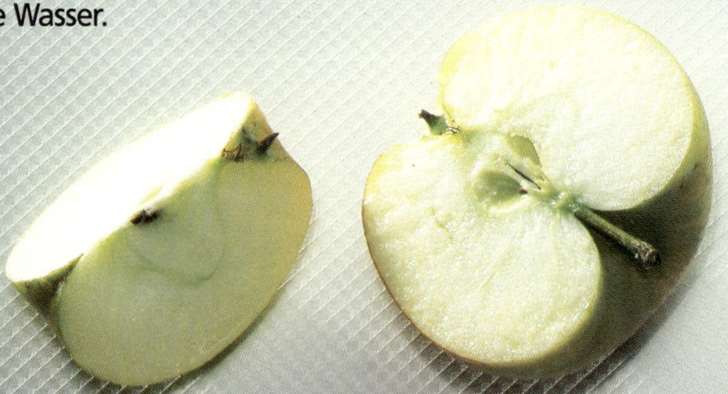

Variationen:
Statt der Erbsen können Sie für das Püree auch weiße Bohnen verwenden. Hier dann nicht mit Bohnenkraut würzen, sondern mit Estragon. Das Kartoffelmus schmeckt nur mit Äpfeln gut.

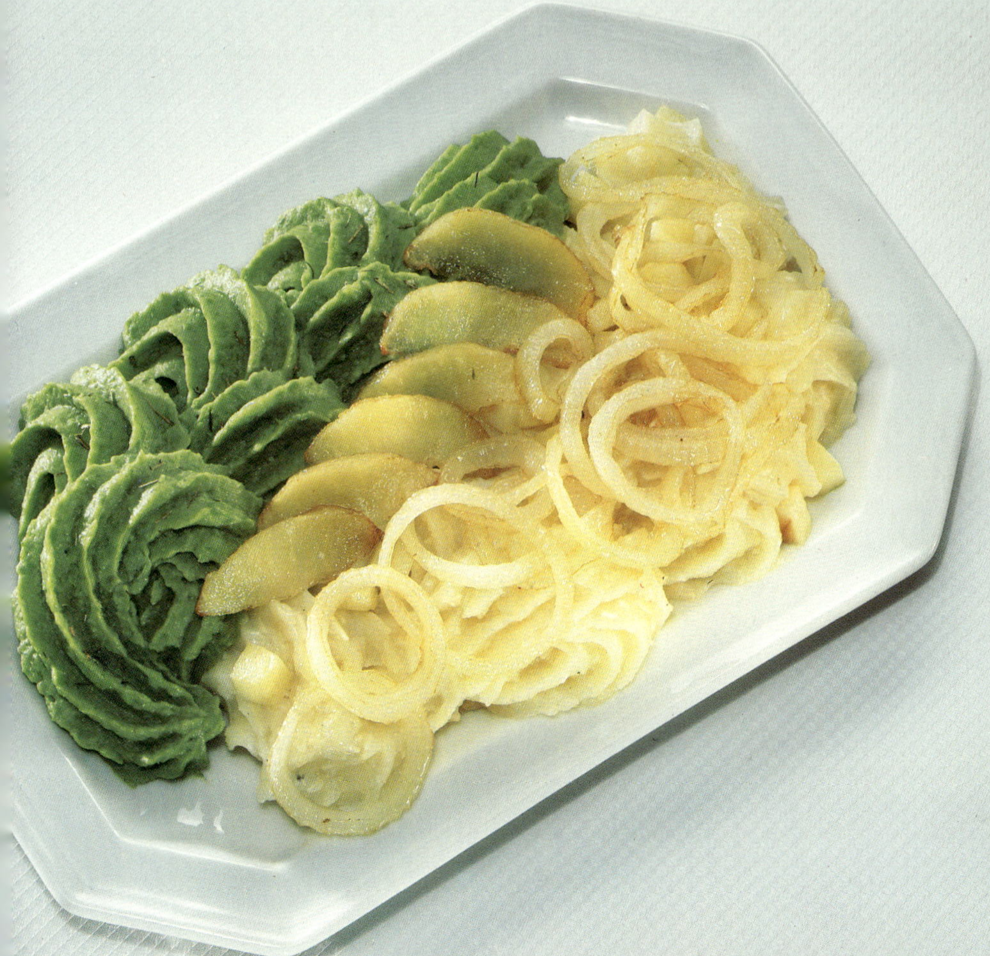

Sahnelinsen mit Salzkartoffeln und Salat

- 3 Kartoffeln
- Salz
- 1 Portion Kopfsalat
- 1 EL Keimöl
- 1 EL Zitronensaft
- Pfeffer aus der Mühle
- 1 TL Zucker
- 1 Zwiebel
- 1 TL Butter oder Margarine
- 1 Portion gegarte Linsen (140 g)
- 2 TL Essig
- 1 EL Crème fraîche
- 1 EL Schnittlauchröllchen

Tip:
Hier können Sie die Garzeiten mit dem Dampfdrucktopf stark verkürzen. Die Kartoffeln brauchen 10 Minuten, frisch gekochte Linsen 15 Minuten. Aus einer Portion getrockneter Linsen (60 g) werden 140 Gramm gekochte Linsen.

1. Die Kartoffeln schälen, waschen und halbieren. Die Kartoffeln in Salzwasser weich kochen.

2. Den Kopfsalat putzen, waschen und trockenschleudern. Eine Salatsauce zubereiten aus Öl, Zitronensaft, etwas Wasser, Salz, Pfeffer und Zucker. Den Salat kurz in der Sauce ziehen lassen.

3. Die Zwiebel pellen und in Ringe schneiden. In einer heißen Pfanne die Butter oder die Margarine zerlassen und die Zwiebelringe darin goldgelb braten. Die Zwiebelringe an den Rand schieben.

4. Die Linsen in die Pfanne geben und bei schwacher Hitze langsam erwärmen. Mit Essig, Salz und Pfeffer kräftig abschmecken.

5. Den Salat auf dem Teller verteilen. Die Kartoffeln abgießen und auf dem Salat anrichten. Die Linsen mit den Zwiebelringen danebenlegen. Einen Klecks Crème fraîche auf die Linsen setzen und sie mit Schnittlauchröllchen bestreuen.

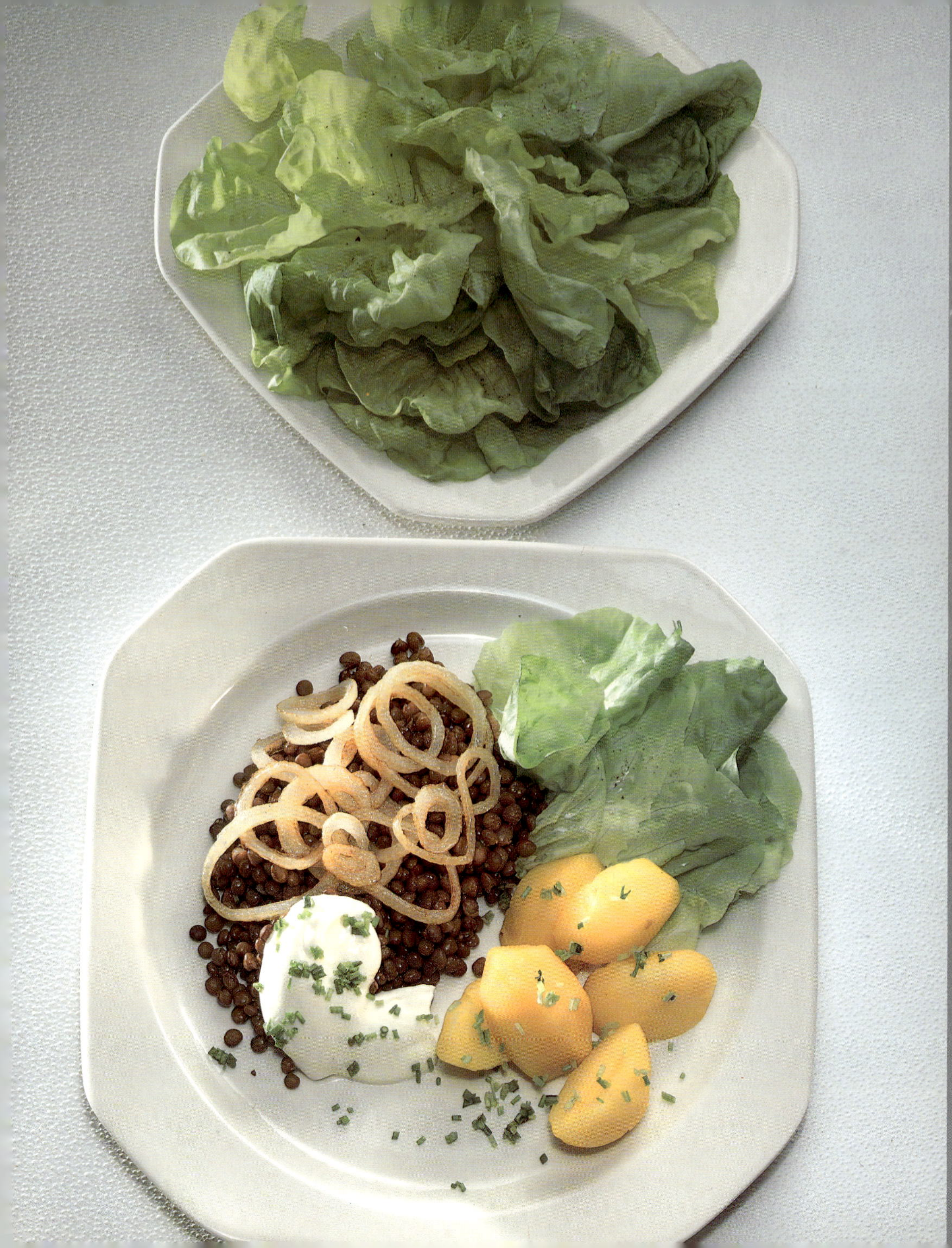

Linsencurry

- 1 Bund Frühlingszwiebeln (150 g)
- 1 Knoblauchzehe
- 1 TL Keimöl
- ½ TL Curry
- 1 Msp. Ingwerpulver
- ½ TL Zucker
- 1 Portion gegarte Linsen (140 g)
- Salz
- Pfeffer aus der Mühle
- 6 EL gekochter Naturreis

1. Die Frühlingszwiebeln putzen und waschen. Den weißen Teil schräg in Scheiben, den grünen in 4 Zentimeter lange Streifen schneiden. Die Knoblauchzehe pellen und in feine Stifte schneiden.

2. Das Öl in eine heiße Pfanne geben und die Knoblauchstifte kurz anrösten. Curry, Ingwer und Zucker darüberstreuen.

3. Die Frühlingszwiebelscheiben und die Linsen zusammen mit knapp ½ Tasse Wasser in die Pfanne geben. Alles einmal vorsichtig umrühren und 5 Minuten offen schmoren. Die Zwiebelstreifen hinzugeben und alles mit Salz und Pfeffer abschmecken.

4. Die Linsen auf einem Teller anrichten. In der noch heißen Pfanne den Reis erhitzen und neben die Linsen legen.

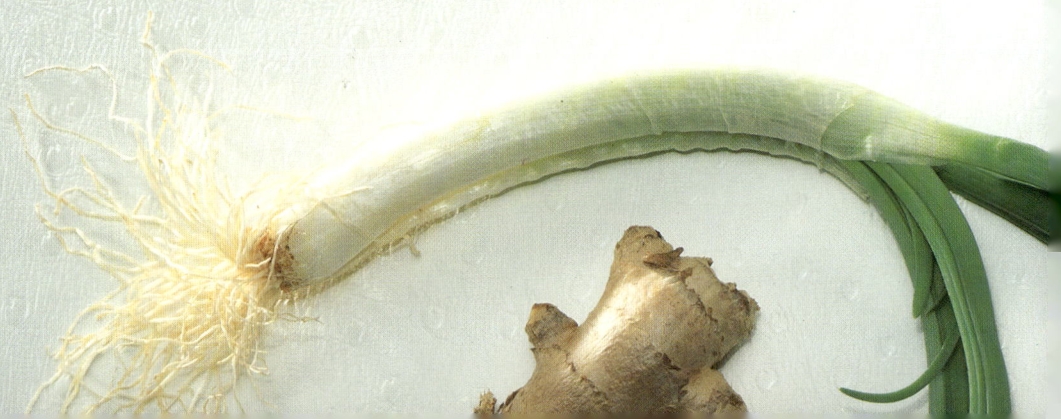

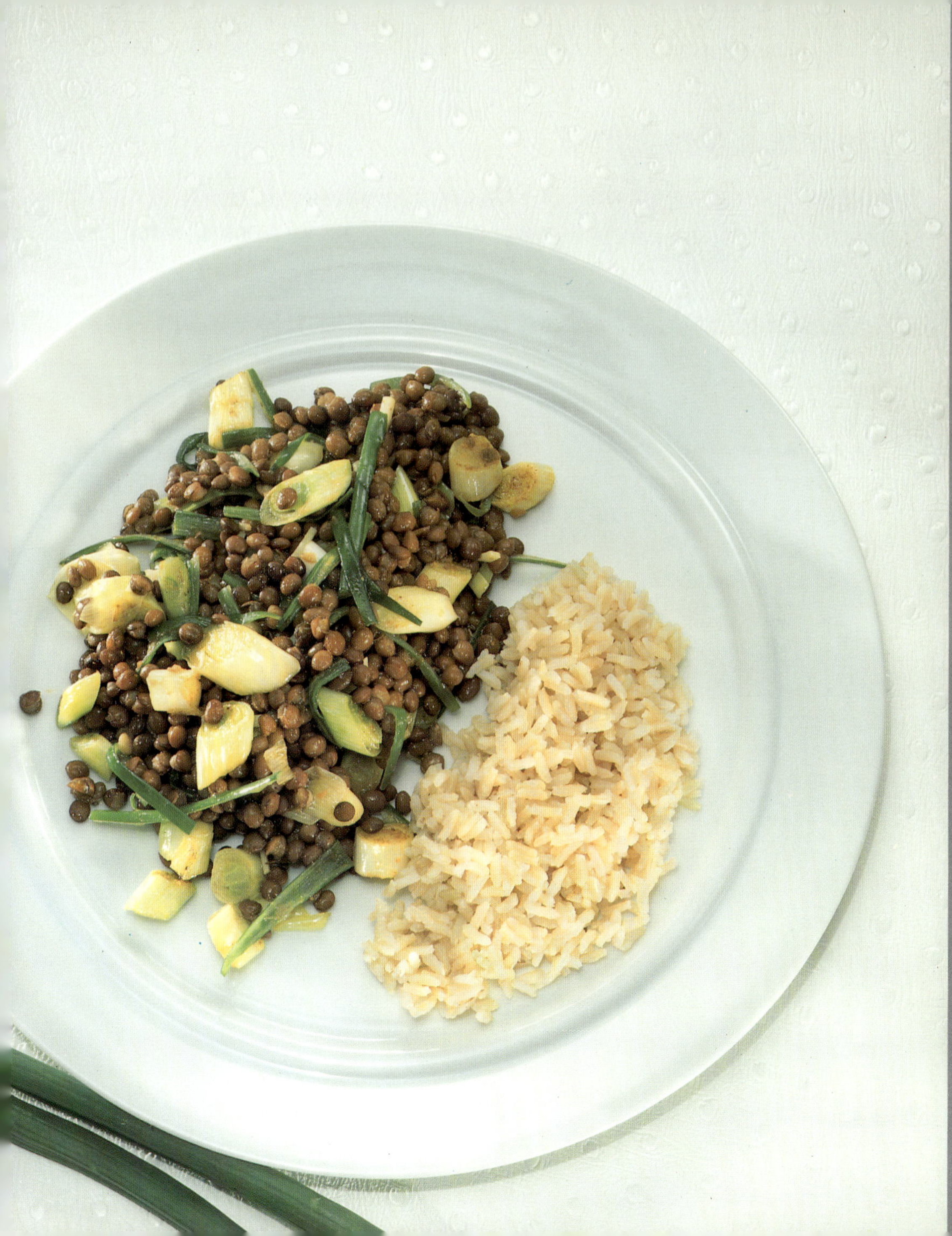

Eier mit Senfsauce

- 3 Kartoffeln
- Salz
- 1 Portion Feldsalat
- 1 EL Zitronensaft
- Pfeffer aus der Mühle
- ½ TL Zucker
- 2 Eier
- 1 EL Crème fraîche
- 1 EL Senf
- 1 TL Butter oder Margarine
- 1 EL Schnittlauchröllchen

1. Die Kartoffeln schälen, waschen und würfeln. In einer ¾ Tasse Salzwasser weich kochen.

2. Den Feldsalat putzen, waschen und gut trockenschleudern. Den Salat in einer Sauce aus Zitronensaft, etwas Wasser, wenig Salz, Pfeffer und Zucker ziehen lassen.

3. Die Eier wachsweich kochen und mit eiskaltem Wasser abschrecken. Gleichzeitig in einem kleinen Pfännchen die Crème fraîche und den Senf verrühren und erhitzen.

4. Die Kartoffeln mit etwas Kochwasser und Butter oder Margarine mit dem Elektroquirl pürieren.

5. Kartoffelpüree und Feldsalat auf einem Teller anrichten. Die Eier pellen, halbieren und auf das Püree setzen. Die Senfsauce über die Eier gießen und mit Schnittlauchröllchen bestreuen.

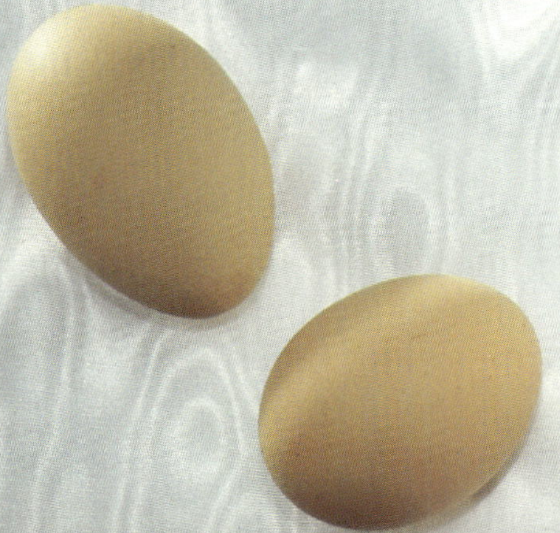

Variationen:

Statt mit der Senfsauce können Sie die Eier auch mit einer Kerbel- oder Schnittlauchsauce anrichten. Dazu müssen Sie 1 Eßlöffel Crème fraîche erhitzen, eine Messerspitze Senf hineinrühren und die gehackten Kräuter hinzufügen. Eventuell mit Salz und Pfeffer abschmecken. Den Feldsalat können Sie auch gegen jeden anderen Blattsalat austauschen.

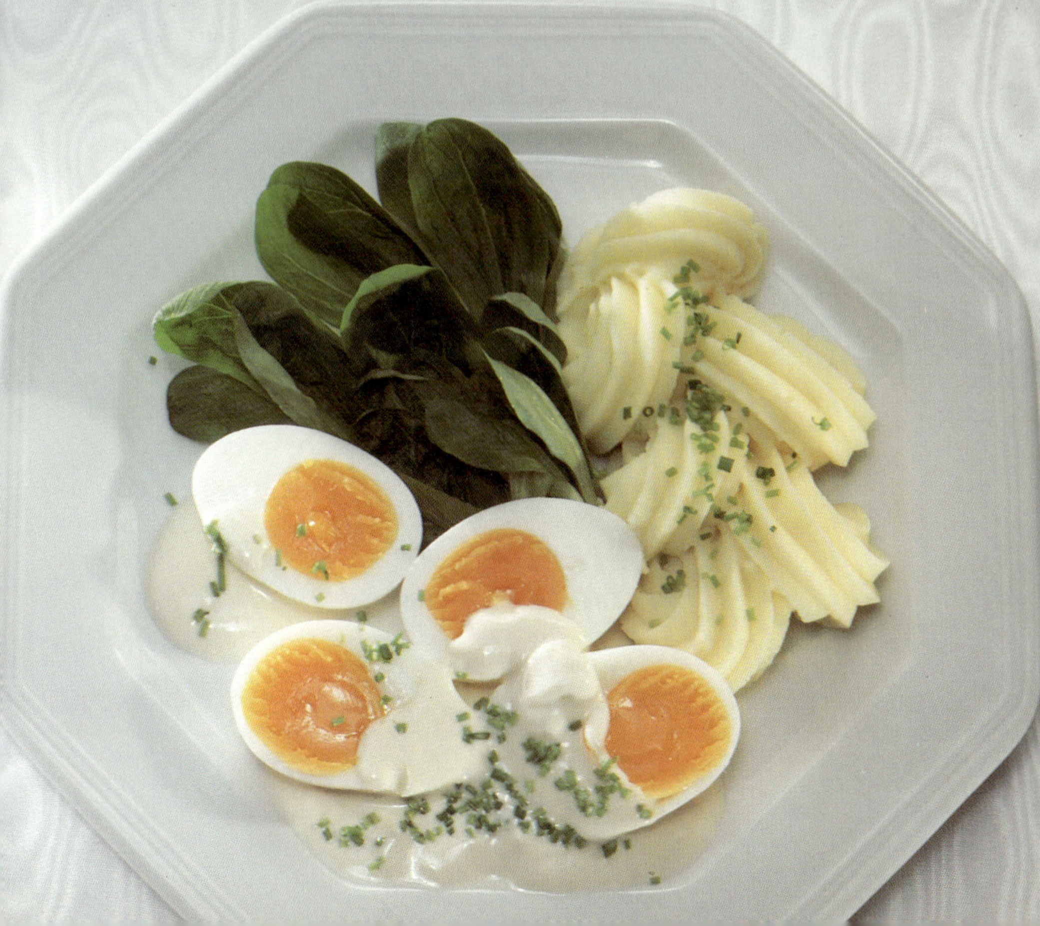

Pochierte Eier auf Spinat

- 150 Gramm geputzter Spinat
  1 Zwiebel oder Schalotte
- 3 Kartoffeln
  1 kräftiger Schuß Essig
  Salz
- 2 TL Butter oder Margarine
  Pfeffer aus der Mühle
  2 TL Zitronensaft
- 2 Eier
  1 EL gehackte Petersilie

1. Den Spinat gründlich waschen und abtropfen lassen. Die Zwiebel pellen und fein würfeln. Die Kartoffeln schälen, waschen und grob würfeln. In einem Topf 2 Tassen Essigwasser mit etwas Salz zum Kochen bringen.
2. Die Kartoffelwürfel in einer ¾ Tasse Salzwasser sehr weich kochen.
3. In einem großen, heißen Topf (in den der Spinat paßt) 1 Teelöffel Butter oder Margarine zerlassen. Die Zwiebelwürfel darin glasig braten. Den Spinat hineingeben und zugedeckt 5 Minuten dämpfen. Mit Salz, Pfeffer und einigen Tropfen Zitronensaft würzen. Offen bei schwacher Hitze warm halten, damit die restliche Flüssigkeit verdampft.
4. Die Kartoffeln im Topf mit etwas Kochwasser und der restlichen Butter oder Margarine mit einem Elektroquirl pürieren. Den Topf auf die noch warme Herdplatte zurückstellen.
5. Über einer Tasse zwei Eier nacheinander aufschlagen und in das leicht sprudelnde Essigwasser gleiten lassen. Am besten zuerst die Tasse mit dem Ei einen Moment in das Wasser halten, damit das äußere Eiweiß schon etwas stocken kann, und dann das ganze Ei hineingleiten lassen. Die Hitze reduzieren. Die Eier 5 Minuten in dem siedenden Wasser fertigstocken lassen.

6. Während die Eier im Essigwasser stocken, den Spinat auf einen Teller legen. Das Kartoffelpüree daneben anrichten und mit Petersilie bestreuen.

7. Die Eier mit einer Schaumkelle aus dem Essigwasser heben und auf den Spinat legen.

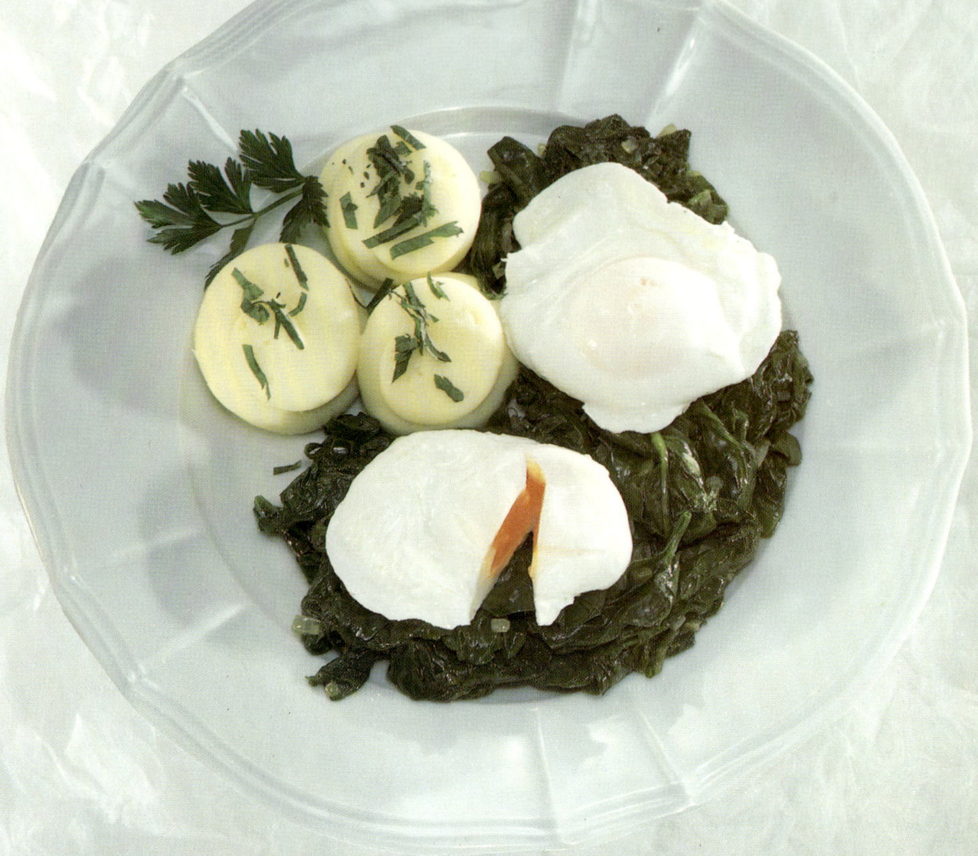

Bratkartoffeln mit Tomaten und Spiegeleiern

- 1 Zwiebel
- 3 gekochte Kartoffeln
- 3 Tomaten (150 g)
- 1 TL Butter oder Margarine
- 2 Eier
- Salz
- Pfeffer aus der Mühle
- 1 EL Schnittlauchröllchen

Tip:
Sie sparen viel Fett, wenn Sie die Kartoffeln zunächst ohne Fett in einer beschichteten Pfanne anbraten und dann erst die Butter oder die Margarine hinzugeben. Dann saugen sich die Kartoffeln nicht so voll.

1. Die Zwiebel und die Kartoffeln pellen. Die Zwiebel würfeln und die Kartoffeln in Scheiben schneiden. Die Tomaten waschen und vierteln.

2. In einer beschichteten, heißen Pfanne die Kartoffelscheiben anrösten, dabei die Pfanne immer mal wieder rütteln, damit die Kartoffelscheiben nicht festkleben.

3. Die Butter oder die Margarine und die Zwiebelwürfel zu den Kartoffeln geben und weiterbraten, bis Zwiebelwürfel und Kartoffelscheiben goldbraun sind. Dann die Tomatenviertel dazugeben und kurz erhitzen.

4. Kartoffeln und Tomaten an den Rand der Pfanne schieben und die Eier in der Pfanne als Spiegeleier braten. Die Spiegeleier und die Bratkartoffeln mit Salz und Pfeffer würzen und mit Schnittlauchröllchen bestreuen.

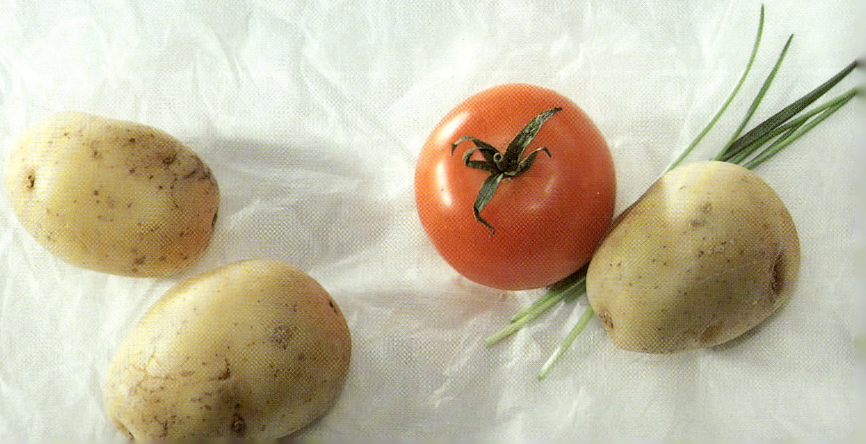

Variationen:

Aus den gleichen Zutaten können Sie auch ein Bauernfrühstück machen. Die Eier in einer kleinen Schüssel mit Salz und Pfeffer verschlagen, in die Pfanne über die gebratenen Kartoffeln gießen und bei milder Hitze stocken lassen. Dazu gibt es Tomatenviertel mit Salz, Pfeffer und Schnittlauchröllchen. Oder probieren Sie mal ein Reis- oder Nudelomelett: Nehmen Sie statt der Kartoffeln 6 Eßlöffel gekochten Reis oder 100 Gramm gekochte Nudeln, die Sie vielleicht noch als Rest von einem anderen Essen haben.

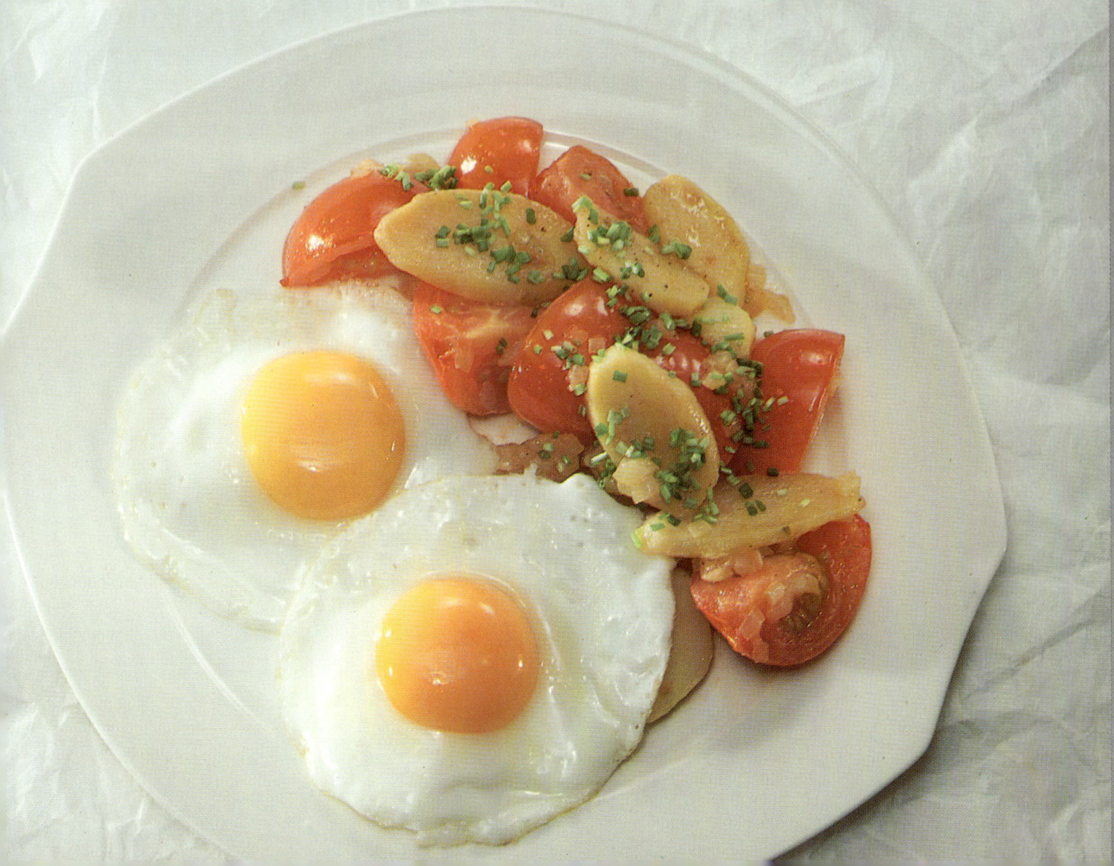

Eierreis mit Krabben

- 1 Ei
- Salz
- Pfeffer aus der Mühle
- 75 Gramm Krabbenfleisch
- 1 TL Zitronensaft
- 1 gelbe Paprikaschote (150 g)
- 1 Frühlingszwiebel
- 2 TL Keimöl
- 6 EL gekochter Naturreis
- 2 EL Alfalfasprossen oder Sojasprossen

Tip:
Für jedes Mittagessen gibt es aus dem roten Kasten eine Portion. Sie können aber auch zwei halbe auswählen. In diesem Fall sind es 1 Ei und eine halbe Portion Krabben (75 Gramm).

1. In einer Tasse das Ei mit Salz und Pfeffer verquirlen. Die Krabben abspülen, mit Küchenkrepp trockentupfen und mit Zitronensaft beträufeln.

2. Die Paprikaschote und die Frühlingszwiebel putzen und waschen. Die Paprikaschote in dicke Streifen und die Frühlingszwiebel schräg in dünne Ringe schneiden.

3. Das Öl in eine heiße Pfanne oder in einen Wok (chinesische tiefe Pfanne) geben und die Paprikastreifen darin 5 Minuten bei mittlerer Hitze braten, mit Salz und Pfeffer würzen und herausnehmen.

4. Den Reis in der Pfanne anbraten. Das verquirlte Ei darübergießen und unter Rühren so lange braten, bis das Ei gestockt und der Reis krümelig ist.

5. Die Krabben, Paprikastreifen und Zwiebelringe daruntermengen und alles zusammen 2 Minuten erhitzen. Auf einem Teller anrichten. Die Sprossen darauf verteilen.

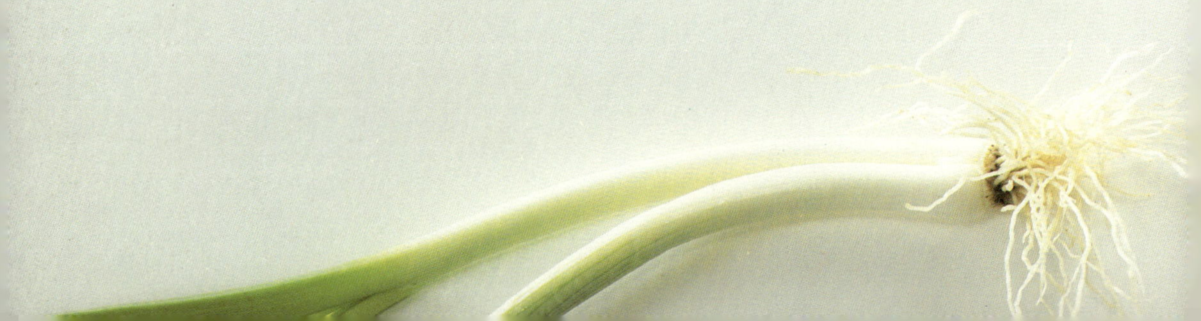

Variationen:
Diesen Eierreis können Sie mit Zuckerschoten und/oder Erbsen zubereiten oder mit Pilzen, wie zum Beispiel Shiitake oder kleingeschnittenen Austernpilzen.

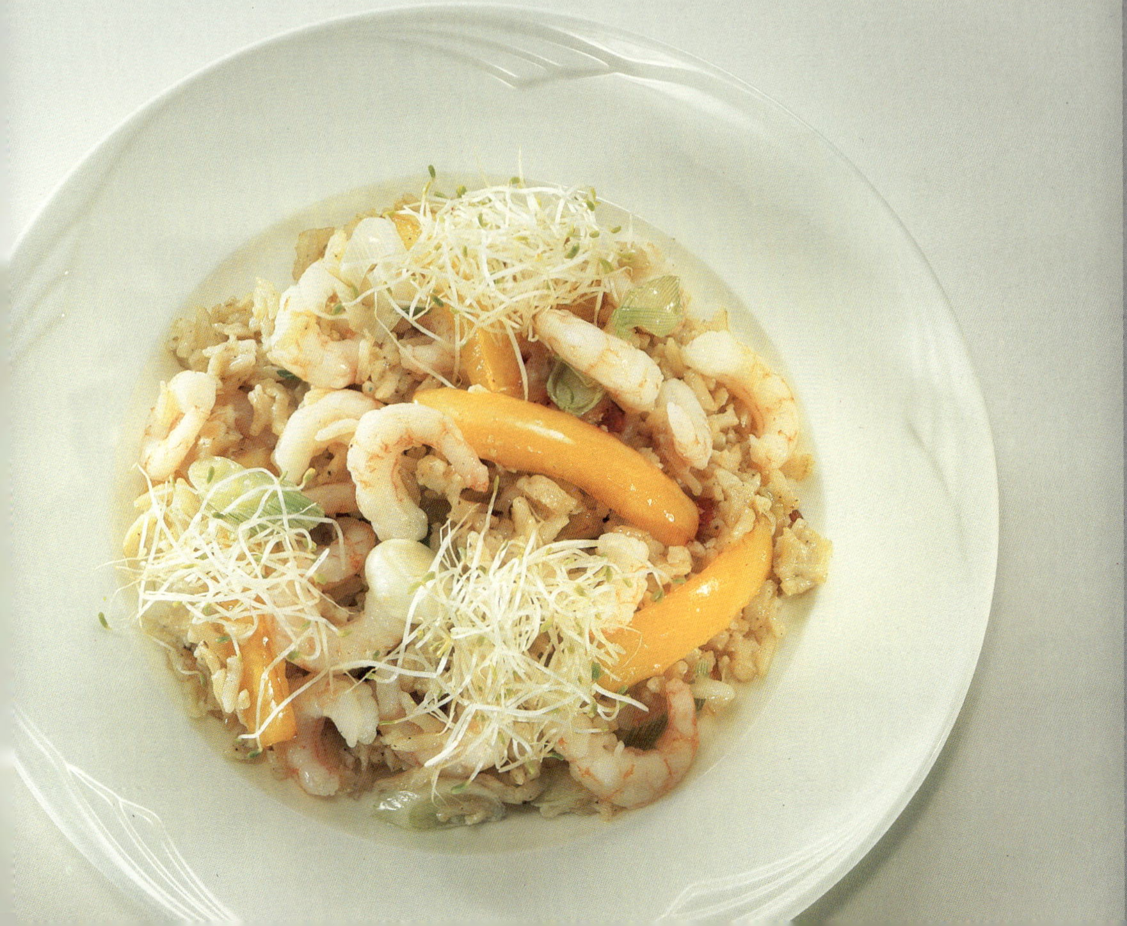

Gemüsegratin

- 3 gekochte Kartoffeln
  Salz
  Pfeffer aus der Mühle
- 1 grüne Paprikaschote (150 g)
  1 Tomate
  1 Zwiebel
- 1 TL Keimöl
  1 EL gehacktes Basilikum
  1 EL gehackter Majoran oder
  ½ TL getrockneter Majoran
- 6 EL geriebener Käse (45% F. i. Tr.)
- 3 EL Sahne

1. Die Kartoffeln pellen und in Scheiben schneiden. In eine ofenfeste Form legen und mit Salz und Pfeffer würzen.

2. Die Paprikaschote und die Tomate putzen und waschen. Beides grob würfeln. Die Zwiebel pellen und achteln. Die Zwiebelschichten voneinander lösen.

3. Das Öl in eine heiße Pfanne geben und die Paprikawürfel und die Zwiebeln zugedeckt 5 Minuten dünsten. Mit Salz und Pfeffer würzen.

4. Das Gemüse zusammen mit den Tomatenstücken auf den Kartoffelscheiben verteilen und mit den Kräutern bestreuen.

5. Den Grill vorheizen. Käse und Sahne mit etwas Salz und Pfeffer verrühren und auf dem Gemüse verteilen. Die Gemüsepfanne so lange überbacken, bis der Käse goldbraun ist.

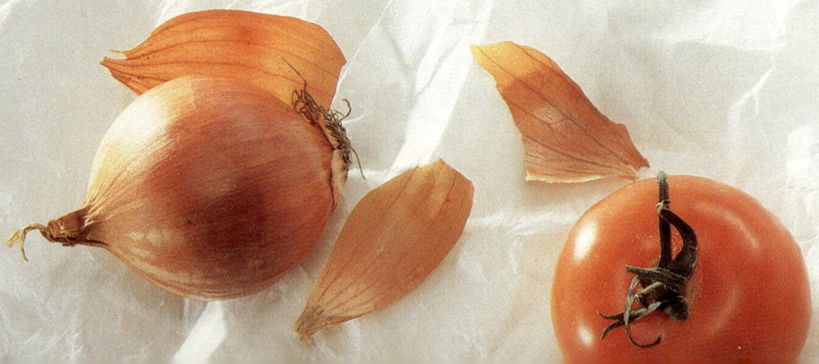

Variationen:

Für diesen Gratin eignet sich auch die Mischung aus Tomaten und Champignons oder Tomaten und Zucchini. Auch Blattgemüse, wie Mangold und Spinat, schmeckt gut. Beides muß vorher kurz blanchiert werden, sonst bekommen Sie diese Menge an Gemüse nicht in die ofenfeste Form.

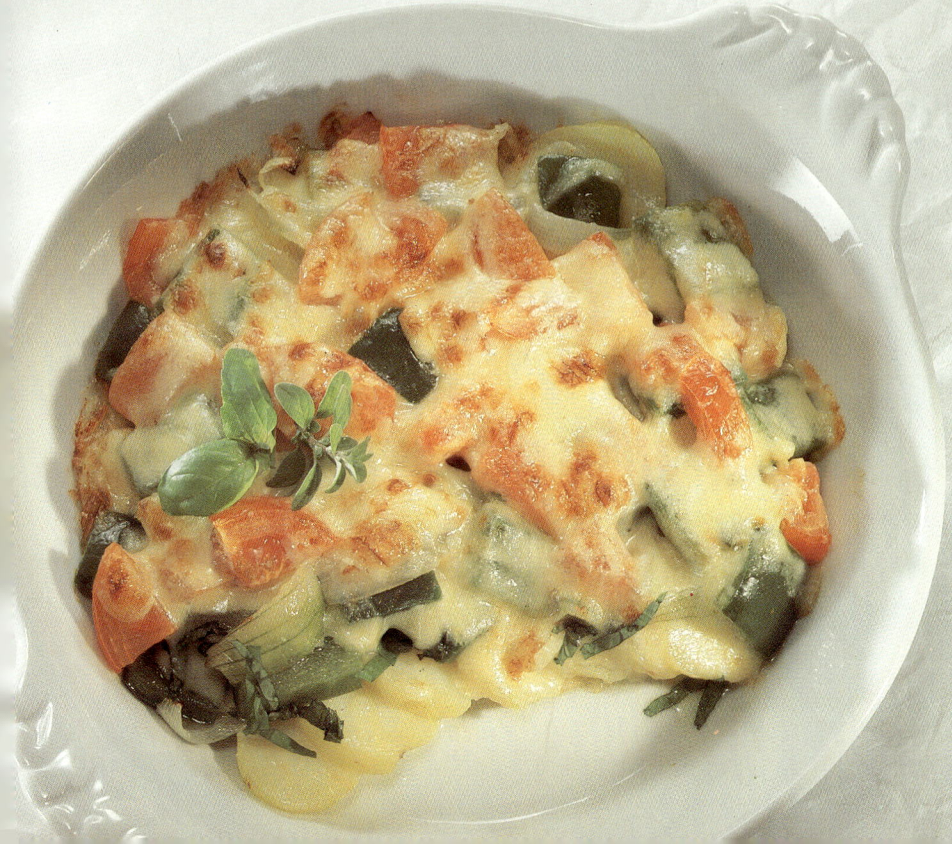

Pellkartoffeln mit Kräuterquark

- 3 Kartoffeln
- 150 Gramm Magerquark
- 2 EL Mineralwasser
- 1 EL Crème fraîche
- Salz
- Pfeffer aus der Mühle
- 2 EL gehackte, gemischte Kräuter
- 150 Gramm Salatgemüse (Kopfsalat, Tomaten, Gurke)
- 1 EL Keimöl
- 1 EL Zitronensaft
- ½ TL Zucker
- 1 EL Schnittlauchröllchen
- 1 Kräutersträußchen zum Verzieren

1. Die Kartoffeln unter fließendem Wasser gründlich abbürsten und als Pellkartoffeln kochen.

2. Den Quark mit Mineralwasser und Crème fraîche cremig rühren. Mit Salz und Pfeffer würzen und die Kräuter darunterheben.

3. Einen Salat zubereiten aus Kopfsalat, Tomatenvierteln und Gurkenscheiben sowie einer Sauce aus Öl, Zitronensaft, etwas Wasser, Salz, Pfeffer und Zucker. Alles gut mischen, auf einem Salatteller anrichten und mit Schnittlauch bestreuen.

4. Die Kartoffeln – wenn nötig – pellen (neue Kartoffeln können Sie mit Schale essen) und auf einen Teller legen. Den Quark daneben anrichten und mit einem Kräutersträußchen verzieren. Dazu gibt es den Salat.

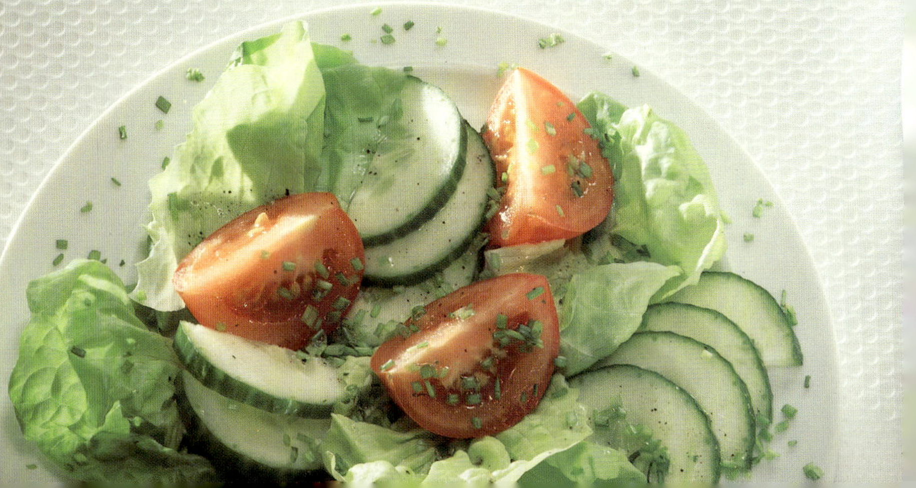

Variationen:

Die rohen Kartoffeln halbieren, mit Öl einpinseln und die Schnittfläche mit Kümmel bestreuen. Mit der Schnittfläche nach unten auf ein Backblech legen und 30 Minuten bei 250 Grad backen. Das lohnt sich aber nur für mehrere Personen. Den Quark können Sie auch mit Kresse zubereiten, dann bekommt er einen pikanten Geschmack. Wer es scharf liebt, kann ihn auch mit Zwiebelwürfeln und Edelsüßpaprika würzen. Eine Spur Knoblauch paßt ebenfalls gut dazu.

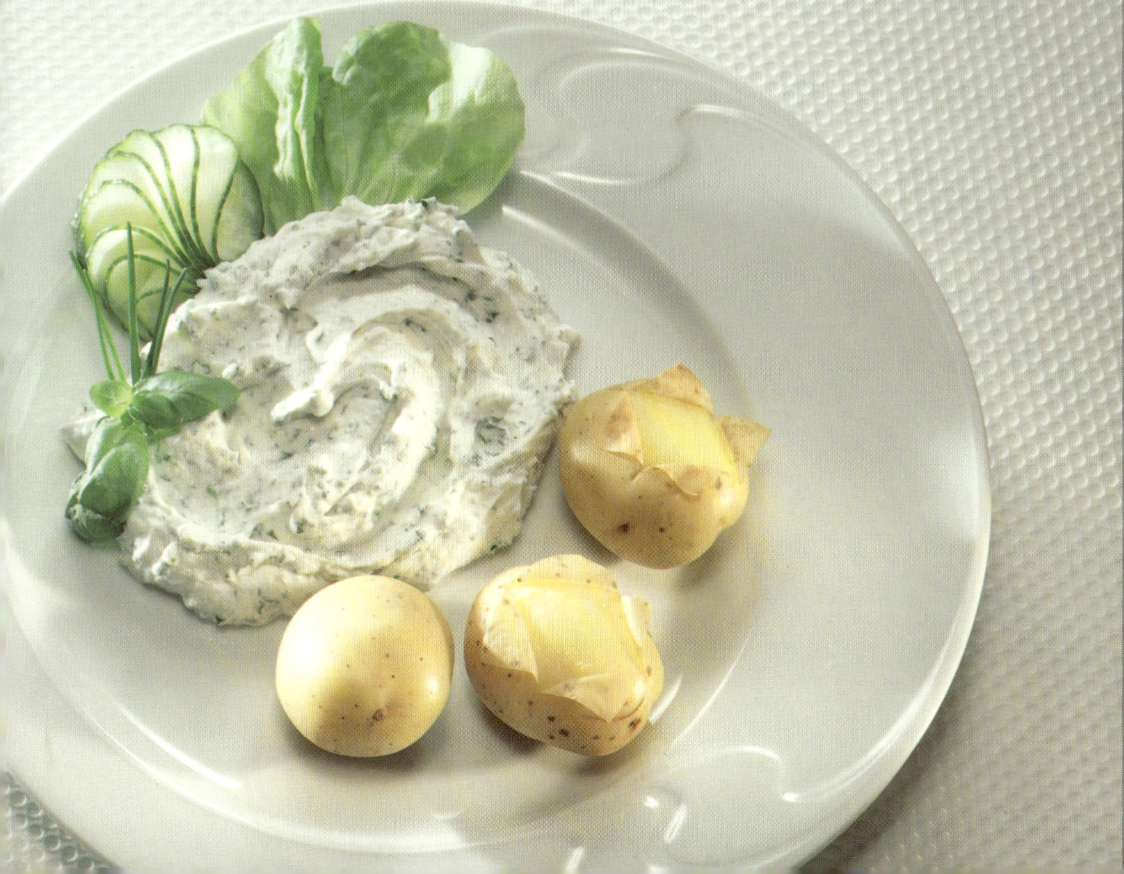

Abendessen

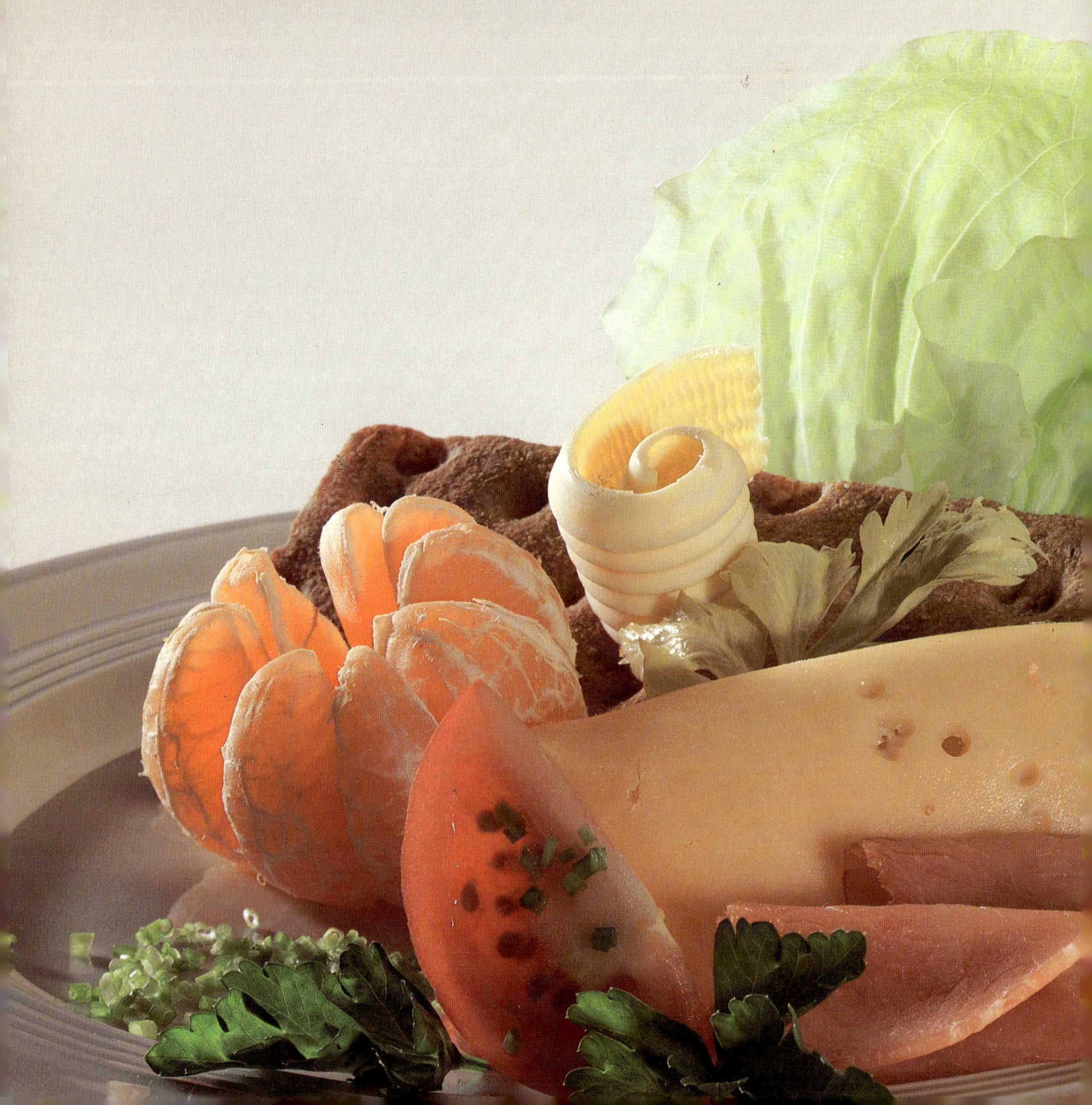

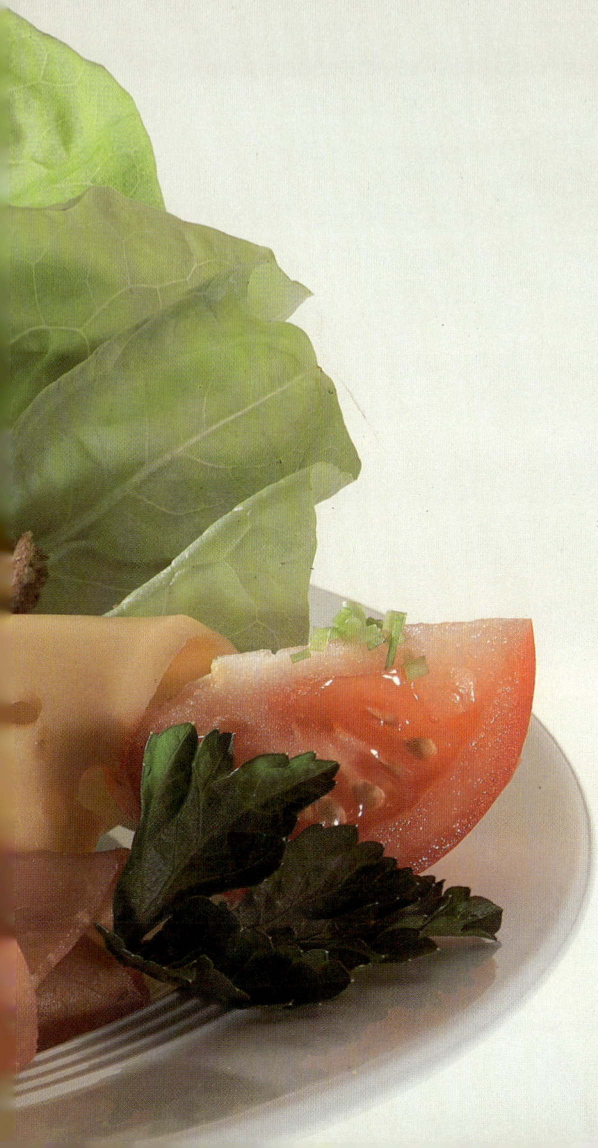

Auf den nächsten Seiten finden Sie 12 Vorschläge für das Abendessen mit vielen Variationen und dazu auch noch eine Lunchpaketversion. Wenn Sie berufstätig sind, können Sie nämlich die Mahlzeiten tauschen. Das Mittagessen gibt es dann abends und das Abendessen mittags – in Form eines Lunchpaketes, das Sie mitnehmen können.
Sie können wählen zwischen Salaten und Broten. Alle Kombinationen sind nach dem Beispiel des Baukastens zusammengestellt worden. Diesmal steht der grüne Kasten vorn, weil das der Hauptbestandteil Ihrer Abendmahlzeit ist. Dann können Sie sich wieder den entsprechenden Fettbaustein heraussuchen und das, womit Sie Ihr Abendessen/Lunchpaket anreichern wollen.
Die Lunchpakete können Sie schon am Abend vorher zubereiten und gut verpackt über Nacht im Kühlschrank aufbewahren. Der Vorteil der Lunchpakete: Sie überlassen die Büromahlzeit nicht dem Zufall und können sich das mitnehmen, worauf Sie Appetit haben und damit notfalls die Kantine umgehen.

Gemüse mit Kräuterdip

- 4 EL Magerquark
- 2 EL Mineralwasser
- 1 EL Crème fraîche
- Salz
- Pfeffer aus der Mühle
- 2 TL Zitronensaft
- 2 EL gemischte Kräuter
- 150 Gramm Gemüse (Paprikaschoten, Staudensellerie, Möhren)

Den Quark mit Mineralwasser und Crème fraîche cremig rühren. Mit Salz, Pfeffer und Zitronensaft abschmecken und die Kräuter darunterheben. Das Gemüse putzen, waschen und in Stifte schneiden. Das Gemüse in den Quark dippen.

Lunchpaket:
Den Quark in ein Schraubglas füllen. Das Gemüse in eine Plastiktüte legen und sie mit einem Clip verschließen.

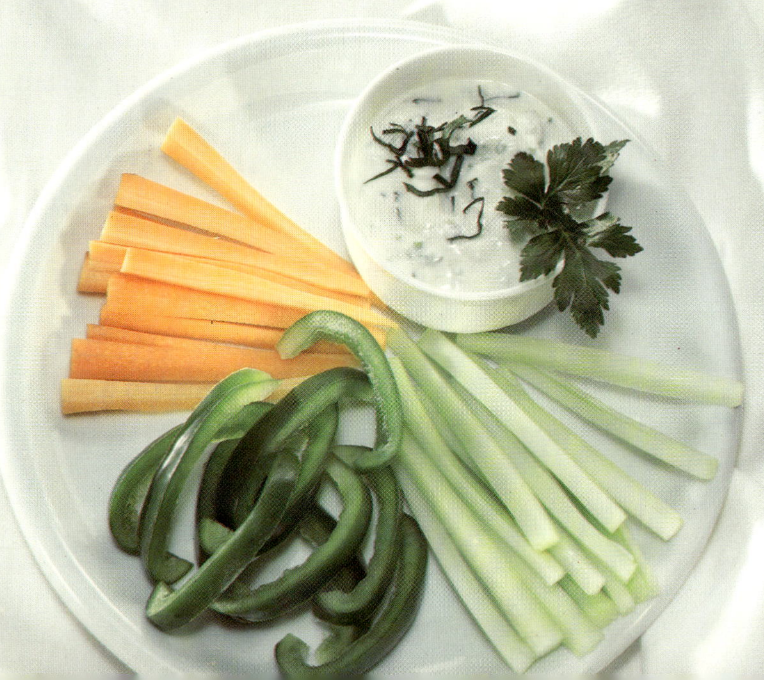

Bunter Salat mit Eiern

- 250 Gramm Salatgemüse (Kopfsalat, Radieschen, Tomaten, Paprikaschoten)
- 1 EL Keimöl
  1 EL Zitronensaft
  Salz
  Pfeffer aus der Mühle
  ½ TL Zucker
  1 EL gehackte Petersilie
- 2 hartgekochte Eier

Salat und Gemüse putzen und waschen. Die Tomaten in Spalten, die Radieschen in Scheiben, die Paprikaschote in Streifen schneiden. Den Salat in mundgerechte Stücke zerpflükken. Eine Sauce rühren aus Öl, Zitronensaft, Salz, Pfeffer, Zucker und Petersilie. Mit den Salatzutaten mischen und in einer Schüssel anrichten. Die Eier pellen, halbieren und auf den Salat setzen.

Lunchpaket:
Den Salat in eine gut verschließbare Schüssel füllen. Die Eier extra mitnehmen.

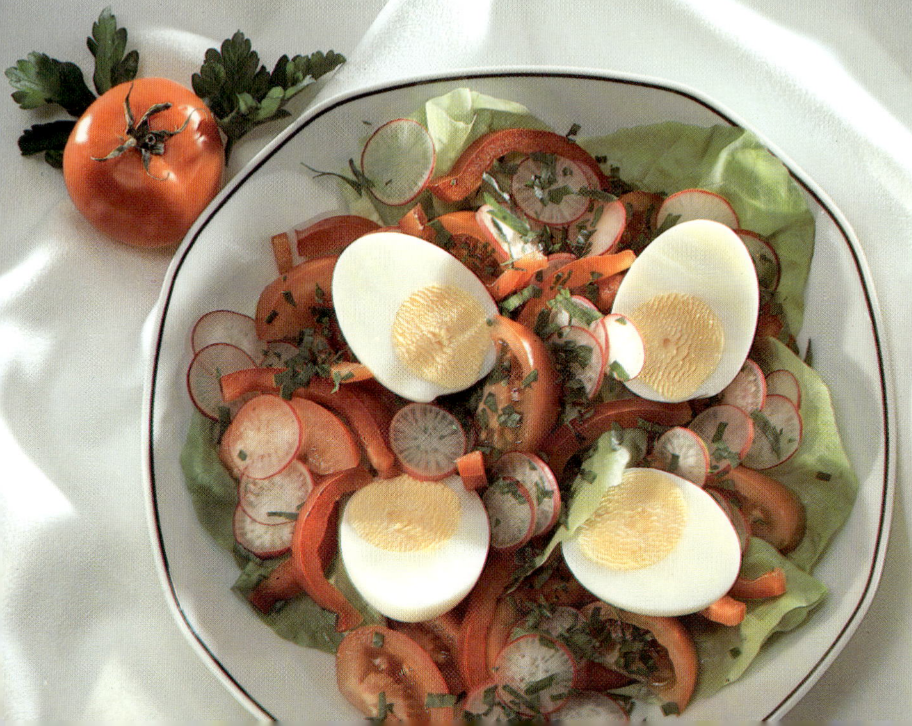

Thunfischsalat

- 2 EL Salatcreme
  2 TL Zitronensaft
  Salz
  Pfeffer aus der Mühle
- 4 Stangen Staudensellerie
- ½ kleine Dose Thunfisch
  natur (50 g)
  einige Salatblätter
  1 EL gehacktes Selleriegrün

Die Salatcreme mit Zitronensaft, Salz und Pfeffer herzhaft abschmecken. Den Staudensellerie putzen, waschen und in feine Scheiben schneiden. Den Thunfisch abtropfen lassen und mit einer Gabel etwas zerpflücken. Sellerie und Thunfisch mit der Salatcreme mischen und auf Salatblättern anrichten. Mit gehacktem Selleriegrün bestreuen.

Lunchpaket:
Den Salat ohne die Salatblätter in eine gut verschließbare Plastikschüssel füllen.

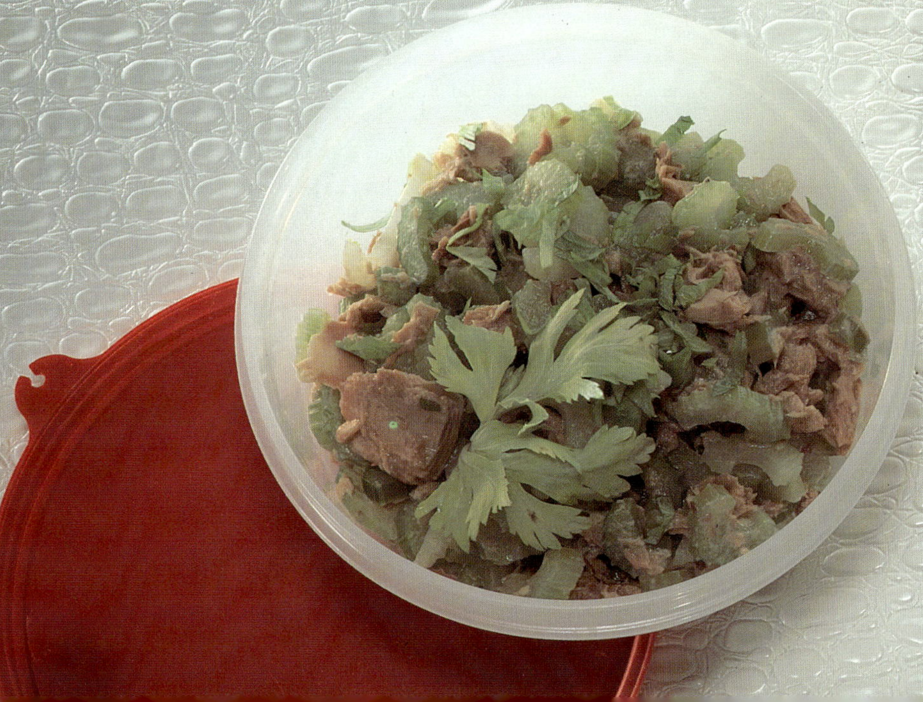

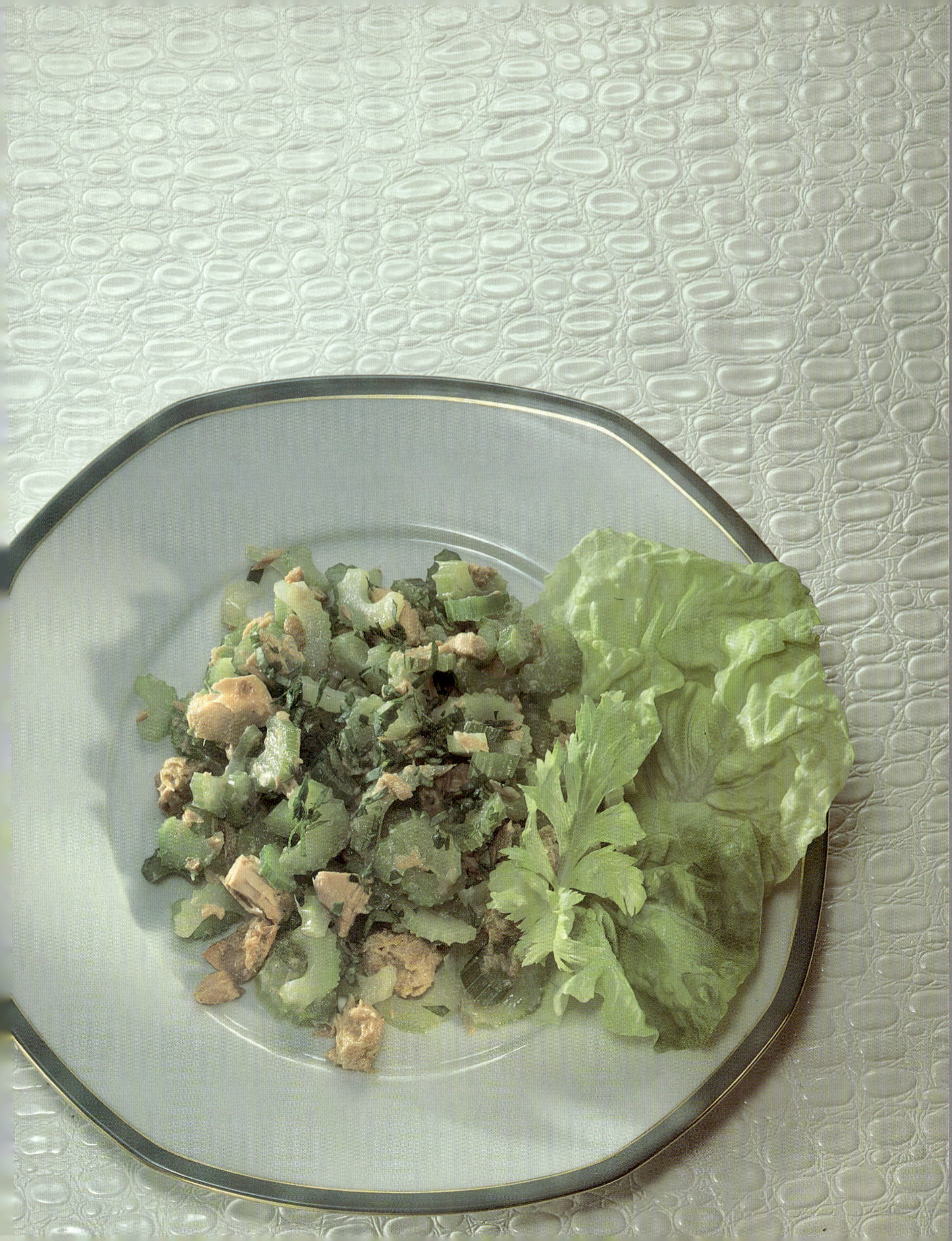

Kartoffelsalat mit Würstchen

- 1 Tomate
- 1 Stück Gurke (50 g)
- 3 gekochte Kartoffeln
- 1 EL Keimöl
- ½ TL Instantbrühe
- 1 EL Essig
- Salz
- Pfeffer aus der Mühle
- einige Salatblätter
- 1 EL Schnittlauchröllchen
- 1 kleines Wiener Würstchen
- 1 TL Senf

Die Tomate und die Gurke waschen, die Kartoffeln pellen. Die Tomate in Spalten, die Gurke und die Kartoffeln in Scheiben schneiden. Alles in eine Schüssel füllen. Das Öl, 3 Eßlöffel Wasser, Instantbrühe, Essig, wenig Salz und Pfeffer zu einer Sauce verrühren und in einem Pfännchen erhitzen. Noch einfacher geht das in der Mikrowelle. Die heiße Salatsauce über das Gemüse gießen, einmal vorsichtig umrühren und alles 10 Minuten durchziehen lassen. Den Salat auf Salatblättern anrichten und mit Schnittlauchröllchen bestreuen. Das Würstchen erwärmen und mit einem Klecks Senf neben dem Salat anrichten.

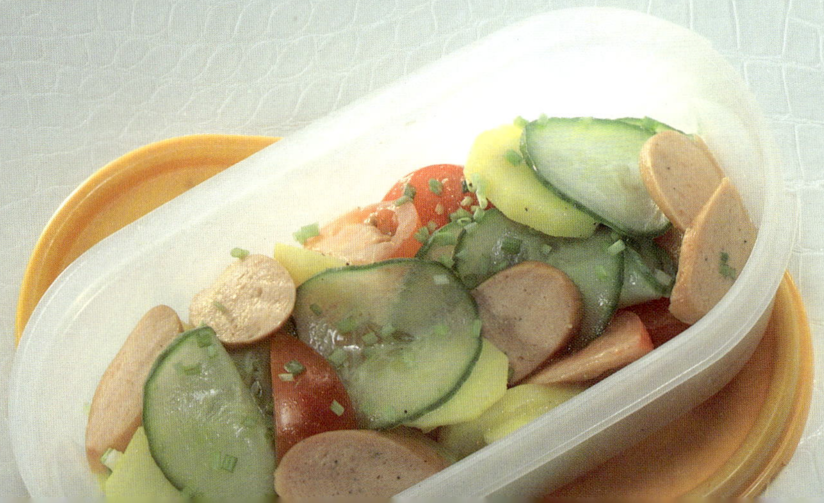

Lunchpaket:
Das Würstchen in Scheiben schneiden und unter den Kartoffelsalat heben. Senf und Salatblätter weglassen. Den Salat in eine gut verschließbare Plastikschüssel füllen.

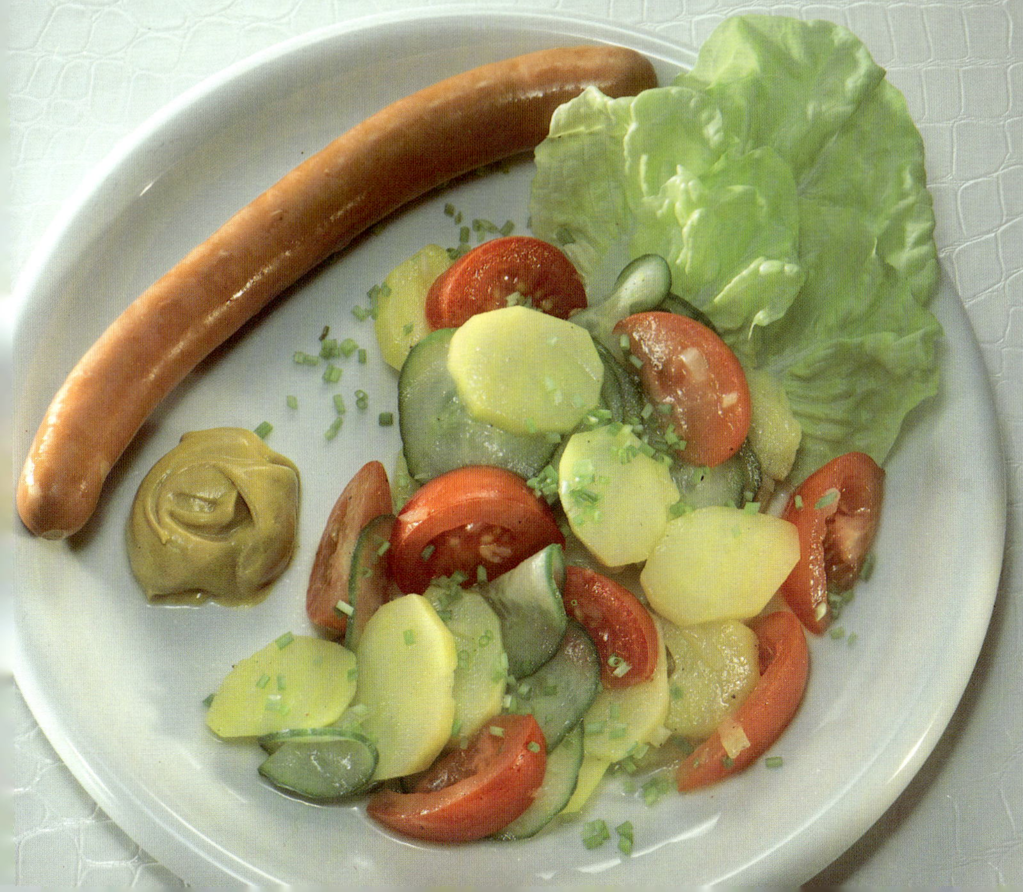

Griechischer Salat

- 250 Gramm Salatgemüse (Tomaten und Gurken)
- 1 Zwiebel
- 50 Gramm Schafskäse
- 1 EL Keimöl
- 1 EL Zitronensaft
- Salz
- Pfeffer aus der Mühle
- ½ TL getrockneter Thymian

Die Tomaten und die Gurke waschen. Die Tomaten achteln, die Gurke erst in dicke Scheiben schneiden, diese dann vierteln. Die Zwiebel pellen und in Ringe schneiden. Den Schafskäse würfeln. Tomaten, Gurke und Schafskäse auf einer Platte anrichten, die Zwiebelringe darauf verteilen. Eine Sauce rühren aus Öl, Zitronensaft, Salz, Pfeffer und Thymian und den Salat damit beträufeln.

Lunchpaket:
Den Salat in eine gut verschließbare Plastikschüssel füllen.

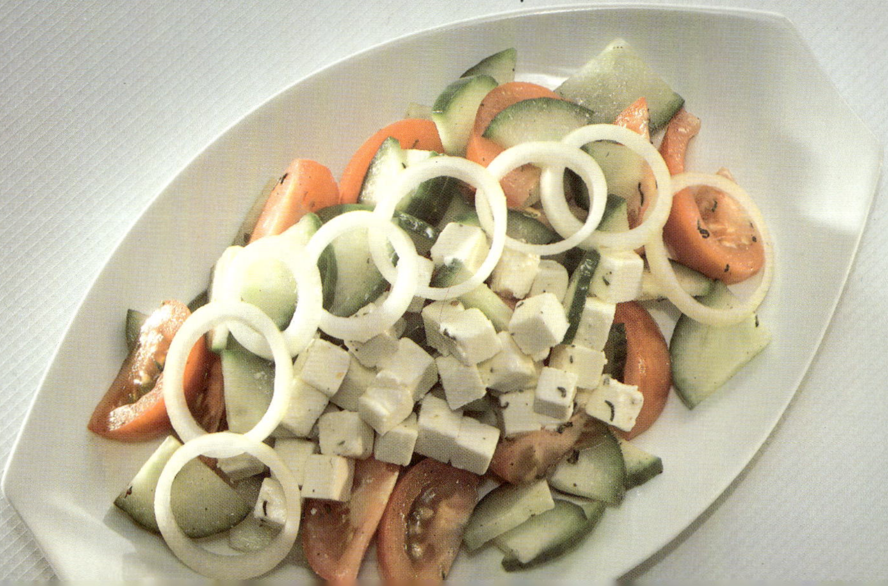

Tomaten mit Mozzarella

- 3 Tomaten
- 50 Gramm Mozzarella
- Salz
- Pfeffer aus der Mühle
- 1 EL Keimöl
- einige frische Basilikumblättchen

Die Tomaten waschen und in Scheiben schneiden. Den Mozzarella abtropfen lassen und ebenfalls in Scheiben schneiden.
Die Mozzarellascheiben auf eine Platte legen. Die Tomatenscheiben auf den Mozzarella legen. Mit Salz und Pfeffer würzen und mit Öl beträufeln. Die Basilikumblättchen darauf verteilen.

Lunchpaket:
Tomaten vierteln, Mozzarella würfeln und mit Salz, Pfeffer, Öl und gehacktem Basilikum mischen. Den Salat in eine gut verschließbare Plastikschüssel füllen.

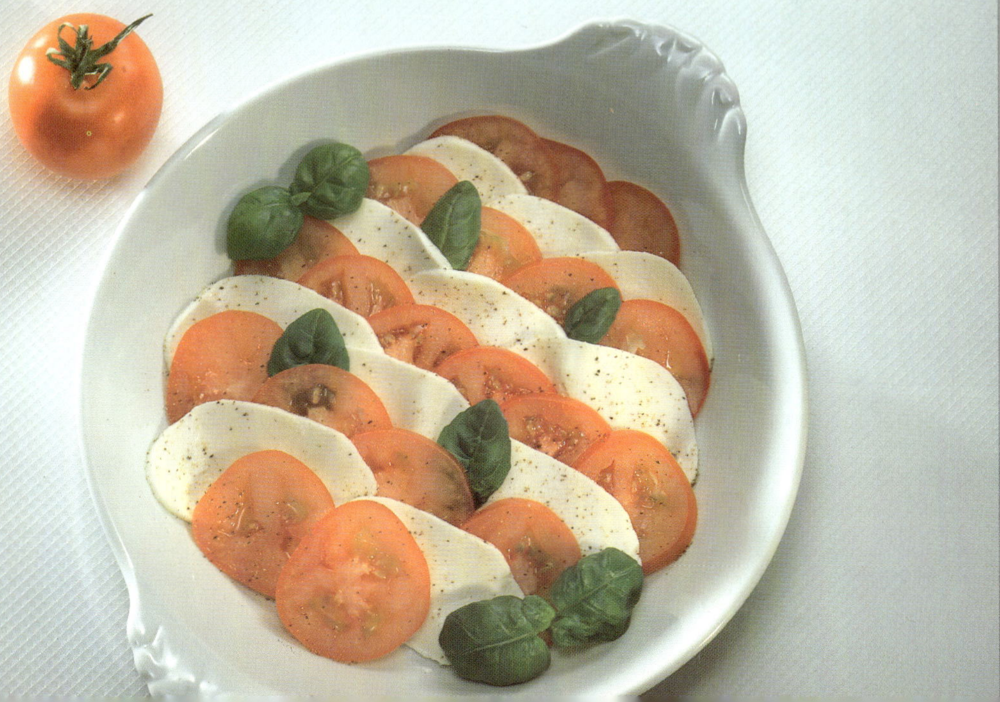

Bunte Knäckebrote

- 3 Scheiben Knäckebrot
- 2 TL Butter oder Margarine
- einige Salatblätter
- 1 Scheibe Aufschnitt
- 1 Scheibe Käse
- 1 Tomate
- 1 EL gehackte Kräuter
- 1 Gewürzgurke
- einige Radieschen

Die Knäckebrote mit einem Sägemesser halbieren und dünn mit Butter oder Margarine bestreichen. Auf jedes Stück ein Salatblatt legen. Die Aufschnitt- und die Käsescheibe ebenfalls halbieren, die Tomate waschen und in Scheiben schneiden. Je zwei Knäckebrothälften mit Aufschnitt, Käse und Tomatenscheiben belegen. Auf Salatblättern anrichten und mit frischen Kräutern bestreuen. Mit Gewürzgurke und Radieschen dekorieren.

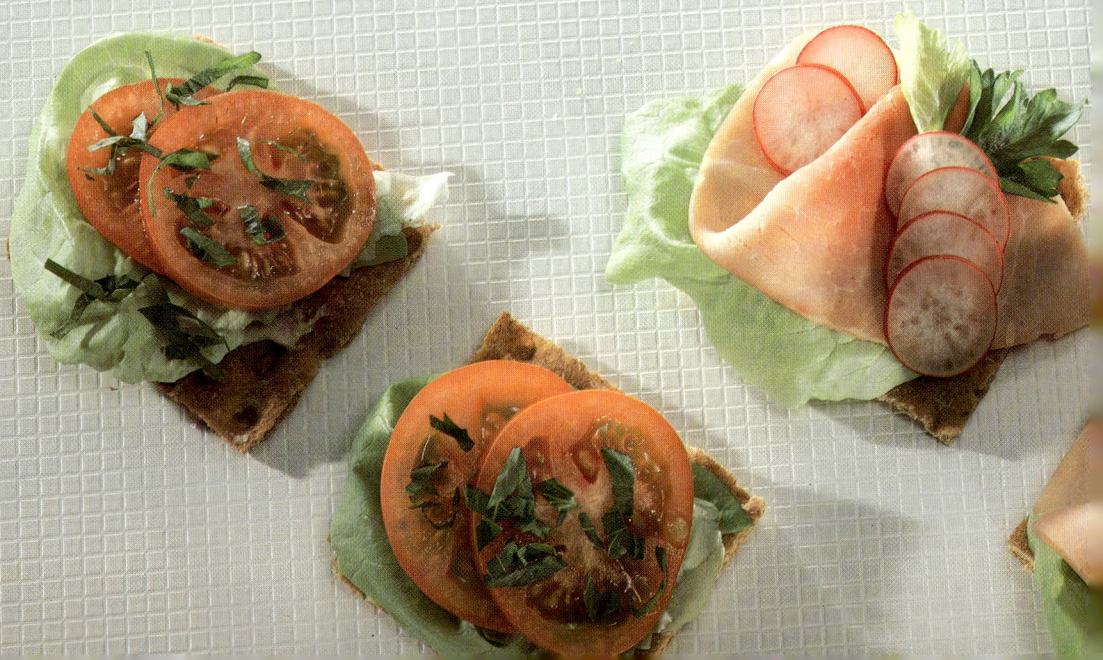

Lunchpaket:
Zwei Knäckebrote mit Butter oder Margarine bestreichen, mit je einem Salatblatt belegen und mit Kräutern bestreuen. Auf das eine Knäckebrot die Scheibe Aufschnitt, auf das zweite die Käsescheibe legen. Die beiden belegten Scheiben aufeinandersetzen und mit dem unbestrichenen Knäckebrot zudecken. Mit einer Brotsäge in drei Teile schneiden und jedes Teil einzeln in Frischhaltefolie verpacken. In einer Plastiktüte die Tomate, die Gewürzgurke und Radieschen mit an den Arbeitsplatz nehmen.

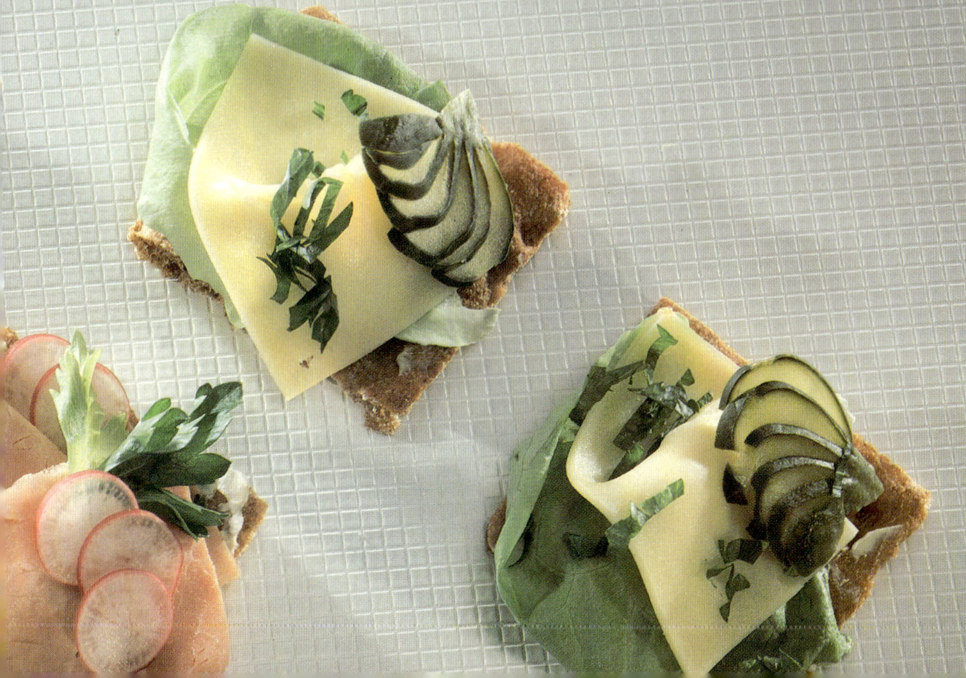

Tatarbrot

- 2 Scheiben Vollkornbrot
- 2 TL Butter oder Margarine
- 50 Gramm Beefsteakhack (Tatar)
- einige Salatblätter
- Salz
- Pfeffer aus der Mühle
- 1 Gewürzgurke
- 1 Tomate
- 1 kleine Zwiebel
- 1 TL Kapern
- 1 EL Schnittlauchröllchen

Die Brote mit Butter oder Margarine bestreichen, das Tatar darauf verteilen. Die Brotscheiben einmal durchschneiden und auf Salatblättern anrichten. Mit Salz und Pfeffer würzen und mit der Gewürzgurke, Tomatenvierteln, Zwiebelringen, Kapern und Schnittlauchröllchen verzieren.

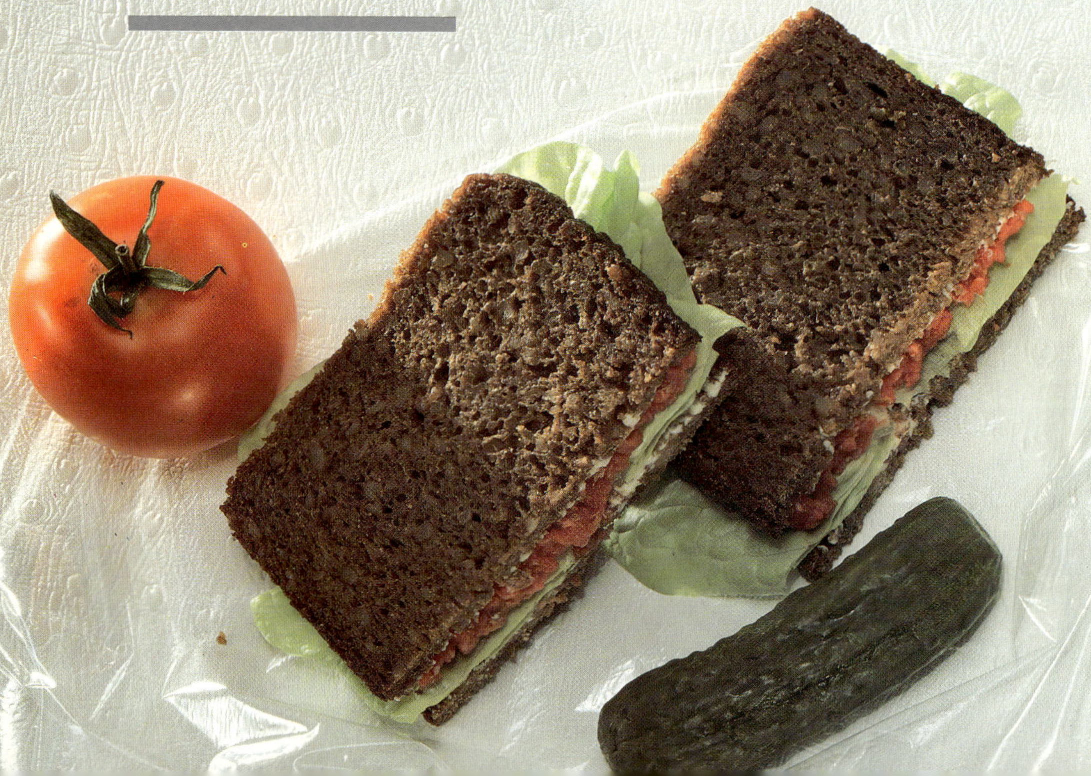

Lunchpaket:
Eine Scheibe Brot mit Butter oder Margarine bestreichen, mit einem Salatblatt belegen und das Tatar darauf verteilen. Mit Salz, Pfeffer und Schnittlauchröllchen bestreuen. Die zweite Brotscheibe darauflegen und das Sandwich halbieren. Jede Hälfte in Frischhaltefolie wickeln. Dazu gibt es eine Tomate und eine Gewürzgurke.

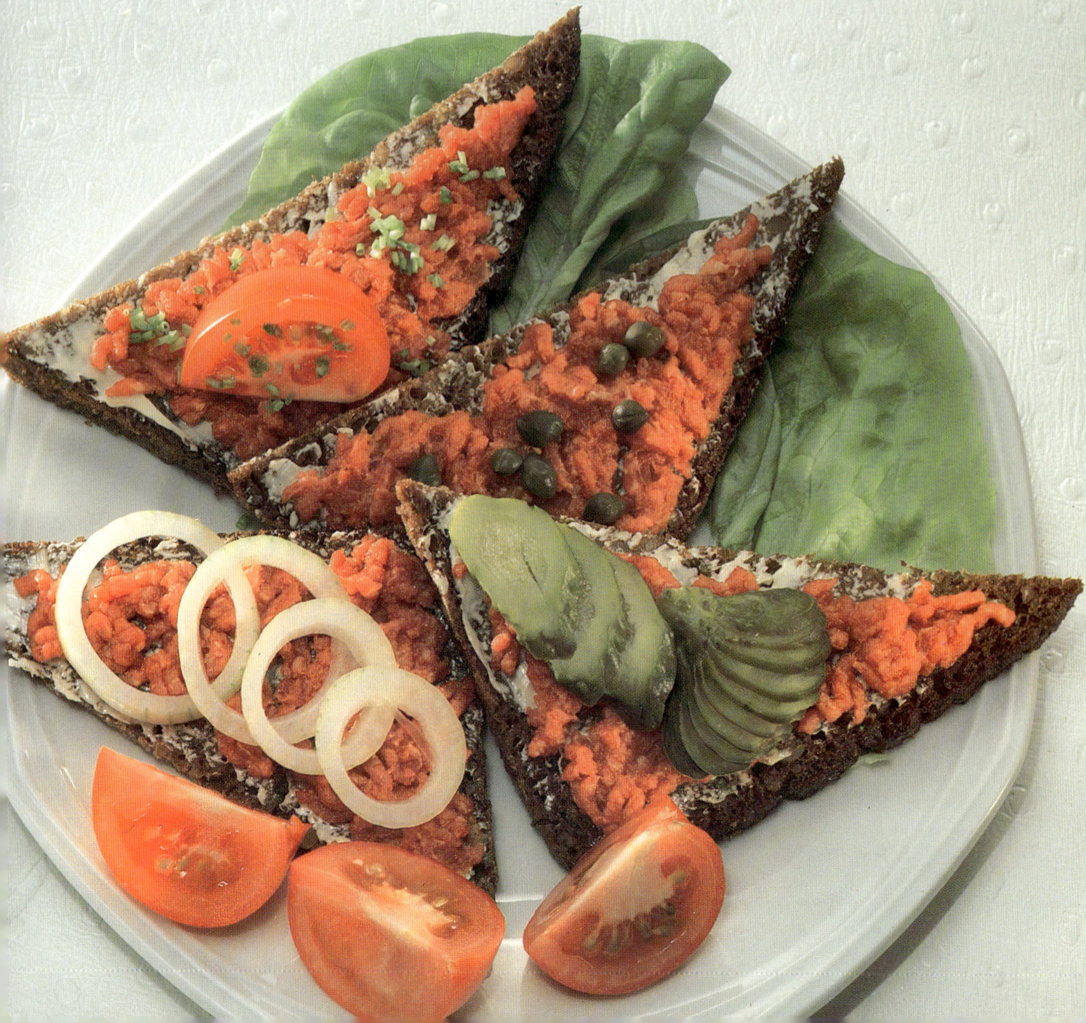

Belegte Brote

- 2 Scheiben Vollkornbrot
- 2 TL Butter oder Margarine
- einige Salatblätter
- 2 Scheiben gekochter Schinken oder anderer Aufschnitt
- 1 Stück Gurke (50 g)
- Salz
- Pfeffer aus der Mühle
- 1 EL gehackte Kräuter

Das Brot mit Butter oder Margarine bestreichen. Mit Salatblättern und Aufschnitt belegen. Die Gurke in dünne Scheiben schneiden und darauf verteilen. Mit Salz, Pfeffer und Kräutern bestreuen.

Lunchpaket:
Zum Mitnehmen müssen Sie die beiden Scheiben nur zusammenklappen, einmal durchschneiden und die beiden Hälften einzeln in Frischhaltefolie wickeln. Das Gemüse getrennt in einer Plastiktüte verpacken.

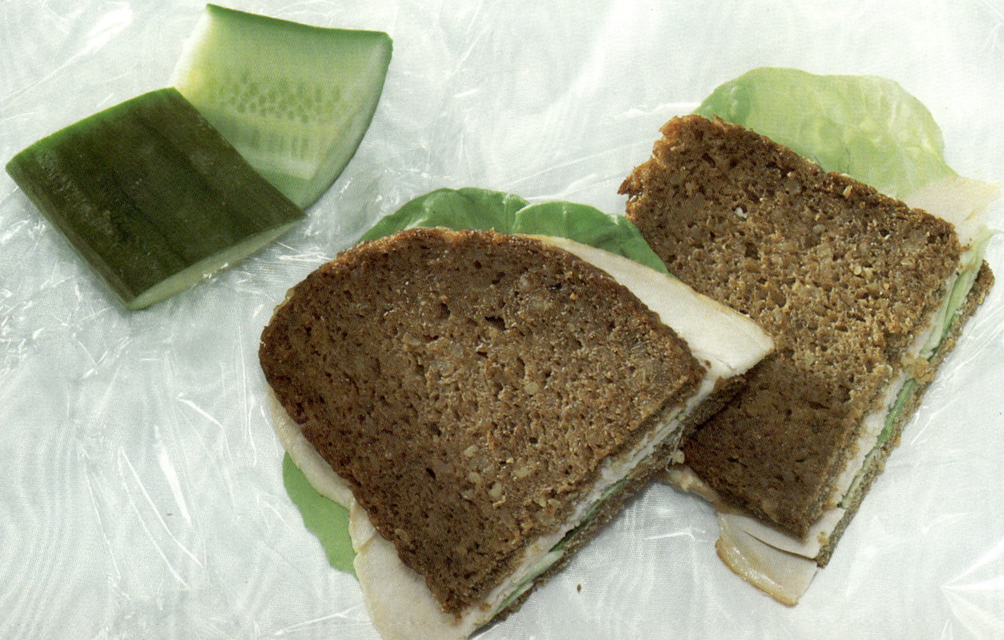

Variationen:

Statt gekochtem Schinken können Sie auch jede andere Sorte Aufschnitt nehmen, wie zum Beispiel Roastbeef, Fleisch- oder Geflügelsülze, Kasseler oder Corned beef. Auch die Gurke können Sie gegen eine Tomate oder einige Radieschen austauschen. Wenn Sie das Brot nur mit Butter bestreichen und mit Salatblättern belegen, können Sie zwei Eier, ein kleines Wiener Würstchen, eine Frikadelle (aus 50 Gramm Beefsteakhack) oder je 50 Gramm Thunfisch, Krabben oder Schafskäse dazu essen.

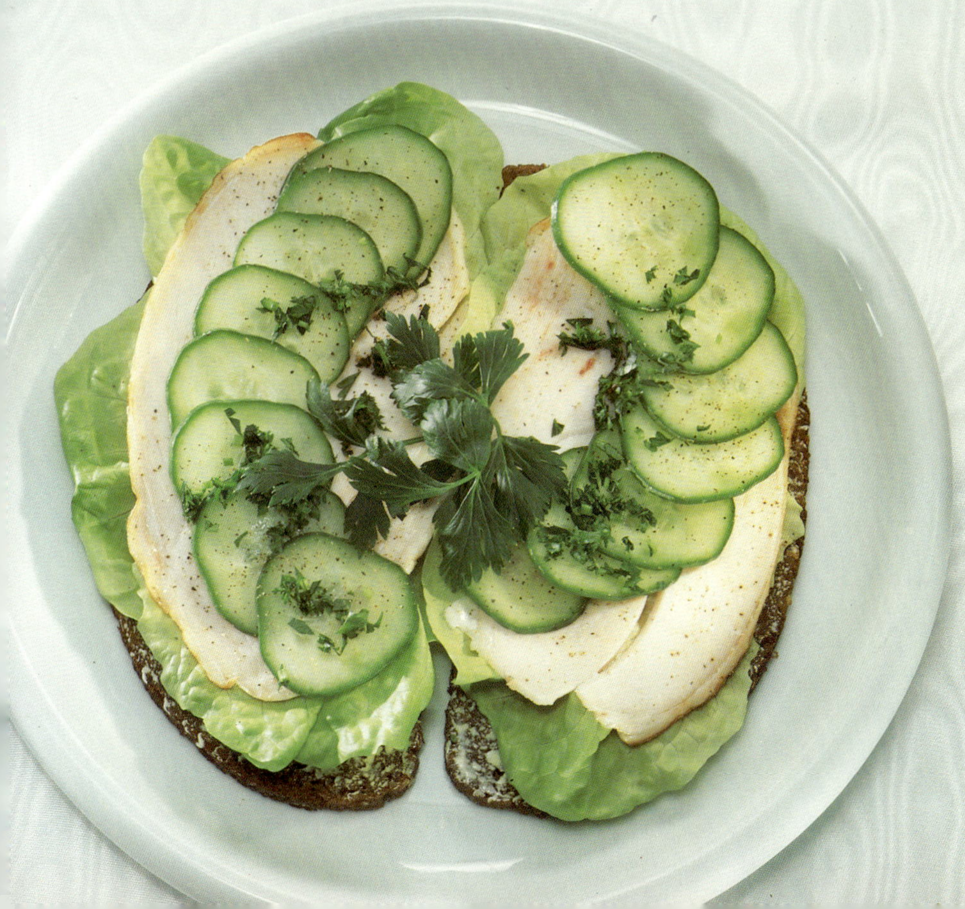

Butterbrot und Gurkenquark

- 2 Scheiben Vollkornbrot
- 2 TL Butter oder Margarine
- 4 EL Magerquark
- 2 EL Mineralwasser
- Salz
- Pfeffer aus der Mühle
- 1 EL gehackter Dill
- 1 Stück Gurke (50 g)

Das Brot mit Butter oder Margarine bestreichen. Den Quark mit Mineralwasser, Salz, Pfeffer und Dill verrühren. Die Gurke waschen, würfeln und unter den Quark heben. Den Quark in ein Glasschälchen füllen und die Butterbrote dazu essen.

Lunchpaket:
Den Quark in ein Schraubglas füllen. Zwischen die Brotscheiben noch ein Salatblatt legen, die Brote halbieren und einzeln in Frischhaltefolie wickeln. Sie können den Quark auch mit einer Kiwi oder einer Mandarine süß zubereiten, dazu gibt es dann nur einfaches Butterbrot. Wer wenig vorbereiten will, nimmt das Butterbrot mit und kauft sich unterwegs einen Becher Magermilchjoghurt mit Früchten.

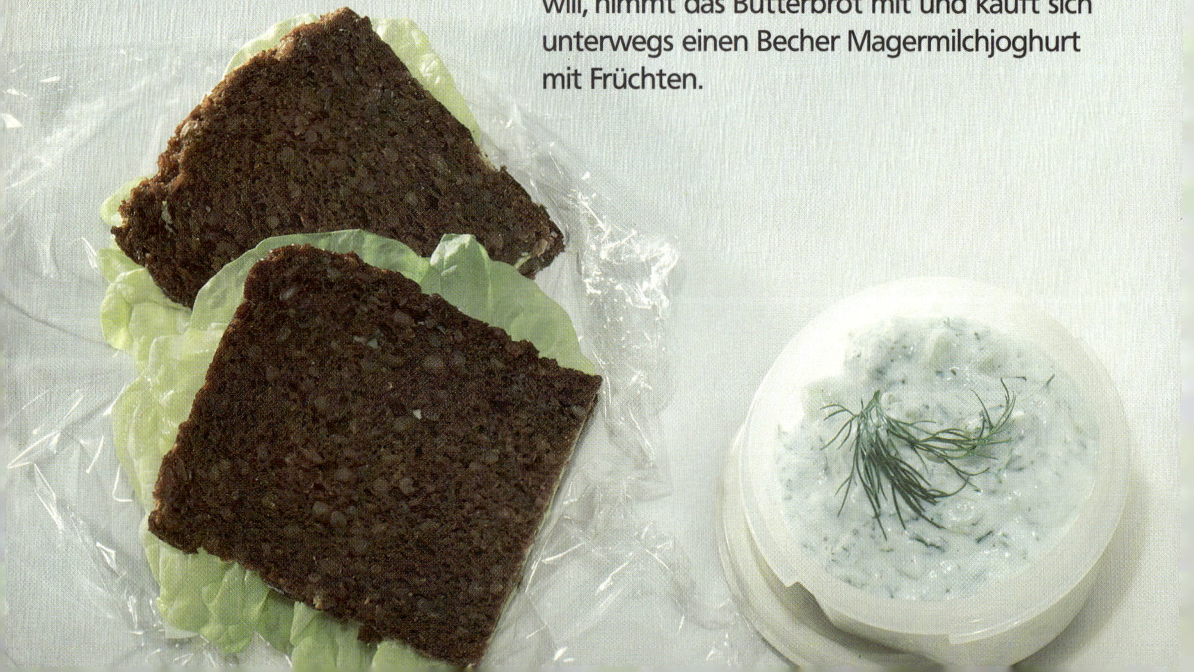

Variationen:
Den Quark können Sie auch mit Tomaten- und Paprikaschotenwürfeln oder Radieschenscheiben mischen. Statt des Dills können Sie auch andere Kräuter nehmen.

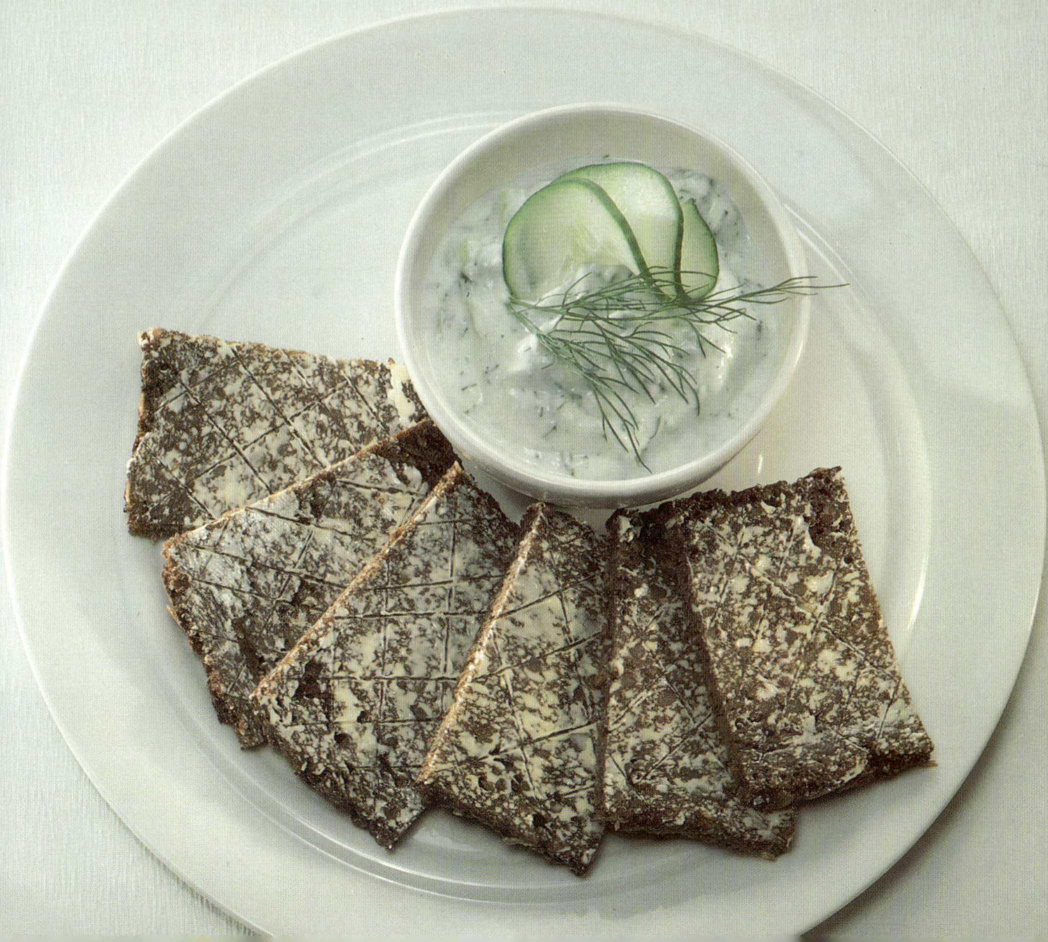

Champignontoast

- 100 Gramm Champignons
- 1 TL Butter oder Margarine
- Salz
- Pfeffer aus der Mühle
- 1 TL Zitronensaft
- 1 EL gehackte Petersilie
- 2 Scheiben Vollkorntoast
- 2 Scheiben Käse

Die Champignons putzen – wenn nötig waschen – und in Scheiben schneiden. Butter oder Margarine in einer Pfanne (mit Deckel) erhitzen und die Champignons darin braten. Mit Salz, Pfeffer und Zitronensaft abschmecken und mit Petersilie bestreuen. Das Brot in der Zwischenzeit toasten. Die Champignons auf die Toastscheiben häufen und den Käse darauf legen. Die Toasts in die Pfanne setzen und zugedeckt erhitzen, bis der Käse geschmolzen ist. Das dauert etwa 5 Minuten.

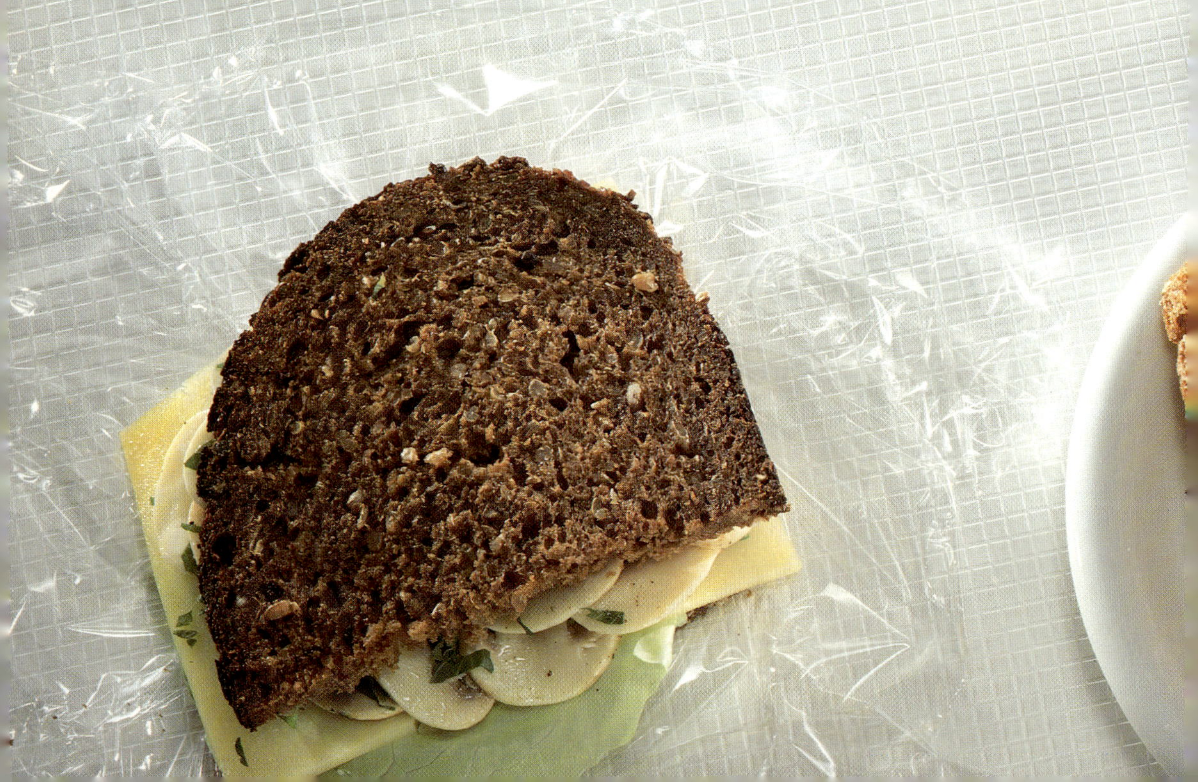

Lunchpaket:
Statt Vollkorntoast saftiges Vollkornbrot nehmen und mit Butter oder Margarine bestreichen. Eine Scheibe mit einem Salatblatt, dem Käse, Petersilie und dünnen, rohen Champignonscheiben belegen und mit der zweiten Scheibe bedecken. Das Sandwich einmal durchschneiden und jede Hälfte in Frischhaltefolie wickeln.

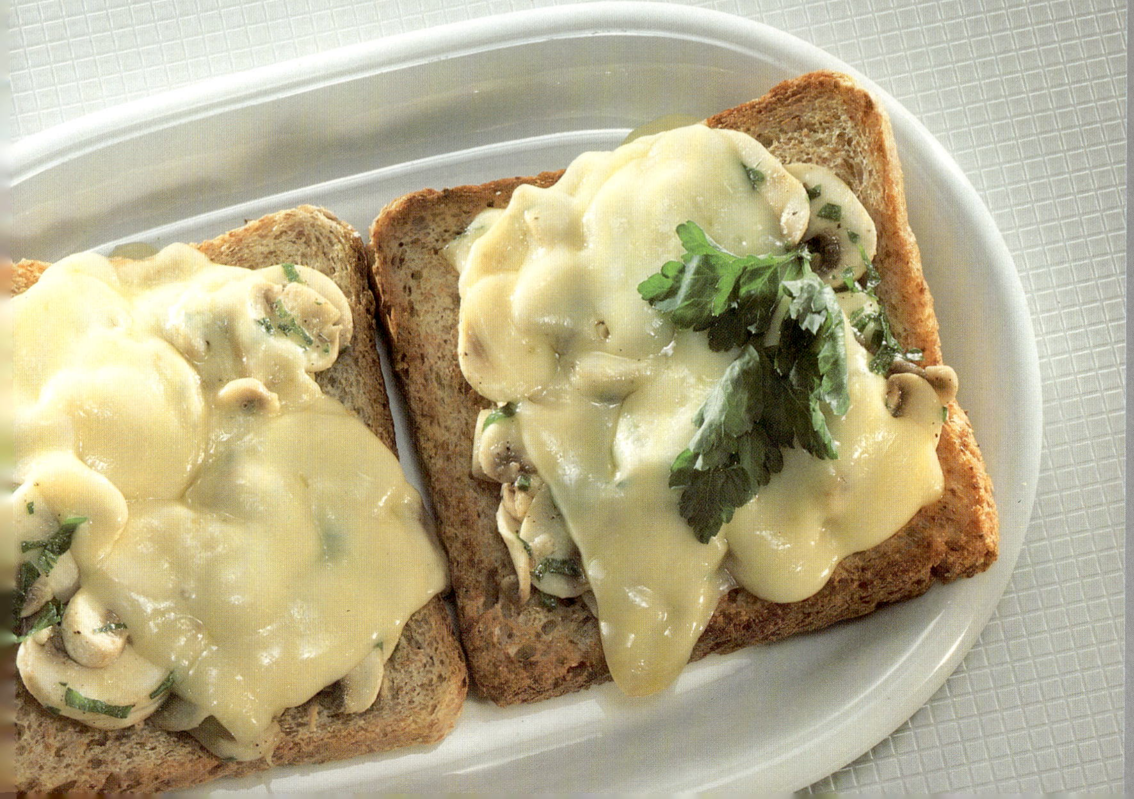

Strammer Max

- 2 Scheiben Vollkornbrot
- 2 Scheiben Lachsschinken (ohne Fettrand)
- einige Salatblätter
- 1 Tomate
- Salz
- Pfeffer aus der Mühle
- 1 EL Schnittlauchröllchen
- 1 TL Butter oder Margarine
- 1 Ei

Tip:
In diesem Rezept finden Sie zweimal eine halbe Portion aus dem roten Kasten: 2 Scheiben Lachsschinken und 1 Ei.

Die Brotscheiben mit einigen Salatblättern und Lachsschinken belegen. Die Tomate achteln und rund um das Brot legen, mit Salz, Pfeffer und Schnittlauch bestreuen. Die Butter oder die Margarine in einer kleinen beschichteten Pfanne erhitzen und das Ei als Spiegelei braten. Das Ei auf das Schinkenbrot legen und mit Salz und Pfeffer würzen.

Lunchpaket:
Die Brotscheiben mit Butter oder Margarine bestreichen. Auf eine Scheibe Salatblätter und Lachsschinken geben und die andere Brotscheibe darauf legen. Das Sandwich einmal durchschneiden und die Hälften einzeln in Frischhaltefolie wickeln. Dazu gibt es dann eine Tomate und ein hartgekochtes Ei.

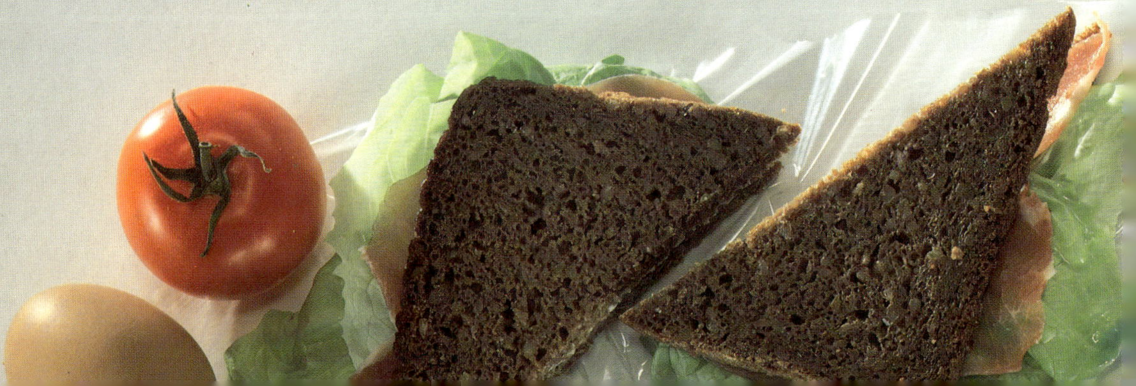

Variation:
Statt Lachsschinken können Sie 50 Gramm Krabben nehmen. Dazu gibt es dann Rührei mit Schnittlauch.

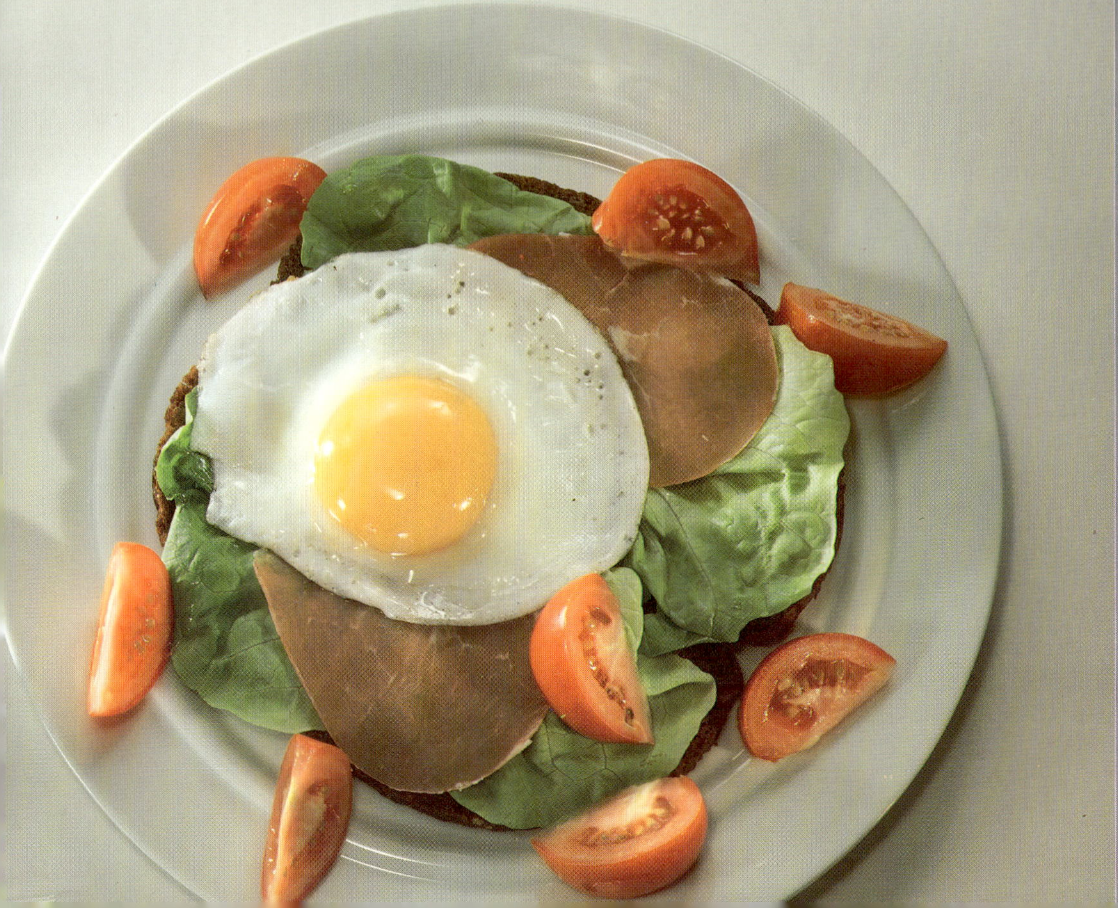

Extramahlzeiten

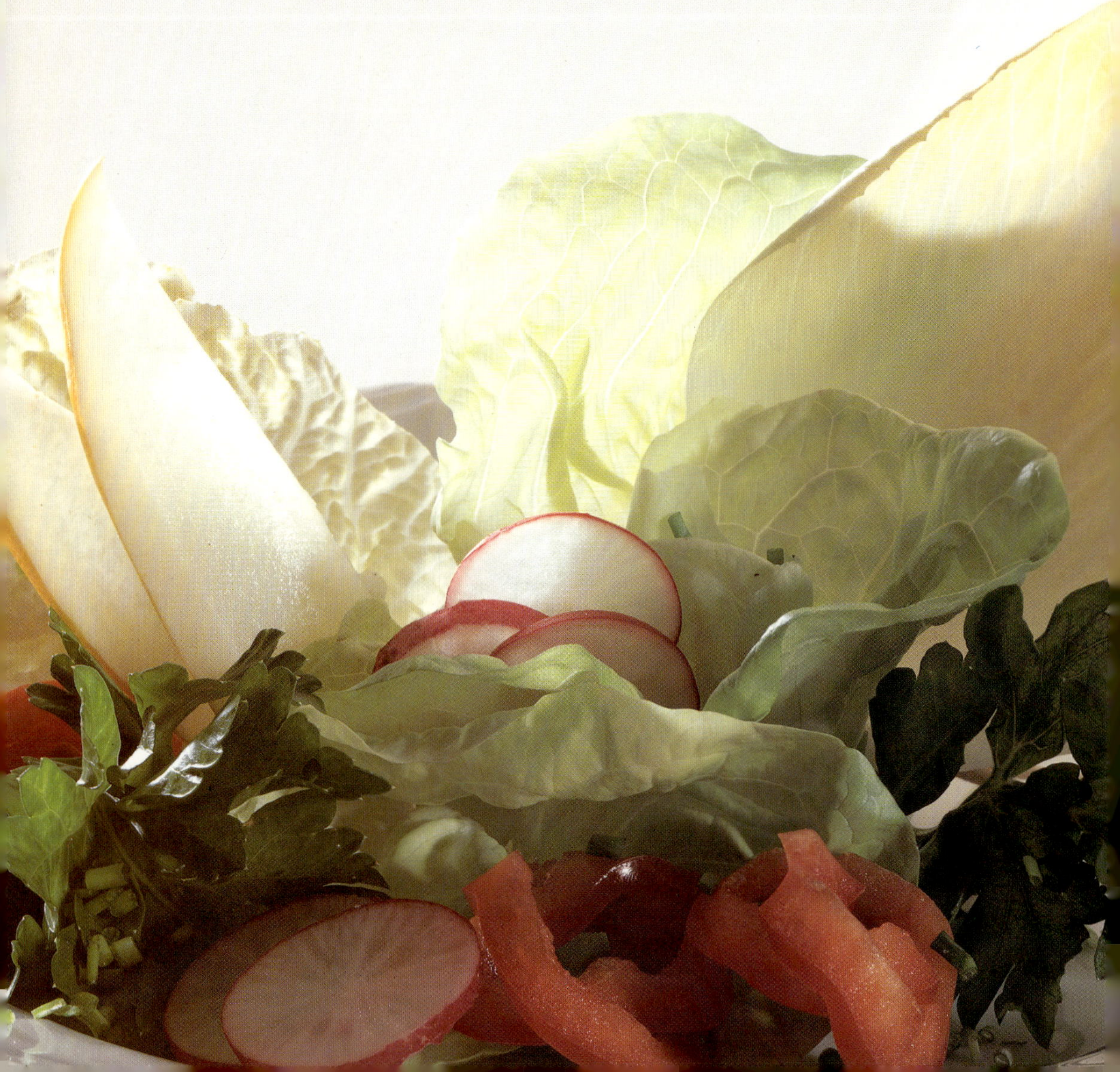

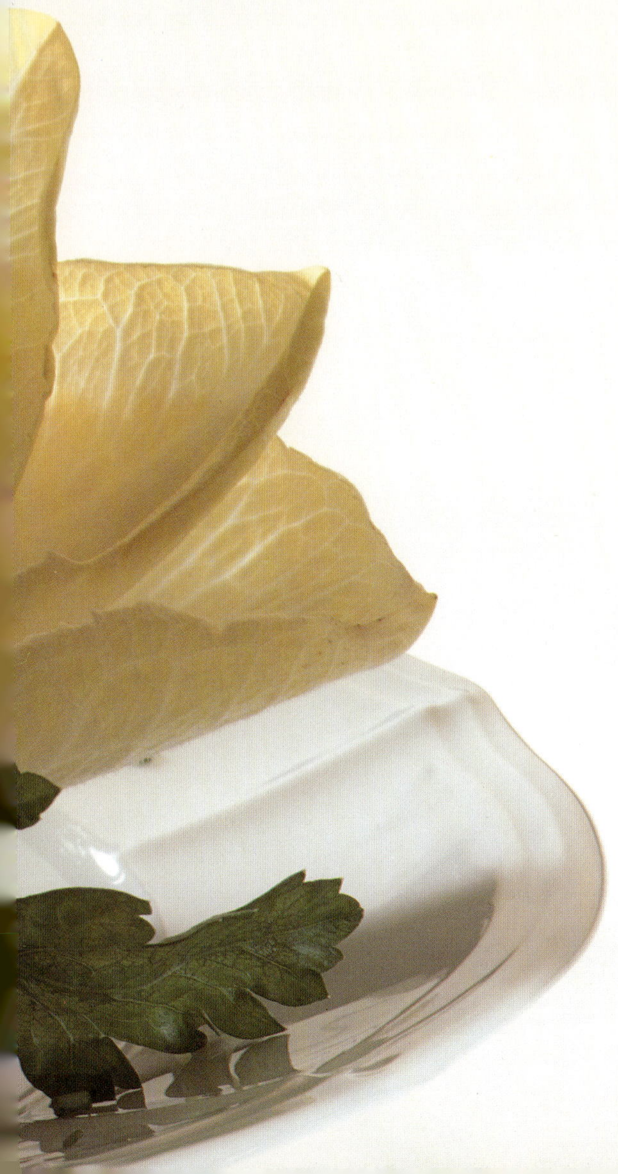

Es gibt zwei Gruppen von Extras. Obst und Gemüse und Brot und Getreide. Durch jede können Sie einmal am Tag Ihr Eßprogramm erweitern. Hier finden Sie 16 Vorschläge mit Variationen von süß bis salzig. Immer, wenn Sie Hunger bekommen, können Sie ihn mit einer dieser Extramahlzeiten besänftigen. Und wenn Sie keine Lust oder keine Zeit zum Kochen haben, können Sie die Zutaten auch roh und unverarbeitet essen. Ein Stück Obst, eine Riesenmenge Gemüse oder – ganz einfach – 3 Scheiben Knäckebrot. Sie können diese Extramahlzeiten aber auch als Vorspeise, zum Beispiel als Suppe, und als Nachspeise in Ihren Eßplan einbauen. So erhalten Sie zusammen mit dem Mittagessen ein komplettes Menü.
Egal, ob Sie die Extramahlzeiten nach unseren Rezepten zubereiten oder ob Sie aus ihnen schnelle Happen machen, Sie bekommen mit diesen Mahlzeiten noch eine Extraportion an Vitaminen, Mineralien und Ballaststoffen. Deshalb sollten Sie von diesem Angebot auf jeden Fall täglich Gebrauch machen.

Beerengelee

- 250 Gramm gemischte Beeren
- ½ TL Agar-Agar oder
- 1 TL Weizenstärke
- flüssiger Süßstoff
- 1 EL Magerquark
- 1 EL Mineralwasser
- ½ Vanilleschote

Die Beeren zusammen mit 3 Eßlöffel Wasser erhitzen. Agar-Agar oder Weizenstärke mit 3 Eßlöffel Wasser verrühren und zu den Beeren geben. Alles gut mischen, einmal aufkochen lassen und mit Süßstoff abschmecken. Die Beeren in ein Glasschälchen füllen und kalt stellen. Den Quark mit Mineralwasser und Vanillemark glattrühren. Das Beerengelee auf einen Teller stürzen und den Quark als Klecks darauf setzen.

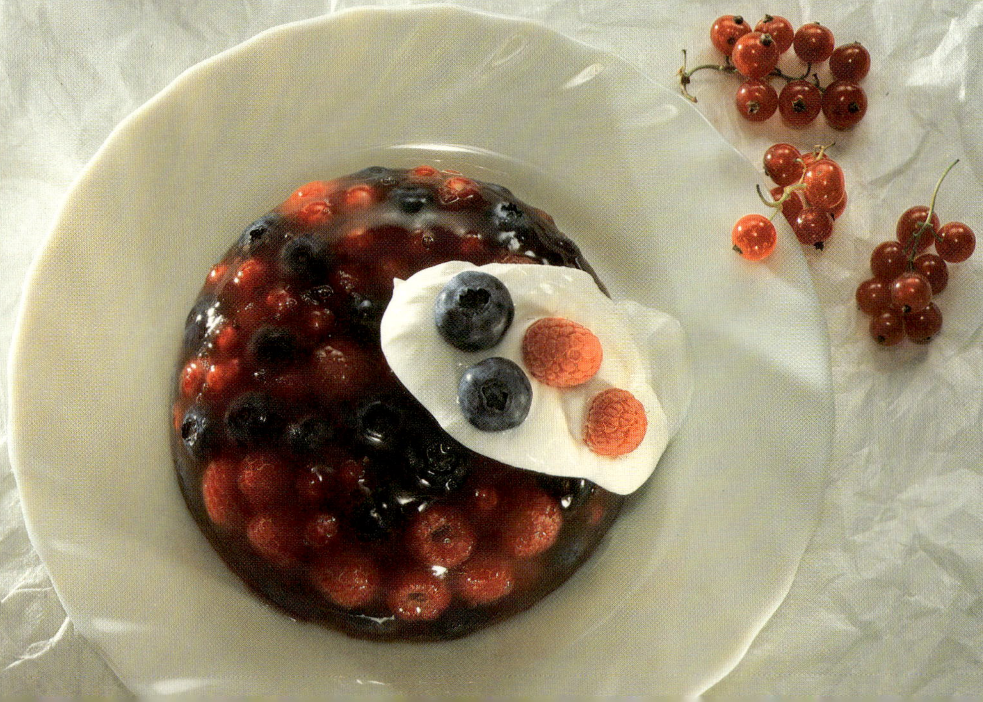

Obstsalat

- ½ Orange
- ½ Apfel
- 1 Kiwi
- 1 EL Zitronensaft
- flüssiger Süßstoff

Die Orange schälen und in Spalten teilen. Das Kerngehäuse aus dem Apfel herausschneiden. Den Apfel in dünne Schnitze schneiden. Die Kiwi schälen und in Scheiben schneiden. Mit Zitronensaft und Süßstoff abschmecken. Auf einem Glasteller anrichten.

Variation:
Diesen Obstsalat können Sie auch – je nach Saison - mit anderen Früchten zubereiten, zum Beispiel mit einem Viertel einer Melone und 125 Gramm Erdbeeren. Und wenn Sie keine Lust haben, einen Obstsalat zuzubereiten, können Sie die Früchte „pur" essen.

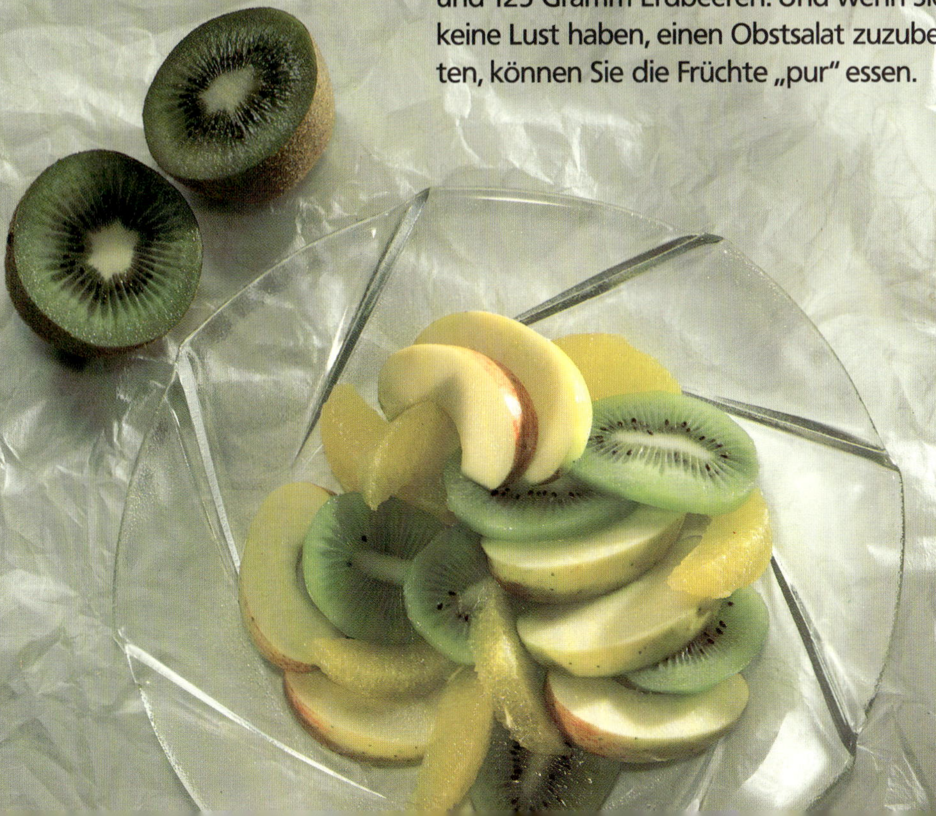

Aprikosenkompott

- 200 Gramm Aprikosen
  ½ Vanilleschote
  flüssiger Süßstoff

Die Aprikosen waschen, entsteinen, kleinschneiden und in einen kleinen Topf geben. 2 Eßlöffel Wasser, Vanillemark und Süßstoff hinzufügen und 3 Minuten dünsten. Abkühlen lassen und in einem Glasschälchen anrichten.

Variationen:
Dieses Kompott können Sie aus Apfel, Birne, Sauerkirschen, Pflaumen und Beeren herstellen (Mengen siehe Kasten Seite 52 unten zu Extramahlzeiten – Obst). Apfel-, Kirschen- und Pflaumenkompott können Sie noch mit etwas Zimt verfeinern.

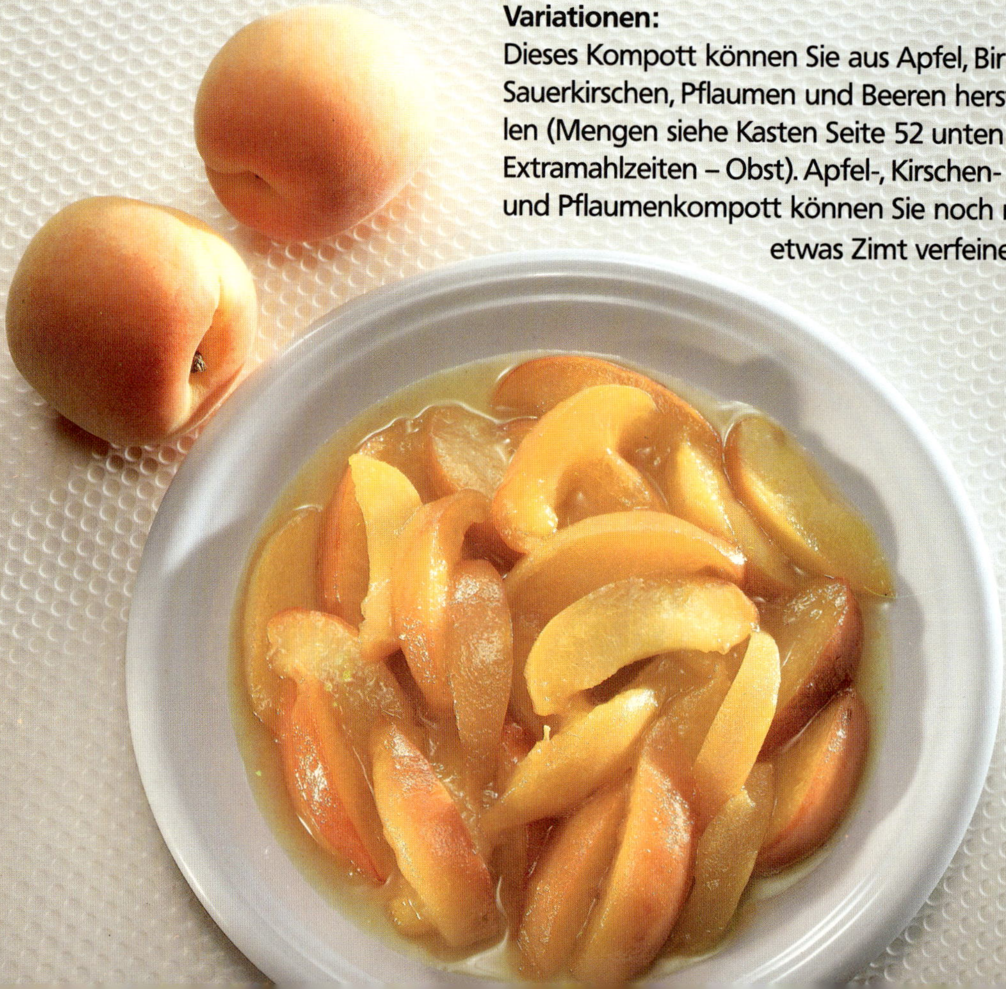

Gebratene Banane

- 1 Banane
- 1 TL Honig
- 1 EL Obstlikör

Die Banane schälen und der Länge nach halbieren. In einer kleinen Pfanne den Honig erwärmen. Die Bananenhälften von beiden Seiten jeweils 1 Minute in dem Honig braten und in ein längliches Glasschälchen legen. Den Obstlikör mit dem Honig verrühren, der noch in der Pfanne übriggeblieben ist, und über die Banane gießen.

Variationen:
Apfelspalten mit 1 Eßlöffel Rosinen in Honig schmoren und mit Calvados beträufeln. Oder man bereitet Mandarinenstückchen mit Honig und Grand Marnier zu.

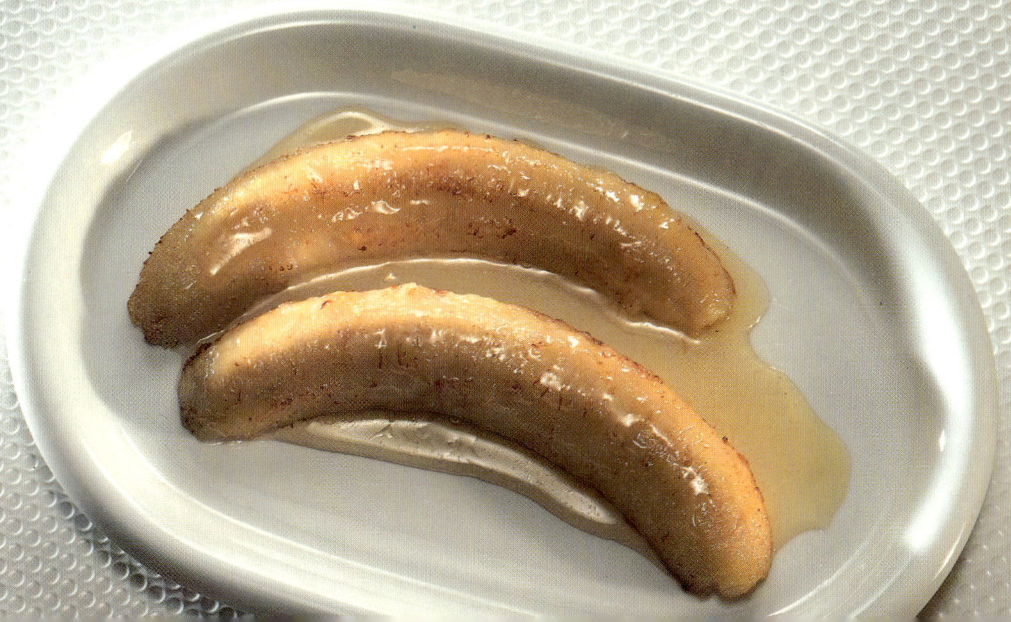

Gemischter Salat

- 500 Gramm Salatgemüse (2 Tomaten, 1 Paprikaschote, ½ Bund Radieschen, 1 Handvoll Champignons, 1 Portion Kopfsalat und 1 Zwiebel), 1 EL Essig
  Salz, Pfeffer aus der Mühle
  1 EL gehackte Petersilie

Die Salatzutaten putzen, waschen und kleinschneiden. Eine Sauce rühren aus Essig, 1 Eßlöffel Wasser, Salz, Pfeffer (und eventuell Süßstoff) und über den Salat gießen. Mit Petersilie bestreuen und alles gut mischen.

Tip:
Wer keine Lust hat, das Gemüse zu schnippeln, kann es auch ohne Sauce essen. Dafür eignen sich Paprikaschoten, Gurke, Tomaten und Staudensellerie.

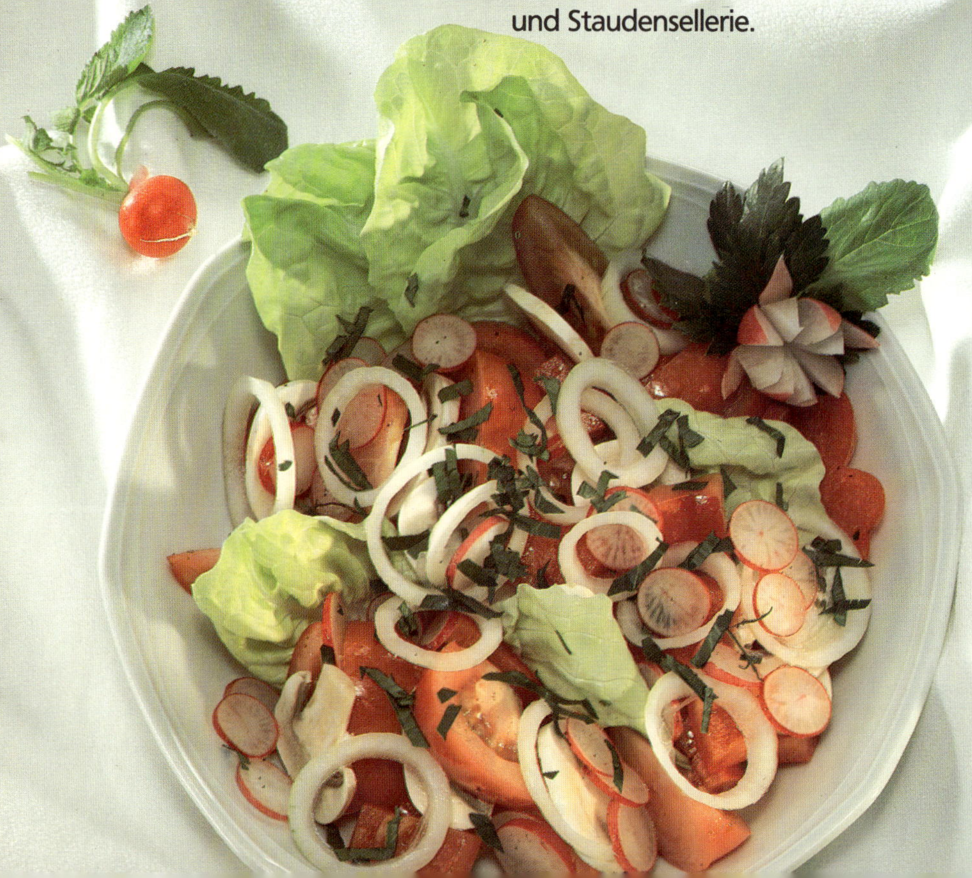

Gurkensalat

- 500 Gramm Gurke
  1 EL Zitronensaft
  Salz
  Pfeffer aus der Mühle
  1 EL gehackter Dill

Die Gurke waschen und in Scheiben schneiden. Eine Sauce zubereiten aus Zitronensaft, 1 Eßlöffel Wasser, Salz, Pfeffer, eventuell etwas Süßstoff und Dill. Die Gurkenscheiben mit der Sauce mischen und in eine Salatschüssel füllen.

Variationen:
Solch einen Riesensalat können Sie sich aus Tomaten mit Schnittlauch, aus Rettich mit Petersilie und aus gekochtem Gemüse, wie zum Beispiel Blumenkohl, zubereiten.

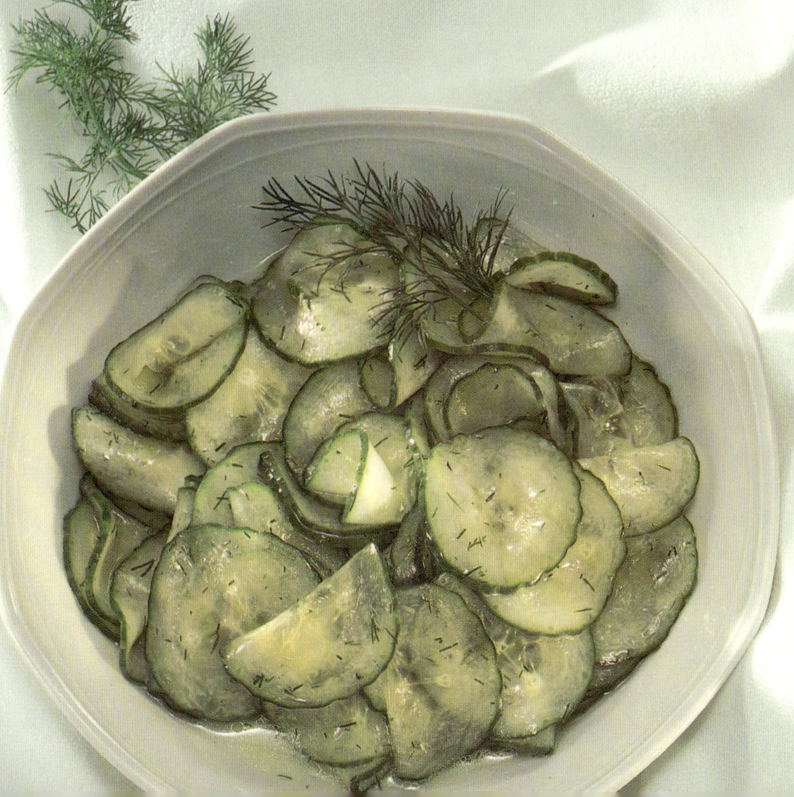

Bunter Kartoffelsalat

- 2 gekochte Kartoffeln
1 Stück Gurke (50 g)
1 Tomate
1 Zwiebel
1 EL Essig
1 Msp. Instantbrühe
Salz
Pfeffer aus der Mühle
flüssiger Süßstoff
1 EL Schnittlauchröllchen

Die Kartoffeln und die Gurke in Scheiben schneiden, die Tomate achteln. Die Zwiebel pellen und fein würfeln. In einer kleinen, beschichteten Pfanne die Zwiebelwürfel kurz anrösten. 3 Eßlöffel Wasser, Essig, Instantbrühe, Salz, Pfeffer und einige Tropfen Süßstoff hinzugeben. Die Sauce einmal aufkochen lassen, über den Salat gießen und alle Zutaten vorsichtig vermengen. Den Salat 5 Minuten ziehen lassen und zum Schluß mit Schnittlauchröllchen bestreuen.

Variationen:
Gurken- oder Tomatensalat mit einer Sauce aus Essig, Wasser, Salz, Pfeffer, Süßstoff und Kräutern, die Sauce aber nicht erhitzen.

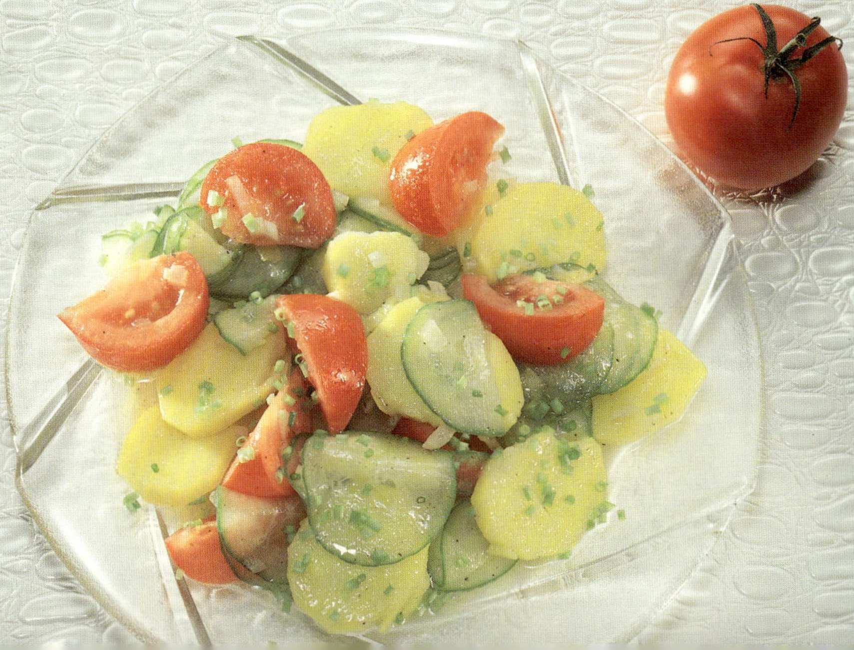

Möhrenrohkost

- 1 Möhre
- 150 Gramm Knollensellerie
- 1 EL Zitronensaft
- Salz
- Pfeffer aus der Mühle
- flüssiger Süßstoff
- 1 EL gehackte Petersilie
- einige Salatblätter

Die Möhre und den Sellerie putzen und grob raffeln. Mit Zitronensaft, wenig Salz, Pfeffer und Süßstoff abschmecken, alles gut mit Petersilie mischen und eine Weile durchziehen lassen. Die Rohkost auf Salatblättern anrichten.

Variationen:
Sie können das Gemüse auch mit Obst kombinieren. Die Möhren mit einem halben, geraffelten Apfel mischen. Oder eine Staude Chicorée putzen, kleinschneiden und mit den Spalten von einer Mandarine vermengen, hier die Petersilie weglassen. Oder ganz „gemüsig“: Rettich in hauchdünne Scheiben schneiden, mit Salz, Pfeffer, Zitronensaft und gehackter Petersilie mischen.

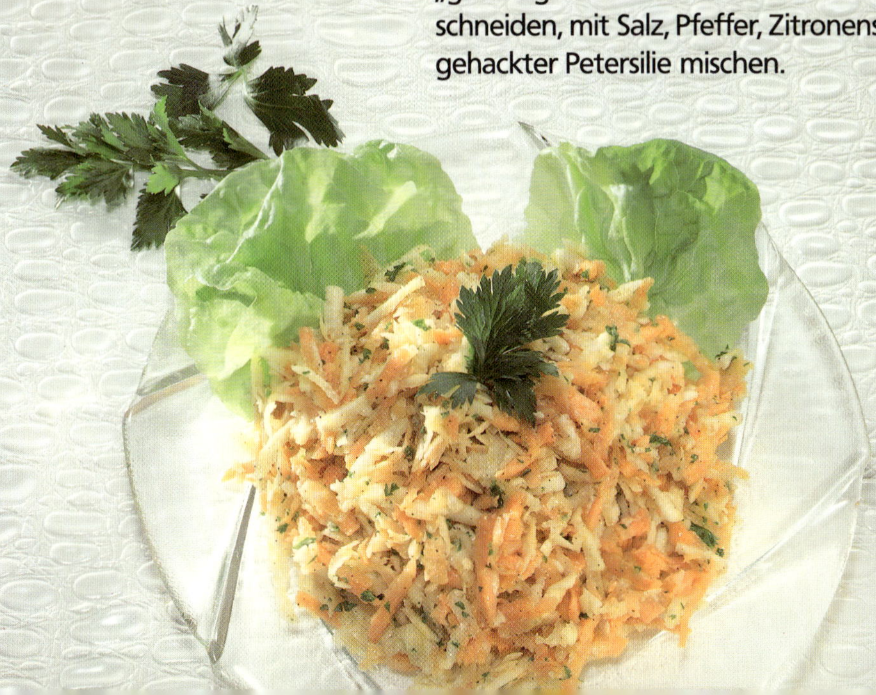

Spargel mit Kräutervinaigrette

- 500 Gramm Spargel
- Salz
- flüssiger Süßstoff
- 1 EL Essig
- Pfeffer aus der Mühle
- 1 EL gehackte Petersilie

Den Spargel schälen und waschen. In 3 Tassen Wasser mit etwas Salz und Süßstoff bißfest kochen. Eine Vinaigrette zubereiten aus Essig, Salz, Pfeffer, wenig Süßstoff und Petersilie. Den Spargel gut abtropfen und etwas abkühlen lassen und auf einem Teller anrichten. Die Vinaigrette darübergießen.

Variationen:
Auch weiße Bohnen, Blumenkohl, Mangold, Porree, Staudensellerie und Zucchini schmecken kalt oder lauwarm mit dieser Vinaigrette.

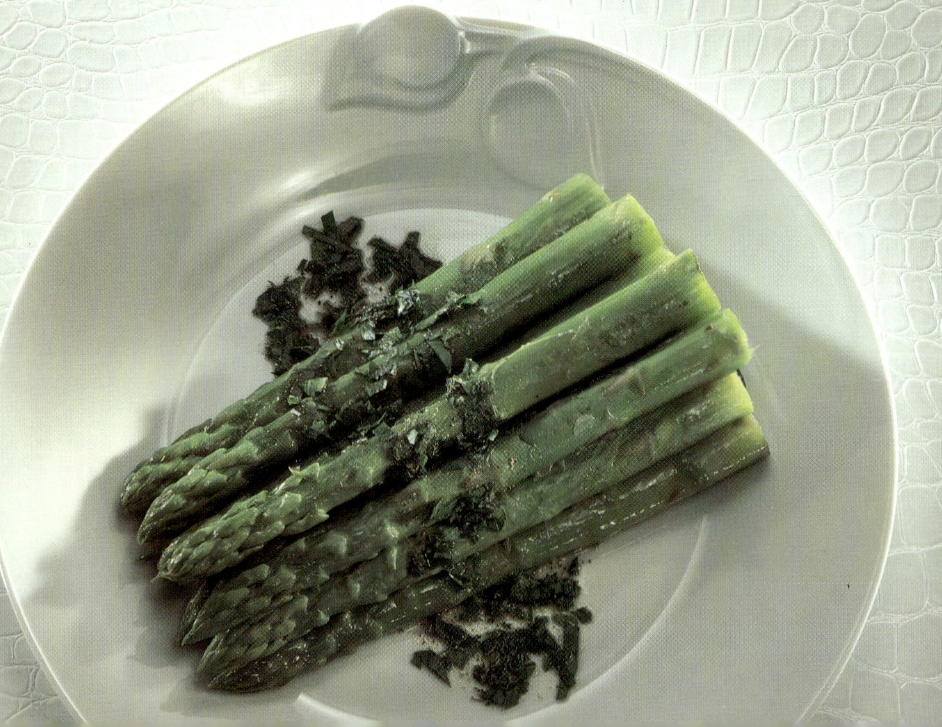

Linsensalat

1 EL Essig
1 TL Honig
Salz
Pfeffer aus der Mühle
1 kleine Staude Chicorée
70 Gramm gekochte Linsen

In einer Schüssel Essig, Honig, etwas Salz und Pfeffer verrühren. Den Chicorée putzen, waschen und in Streifen schneiden. Einige Blattspitzen für die Verzierung beiseite legen. Linsen und Chicoréestreifen mit der Sauce mischen, eine Weile ziehen lassen und auf den zurückbehaltenen Chicoréeblättern anrichten.

Tip:
Wenn Sie für eine Hauptmahlzeit Linsen kochen, kochen Sie gleich 30 Gramm für diesen Salat mit.

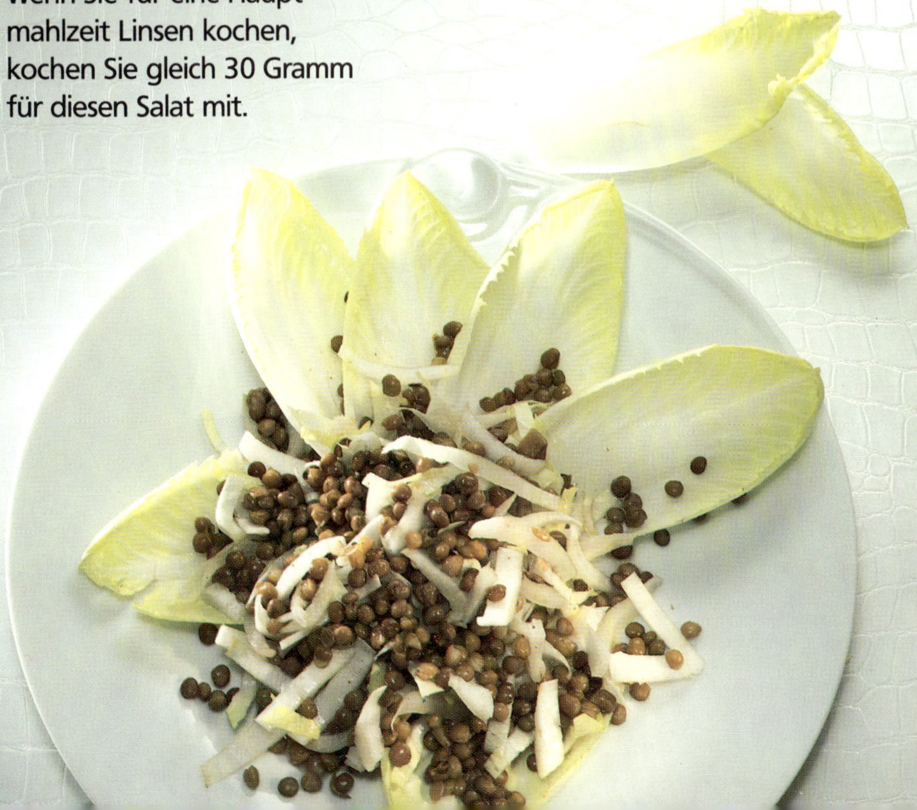

Tomatensuppe

- 500 Gramm Tomaten
- 1 Zwiebel
- 1 EL Tomatenmark
- Salz
- Pfeffer aus der Mühle
- flüssiger Süßstoff
- 1 TL Crème fraîche
- 1 TL Schnittlauchröllchen

Die Tomaten waschen, das Innere herauslösen, das Tomatenfleisch grob würfeln. Die Zwiebel pellen und fein würfeln. Die Zwiebelwürfel zusammen mit 2 Eßlöffel Wasser in einen Topf geben und glasig dünsten. Tomatenwürfel, Tomatenmark, etwas Salz und Pfeffer hinzugeben und 5 Minuten offen einkochen lassen. Die Tomaten mit dem Schneidstab pürieren und mit Süßstoff abschmecken. Die Suppe in eine Suppenschale füllen, einen Klecks Crème fraîche darauf setzen und mit Schnittlauchröllchen bestreuen.

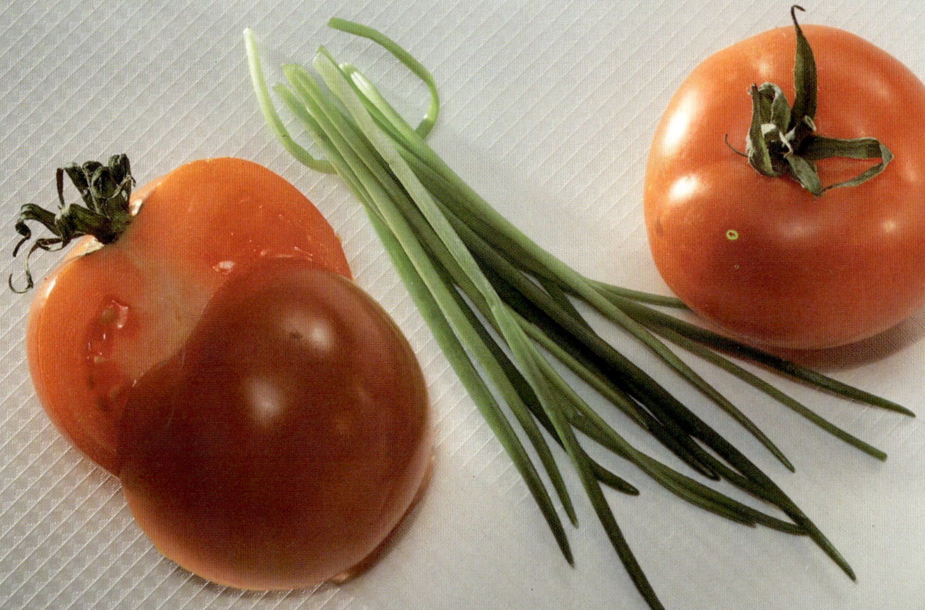

Variationen:

Bei anderen Gemüsesorten, wie zum Beispiel Kohlrabi, Blumenkohl, Brokkoli, Sellerie, Möhren und Zucchini, nur die halbe Gemüsemenge nehmen und eine Kartoffel ergänzen. In 2 Tassen Brühe (Instant) 15 Minuten kochen. Mit einem Klecks Crème fraîche und Kräutern, wie Petersilie, Dill und Basilikum, anrichten.

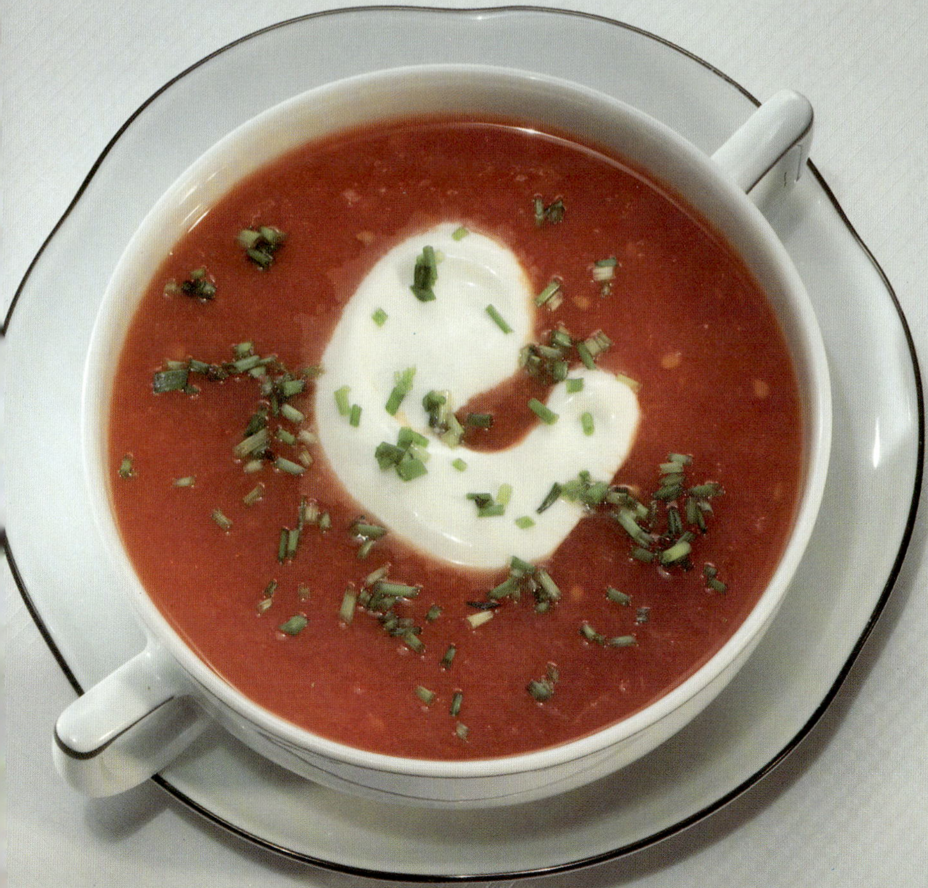

Italienische Gemüseplatte

- 1 kleiner Zucchino
- 1 kleine Paprikaschote
- 100 Gramm Champignons

1 Knoblauchzehe
1 EL Essig
2 EL Weißwein
Salz
Pfeffer aus der Mühle
1 EL gehacktes Basilikum

Das Gemüse putzen und waschen. Den Zucchino längs vierteln und in Stücke, die Paprikaschote in Rauten schneiden. Die Champignons ganz lassen. Die Knoblauchzehe pellen und in hauchdünne Scheibchen schneiden. Eine beschichtete Pfanne erhitzen und das Gemüse ohne Fett anbraten. Essig, Weißwein, Salz, Pfeffer und Basilikum hinzugeben. Das Gemüse im Sud abkühlen lassen.

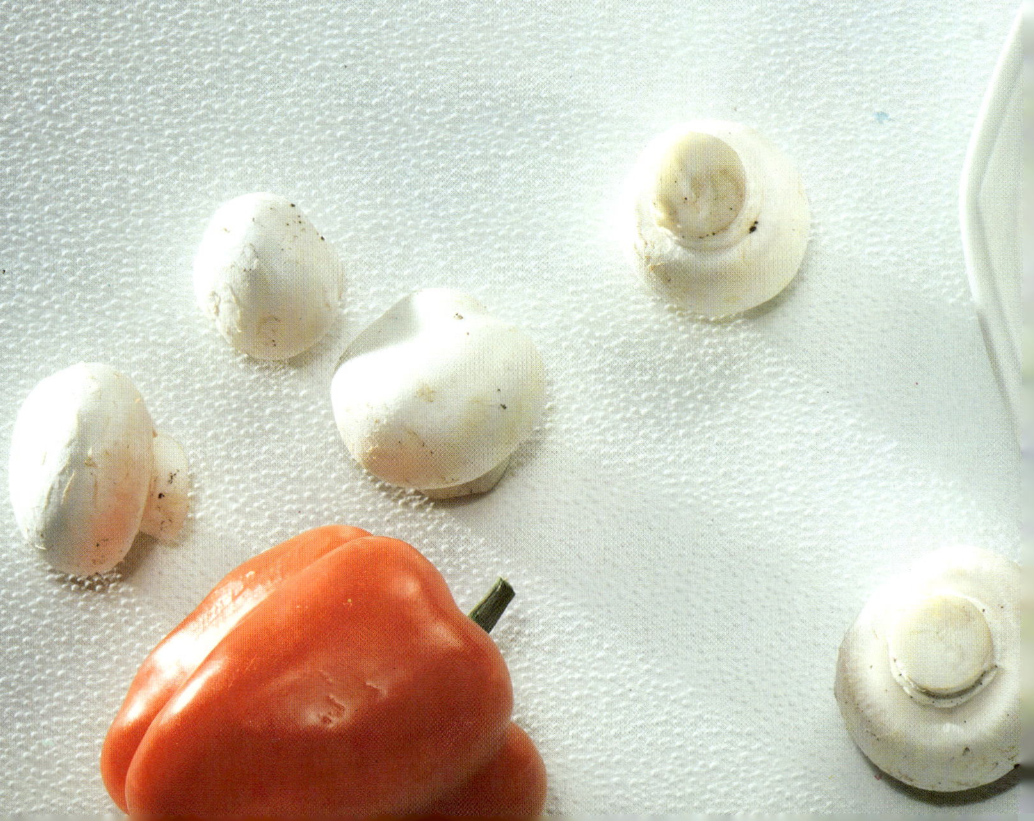

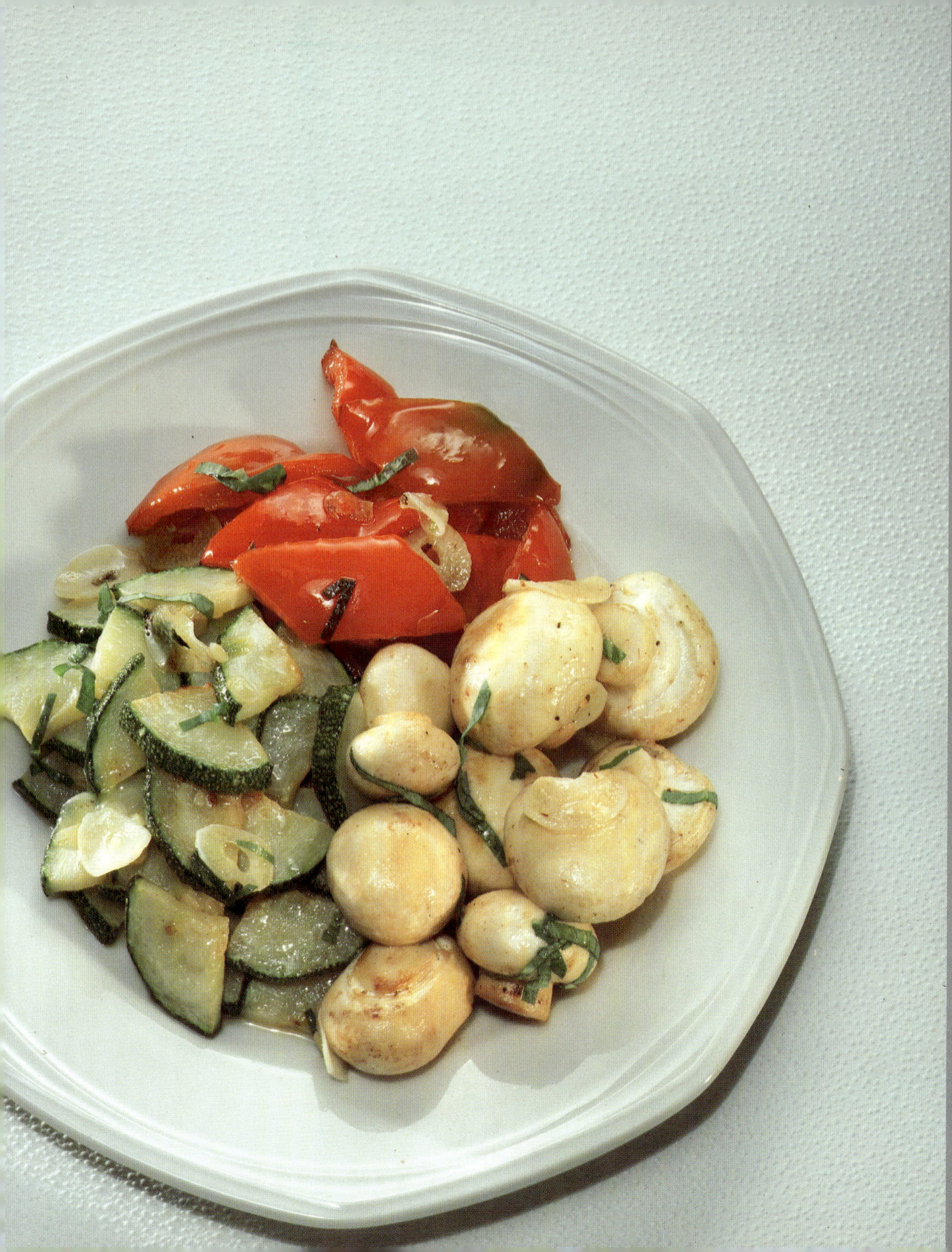

Kräuterbrot

- 1 Scheibe Vollkornbrot
- 1 EL Magerquark
- einige Radieschen
- Salz
- Pfeffer aus der Mühle
- 1 EL gehackte Petersilie

Das Brot mit Quark bestreichen, mit Radieschenscheiben belegen und mit Salz, Pfeffer und Petersilie bestreuen.

Variationen:
Auf das Quarkbrot können Sie auch Tomaten- oder Gurkenscheiben legen. Wer es gern süß mag, kann auch 1 Teelöffel Honig, Marmelade oder Johannisbeergelee auf den ungewürzten Quark streichen.

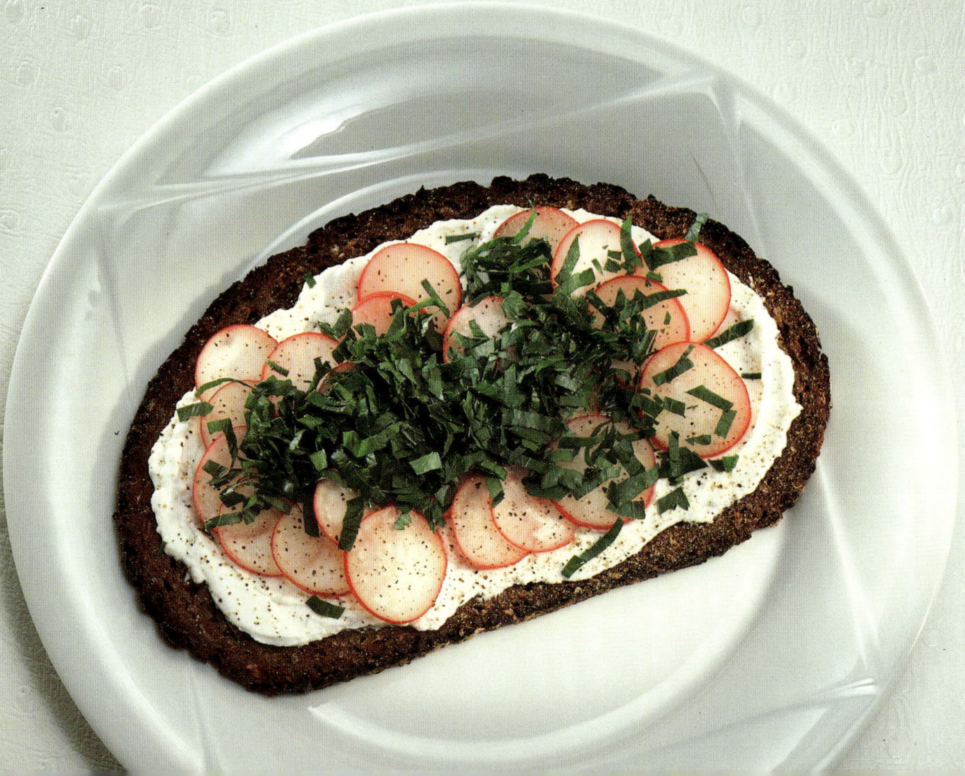

Honigzwieback

- 2 Vollkornzwiebäcke
  1 TL Crème fraîche
  1 TL Honig

Die Zwiebäcke mit Crème fraîche bestreichen und mit Honig beträufeln.

Variationen:
Statt Honig können Sie auch Ahornsirup auf den Zwieback träufeln oder Mandarinenspalten darauf legen. Wenn Sie es lieber herzhaft mögen, legen Sie Gurken-, Tomaten- oder Radieschenscheiben auf den Zwieback, und bestreuen Sie sie mit Salz, Pfeffer und mit frischen Kräutern.

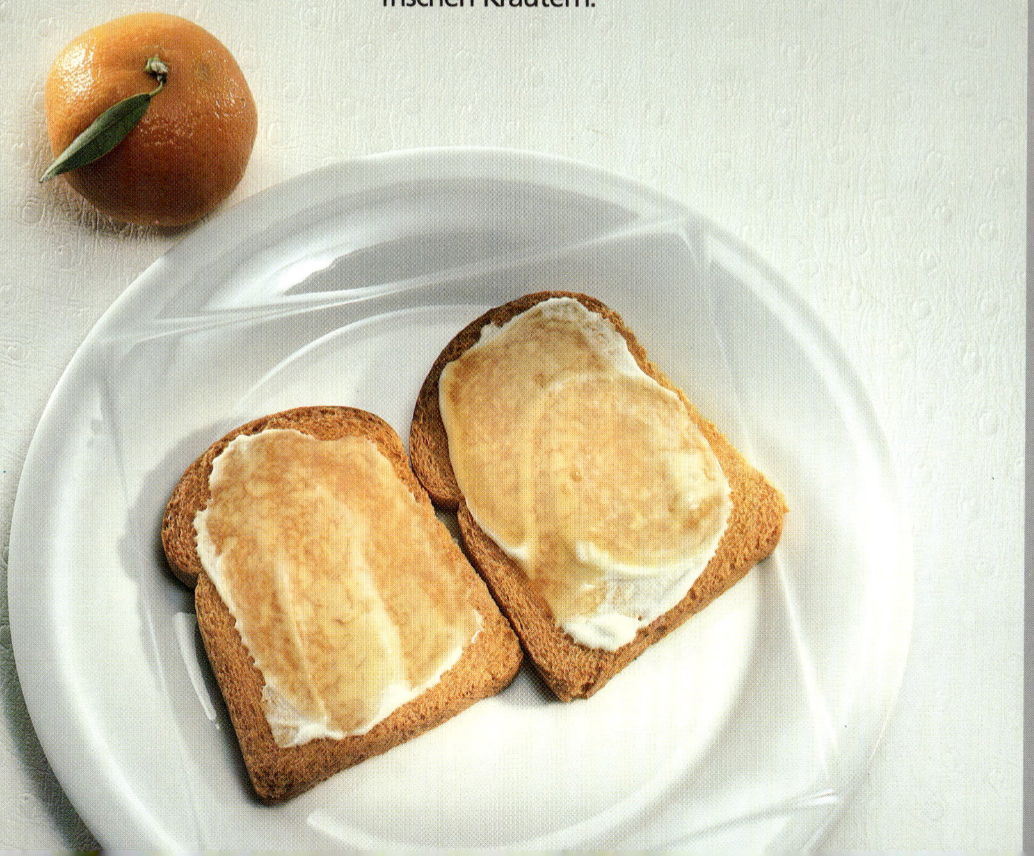

Porridge mit Kiwi

- flüssiger Süßstoff
- Salz
- 1 TL Zitronensaft
- 1 Stück Schale einer unbehandelten Zitrone
- ½ Vanilleschote
- 4 EL Haferflocken
- 1 Kiwi

Etwa 1½ Tassen Wasser mit etwas Süßstoff und einer Prise Salz, dem Zitronensaft, der Zitronenschale und der aufgeschnittenen Vanilleschote in einen Topf geben. Die Haferflocken hineinstreuen und einmal aufkochen lassen. Die Zitronenschale und die Vanilleschote herausnehmen. Die Kiwi schälen, kleinschneiden und unter den Porridge heben.

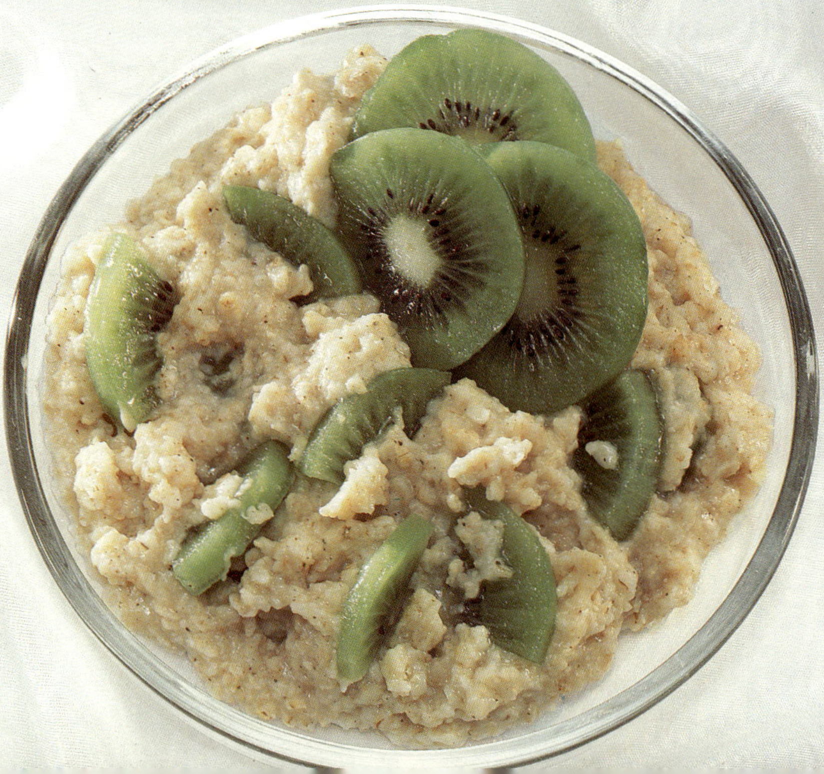

Grießbrei mit Kirschen

½ Tasse Milch
flüssiger Süßstoff
1 TL Zitronensaft
1 Stück Schale einer unbehandelten Zitrone
½ Vanilleschote
2 EL Weizengrieß
50 Gramm entsteinte Sauerkirschen

Die Milch zusammen mit ½ Tasse Wasser, einigen Tropfen Süßstoff, dem Zitronensaft, der Zitronenschale und der aufgeschnittenen Vanilleschote erhitzen. Den Grieß hineinrühren und einmal aufkochen lassen. Zitronenschale und Vanilleschote herausnehmen. Den Grießbrei in eine Glasschale füllen, abkühlen lassen und die Kirschen darübergeben.

Variationen:
Diesen Grießbrei können Sie auch mit einer Kiwi, Mandarine, Nektarine oder mit 50 Gramm Beerenobst zubereiten.

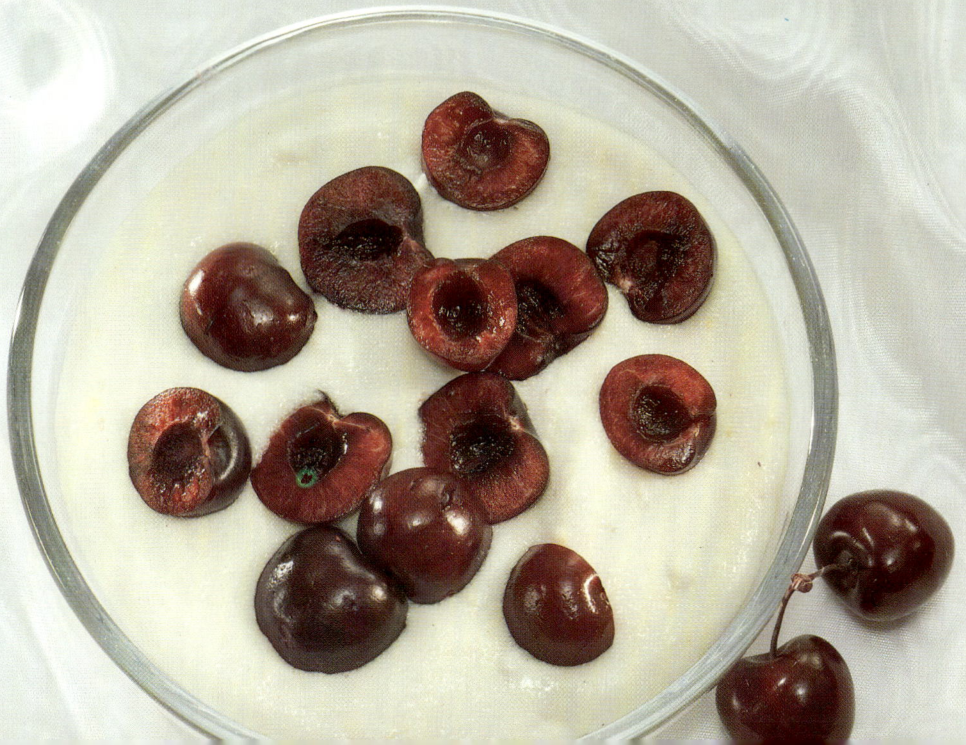

Zutaten von A bis Z

Aufschnitt

Es gibt viele Sorten Aufschnitt: Wurst, Braten, Schinken und Sülze. Wurst und Streichwurst sind meistens ziemlich fett. Zu den mageren Aufschnittsorten zählen Roastbeef, Kasseler und Putenbrust, also alles, was aus magerem Braten geschnitten wird. Gekochter Schinken ist auch mager, wenn man den dicken Fettrand entfernt. Geräucherter Schinken wie zum Beispiel Parma- oder Katenschinken ist fetter, Lachsschinken dagegen ist wieder magerer, besonders wenn man den Fettstreifen entfernt, in den er gewikkelt wurde. Die Lachsschinkenscheiben sind so klein, daß man davon immer zwei Scheiben nehmen kann, auch wenn im Baukasten „1 Scheibe Aufschnitt" steht. Fettarm sind auch Sülzwürste, die es in vielen Variationen gibt, aus Rindfleisch (Corned beef), Schweineschinken oder Geflügelfleisch. Manche Sülzwürste enthalten heute schon mehr Gemüse als Fleisch, sie sind am magersten. Außerdem gibt es kalorienreduzierte Aufschnittsorten (zum Beispiel Geflügelmortadella), bei denen fette Fleischsorten durch magere ersetzt wurden. In den roten Kästen Seite 52 finden Sie die Angabe „1 Scheibe Aufschnitt". Die können Sie auch gegen folgende Mengen austauschen:

2 Scheiben Lachsschinken,
20 Gramm Streichwurst (Leberwurst, Teewurst),
1 kleines Wiener Würstchen,
50 Gramm Beefsteakhack.

Brotsorten

In den Rezepten finden Sie die Angaben „Vollkornbrot", „Vollkornbrötchen" und „Vollkorntoast". Dazu zählen alle Sorten Brot, Brötchen und Toastbrot, die aus dem vollen Korn hergestellt sind und dadurch alle wertvollen Inhaltsstoffe des Getreidekorns enthalten. Ein Vollkornbrot muß nicht aus ganzen, sichtbaren Körnern bestehen, es gibt auch Vollkornmehle und -schrot, aus denen man Vollkornbrot backen kann. Steinmetzbrot, Simonsbrot, Schlüterbrot, Grahambrot und Mehrkornbrot sind Brotsorten, die – wie Weizen- oder Roggenvollkornbrot – aus dem vollen Korn hergestellt werden. Fast alle Brotmischungen für Vollkornbrote werden auch für die Herstellung von Brötchen verwendet. Toastbrot aus Vollkornmehl und -schrot erhalten Sie unter Bezeichnungen wie „Vollkorntoast", „Dreikorntoast", „Kleietoast" und „Roggentoast".

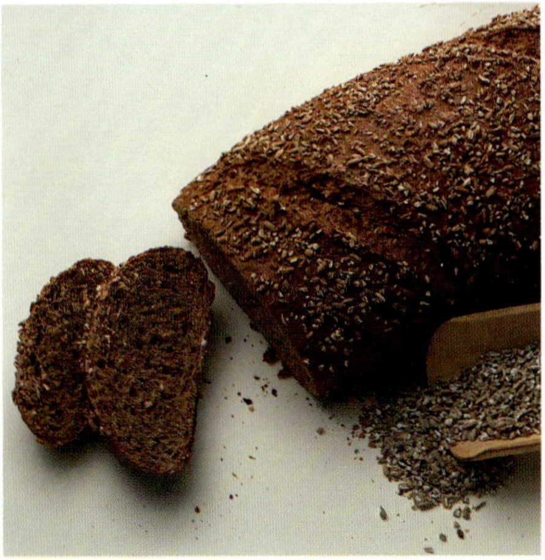

Fett

Beim Fett kommt es neben der Gesamtmenge auch entscheidend auf die Zusammensetzung der Fette an. Fette bestehen aus Glycerin und Fettsäuren. Bei den Fettsäuren muß man zwischen gesättigten und ungesättigten Fettsäuren unterscheiden. Wichtig ist auch noch, ob man es mit tierischen oder pflanzlichen Fetten zu tun hat. In den tierischen Fetten stecken meist mehr gesättigte Fettsäuren, in den pflanzlichen meist ungesättigte. Zu den tierischen Fetten gehören Butter und Schmalz. Aber auch in Fleisch, Aufschnitt, Eiern und in Milchprodukten sind tierische Fette in versteckter Form enthalten. Margarine und Öl bestehen vorwiegend aus pflanzlichen Fetten. Hochwertige Sorten enthalten reichlich einfach und mehrfach ungesättigte Fettsäuren. Cholesterin, mit dem viele Menschen vorsichtig umgehen müssen, weil ihre Blutfettwerte zu hoch sind, ist nur in tierischen Fetten enthalten. Einfach ungesättigte Fettsäuren verhalten sich dem Cholesterinspiegel gegenüber weitgehend neutral, mehrfach ungesättigte Fettsäuren – die wichtigste ist die Linolsäure – wirken einem hohen Cholesterinspiegel sogar entgegen. In allen Fetten ist Vitamin E in unterschiedlichen Mengen enthalten. Dieses Vitamin ist wichtig für die Körperzellen, die für einen reibungslosen Stoffwechsel sorgen sollen.

Linolsäuregehalt einiger Fette	
Butter	2-3%
Schweineschmalz	6-25%
Kokosfett	1-3%
Olivenöl	4-20%
Pflanzenmargarine	25-35%
Maiskeimöl	50-62%
Sonnenblumenöl	55-65%

Fisch

See- und Süßwasserfische sind hochwertige Lebensmittel mit einem hohen Gehalt an leichtverdaulichem Eiweiß. Fisch enthält aber auch Fett. Zu den mageren Fischsorten zählen Barsch, Forelle, Hecht, Heilbutt, Kabeljau, Rotbarsch, Schellfisch, Scholle, Seezunge, Steinbeißer, Steinbutt und Zander. Zu den fetten Sorten gehören Aal, Hering, Lachs und Makrele, die sollten nicht so häufig auf Ihrem Speisezettel stehen. Seefisch ist eine besonders gute Jodquelle. Ihren Bedarf an Jod (wichtig für die Schilddrüse, die Schaltstelle für Ihren gesamten Stoffwechsel) können Sie decken, wenn Sie regelmäßig Seefisch essen.

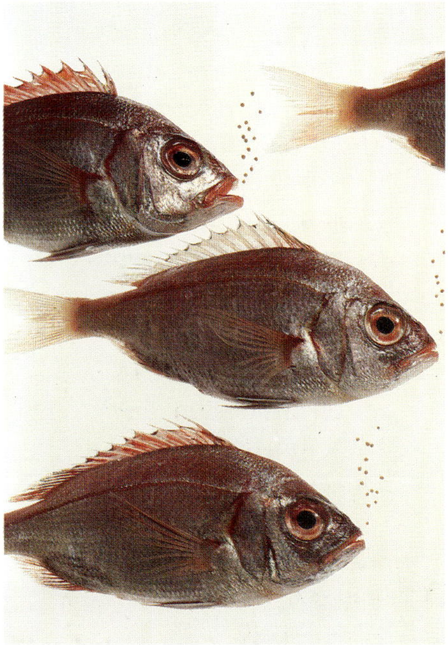

Tiefgekühlter Fisch – meistens Seefisch – wird auf den Fangschiffen verarbeitet, filetiert und sofort eingefroren. Das bedeutet, daß wichtige Inhaltsstoffe weitgehend erhalten bleiben.
Tiefgekühlter Fisch hält sich in der Tiefkühltruhe etwa 2 bis 5 Monate. Nach dem Auftauen sollte er allerdings sofort zubereitet und verzehrt werden. Frischen Fisch sollten Sie spätestens einen Tag nach dem Kauf verbrauchen.

Fleisch

Für kleine Fleischportionen, die nür kurz gebraten oder gegart werden sollen, eignen sich nicht alle Fleischsorten - manche werden nicht zart, sondern bleiben zäh.
Vom **Schwein** nehmen Sie zum Kurzbraten am besten Filet, Schnitzel oder Kotelett, von dem Sie das sichtbare Fett bis auf einen dünnen Rand entfernen sollten. Schweineschnitzel eignet sich auch für Geschnetzeltes, Ragout, Gulasch und Fleischspieße.

Die zartesten Stücke vom **Rind** bekommen Sie als Rinderfilet, Rumpsteak, Roastbeef oder Huftsteak zu kaufen. Aus Huftsteak (auch Hüftsteak oder Blume genannt) können Sie Gulasch oder Geschnetzeltes zubereiten. Tatar (andere Bezeichnungen: Beefsteakhack, Schabefleisch) ist durchgedrehtes Huftsteak.
Kalbfleisch ist von Natur aus schon magerer als Rind- und Schweinefleisch. Koteletts und Schnitzel (aus der Keule geschnitten) sind magere, zarte Kurzbratstücke. Aus der Keule kommt auch das Fleisch für Rouladen, Geschnetzeltes und Gulasch.
Beim **Lamm** ist der Rücken am zartesten. Hier können Sie Lammrükkenfilet oder Lammkoteletts verwenden. Beim Lammkotelett sollten Sie auch das sichtbare Fett bis auf einen dünnen Rand entfernen.
Wild – auch hier sitzen die besten Stücke im Rücken – ist mager und eignet sich auch zum Kurzbraten, wenn man die Stücke in Medaillons schneidet.

Geflügel

Geflügel enthält hochwertiges Eiweiß. Manche Sorten sind sehr fettarm, wie zum Beispiel Puten- und Hähnchenbrust. Dieses magere Geflügelfleisch können Sie sowohl zum Kurzbraten als auch zum Schmoren verwenden, je nachdem, ob es nun ein Schnitzel, eine Roulade, ein Gulasch oder Geschnetzeltes werden soll. Der große Vorteil dieser Teile: Sie eignen sich besonders gut für kleine und einzelne Portionen. Beim Hähnchen sitzt das Fett unter der Haut, deshalb sollte man Hähnchenkeulen vor dem Braten einstechen, damit das Fett herausfließen kann. Das Fleisch von Suppenhühnern, Enten und Gänsen enthält wesentlich mehr Fett und sollte deshalb nicht häufig auf Ihrem Teller zu finden sein.

Gemüse – knackig frisch das ganze Jahr hindurch

Ein Großteil der verschiedenen Gemüsesorten wird aus dem Ausland importiert, vorwiegend aus Holland. Einige Sorten aus dem Unterglasanbau, wie Kopfsalat und Radieschen, können das ganze Jahr über angebaut und geerntet werden. Mit Tomaten, Gurken, Paprika, Auberginen und Zucchini ist das schon von März bis November der Fall. Mit diesem Angebot aus dem Unterglasanbau haben wir das ganze Jahr hindurch eine Riesenauswahl an frischem Gemüse.

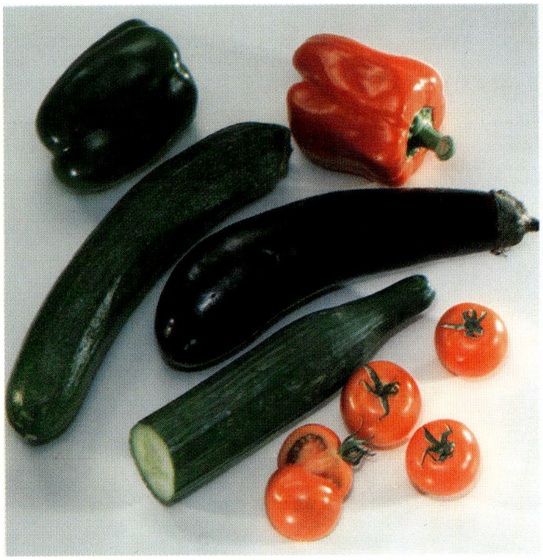

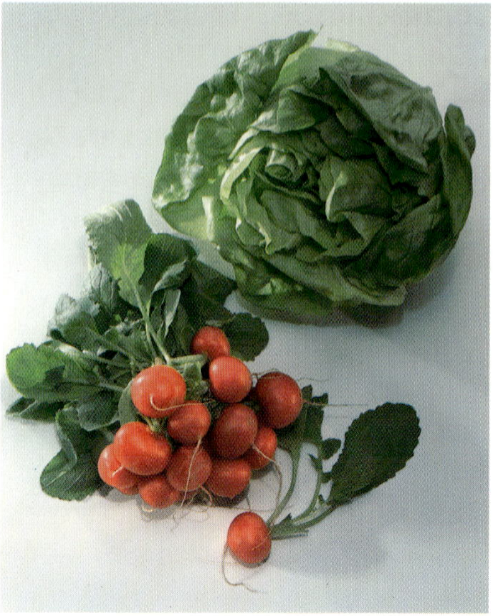

Beim Unterglasanbau von Gemüse können die Einflüsse der Witterung ausgeschaltet werden, so daß die Qualität der Produkte gleichbleibend hoch ist. Das Klima in den Gewächshäusern wird durch computergesteuerte Anlagen geregelt, so daß jederzeit optimale Luftverhältnisse in den Gewächshäusern herrschen. Durch Züchtung werden Sorten entwickelt, die höhere und bessere Erträge erzielen und gegen bestimmte Krankheiten resistent sind.

Viele Pflanzen wachsen in den Gewächshäusern nicht in Erde, sondern in Substraten, wie zum Beispiel in Steinwollmatten. Die Pflanze kann durch diese Substrate gezielter mit Wasser und Nährstoffen versorgt werden als beim Anbau in Erde. Der Unterglasanbau schont die Umwelt. Früher mußte die Erde nach dem Ende der Ernte von Rückständen befreit werden. Bei Steinwolle ist das nicht nötig.
In Substraten können keine Nährstoffe gespeichert werden. Daher werden ständig Düngemittel in das Wasser geleitet. Für diese Nährlösungen werden Rezepturen entwickelt, die genau auf die Bedürfnisse der Pflanzen abgestimmt werden, damit eine gute Qualität bei den Früchten erzielt werden kann.
Schädlinge gibt es aber auch im Treibhaus. Sie können den Pflanzen ernsthafte Schäden zufügen. Früher wurden diese Schädlinge mit chemischen Mitteln bekämpft. Heute greifen die Unterglasgärtner zu einem anderen Mittel: Sie setzen Nützlinge aus, die die Schädlinge vertilgen oder verhindern, daß sie sich ver-

mehren. Ein großes Problem im Gewächshaus ist die Spinnmilbe. Gegen sie wird die Raubmilbe eingesetzt. Sie kann täglich fünf ausgewachsene Spinnmilben leersaugen. Raubmilben vermehren sich doppelt so schnell wie Spinnmilben. So reduzieren sich die Spinnmilben und die Raubmilben vermehren sich – das alles ohne einen Tropfen Spritzmittel. Die biologische Schädlingsbekämpfung funktioniert deshalb so gut, weil ein Glashaus eine (fast) geschlossene Einheit ist. Nichts kann von außen eindringen, nichts kann von innen nach außen gelangen – auch die Nützlinge nicht, die für Ordnung sorgen sollen. Bei manchen Gemüsesorten, wie zum Beispiel bei Paprikaschoten und bei Gurken, gelingt es der „Schädlingskampftruppe" nicht, alle Insekten zu vernichten. Hier müssen zusätzlich noch Spritzmittel eingesetzt werden, allerdings milde, sonst würden die Nutzinsekten das nicht überleben. Trotz der biologischen Schädlingsbekämpfung werden ständig Proben auf Pflanzenschutzmittelrückstände überprüft.

Gemüsesorten

In den grünen Kästen des Baukastens (Seite 52) gibt es eine Unterteilung der Gemüsesorten in drei Gruppen: mit einem niedrigen (Gruppe 1), einem mittleren (Gruppe 2) und einem hohen (Gruppe 3) Wassergehalt. Folgende Gemüsesorten gehören zu den jeweiligen Gruppen:

Gemüse 1:

Erbsen	Zuckermais
Kartoffeln	

Gemüse 2:

Artischocken	Mangold
Bambussprossen	Möhren
Blumenkohl	Petersilienwurzeln
Brokkoli	Porree
Fenchel	Rosenkohl
Frühlingszwiebeln	Rote Bete
Grüne Bohnen	Rotkohl
Grünkohl	Steckrüben
Knollensellerie	Weißkohl
Kohlrabi	Wirsingkohl
	Zuckerschoten

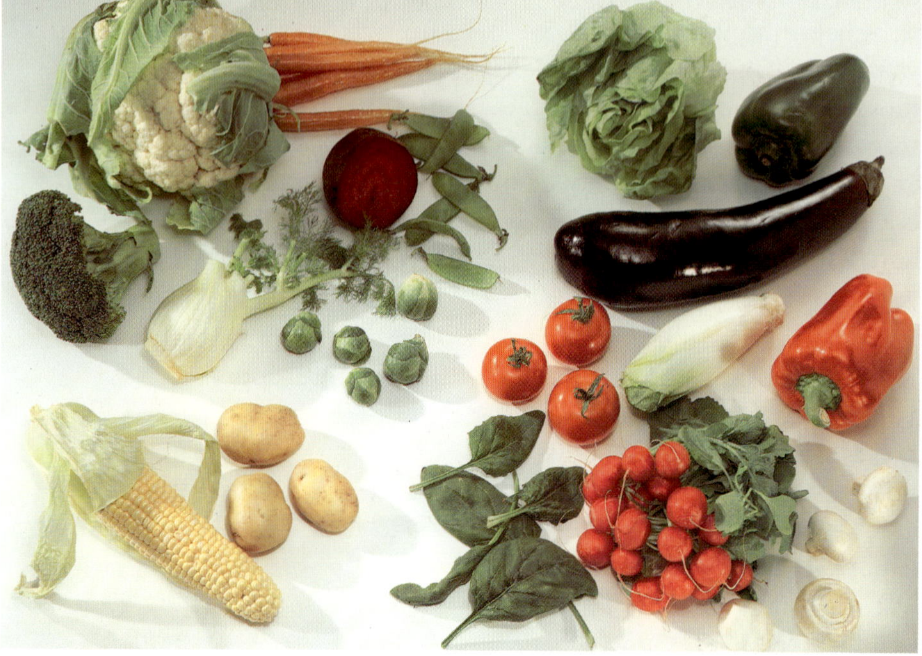

Gemüse 3:

Auberginen	Rhabarber
Blattsalat	Sauerkraut
Champignons	Schwarzwurzeln
Chicorée	Spargel
Chinakohl	Spinat
Gurken	Spitzkohl
Kürbis	Staudensellerie
Paprikaschoten	Tomaten
Radieschen	Zucchini
Rettich	

Gemüse – Lagerung und Behandlung

Frisch gekauftes Gemüse sollten Sie am besten gleich verbrauchen. Beim Einzelhändler kann es besser lagern als bei Ihnen zu Hause. Wenn Sie es dennoch ein paar Tage aufbewahren wollen, denken Sie bitte daran, daß nicht alle Gemüsesorten in den Kühlschrank gehören (siehe S. 190).

Übrigens, Tomaten legen Sie besser nicht neben anderes Gemüse. Sie entwickeln einen Stoff, der zum Beispiel Gurken und Auberginen schneller altern läßt. Gemüse sollten Sie nur schälen, wenn es unbedingt erforderlich ist, wie zum Beispiel Kohlrabi. Oft reicht es aus, wenn Sie es gründlich waschen und abbürsten (neue Kartoffeln und junge Bundmöhren). Vergessen Sie nicht: in der Schale sitzen die Vitamine! Geputztes Gemüse nicht lange an der frischen Luft oder gar im Wasser liegen lassen, der Vitamingehalt nimmt dabei rapide ab. Wollen Sie die Vitamine schonen, dann kochen Sie Gemüse nur knapp gar.

Lagerung von Gemüse

Im Kühlschrank:

Blattsalate
Blumenkohl
Brokkoli
Champignons
Chicorée
Chinakohl
Erbsen
Fenchel
Frühlingszwiebeln
Grüne Bohnen
Grünkohl
Kartoffeln
Knollensellerie
Kohlrabi
Mangold
Möhren
Petersilienwurzeln
Porree
Radieschen
Rettich
Rhabarber
Rosenkohl
Rote Bete
Rotkohl
Schwarzwurzeln
Spargel
Spinat
Spitzkohl
Sprossen
Staudensellerie
Steckrüben
Weißkohl
Wirsingkohl
Zucchini
Zuckermais
Zuckerschoten

Im Vorratsschrank:

Artischocken
Auberginen
Gurken
Kürbis
Paprikaschoten
Tomaten

Getreide

Getreide wird zum größten Teil als Brot, Müsli oder Mehl gegessen. Wissenswertes über Brot finden Sie unter dem Stichwort „Brotsorten", über Müsli unter dem Stichwort „Müsli".

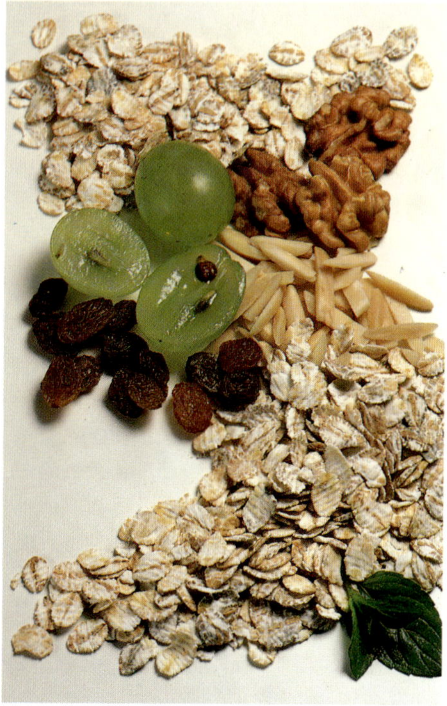

Hülsenfrüchte

Hülsenfrüchte enthalten sehr hochwertiges pflanzliches Eiweiß und stehen leider viel zu selten auf dem Speiseplan. Ganz besonders in kleinen Haushalten, weil Hülsenfrüchte unendlich lange Kochzeiten haben. Der Energieaufwand steht in keinem Verhältnis zu der Portion, die nachher auf dem Teller liegt. Es lohnt sich wirklich nicht, jede Portion frisch zu kochen. Deshalb hier ein Tip: Kochen Sie am besten eine große Portion Erbsen, Bohnen oder Linsen, und frieren Sie sie in kleinen Portionen ein. So haben Sie immer eine Portion parat, die Weiterverarbeitung dauert dann nur noch wenige Minuten, in der Mikrowelle geht es sogar blitzschnell. Im Schnellkochtopf verkürzen Sie die Garzeit um zwei Drittel. Was Sie über das Garen im Schnellkochtopf noch wissen sollten, steht auf den Seiten 200/201 im Kapitel „Garmethoden". Dort finden Sie auch die Portionsgrößen und die Garzeiten für Hülsenfrüchte.

Käse

Es gibt ein großes Angebot an Käse, nicht nur viele Sorten, sondern auch noch innerhalb der Sorten unterschiedliche Fettstufen, die den Geschmack sehr verändern. Zu den fettärmsten Sorten zählen die, die aus Sauermilch hergestellt werden, wie zum Beispiel Harzer Käse. Er enthält nur 10 Prozent Fett in der Trokkenmasse (F. i.Tr.). Auf Brot können Sie auch einmal die mageren Sorten ausprobieren, auch die mageren Schnittkäsesorten. Zum Überbacken sollten Sie die fetteren Sorten (45% bis 60% F. i.Tr.) verwenden, dieser Käse schmilzt besser. In den gelben Kästen Seite 52 finden Sie die Angabe „1 Scheibe Käse". Wenn Sie mehr Abwechslung in Ihren Speiseplan bringen wollen, können Sie statt Schnittkäse auch folgende Sorten verwenden:
1 EL Frischkäse 60% F. i.Tr. (25 g)
100 Gramm Hüttenkäse 5% F. i.Tr.
100 Gramm Harzer Käse 10% F. i.Tr.
100 Gramm Schichtkäse 10% F. i.Tr.
30 Gramm Weichkäse (45 – 50% F. i.Tr., z. B. Camembert, Romadour)
20 Gramm halbfester Schnittkäse (45 – 50% F. i.Tr., z. B. Butterkäse, Roquefort, Danablu, Gorgonzola)
20 Gramm Hartkäse (60% F. i.Tr., z. B. Parmesan, Pecorino, Greyerzer)

Keimöl

Nur das Beste ist gut genug, das gilt besonders für das Öl, mit dem Sie Ihre Salate und sonstigen Gerichte zubereiten. Keimöl gehört zu den besonders hochwertigen Ölen und hat eine Reihe von Vorteilen. Die wichtigsten: es ist absolut rein, geschmacksneutral, erhitzbar und enthält einen hohen Anteil an Linolsäure (mehrfach ungesättigte Fettsäure), die so wichtig für den Stoffwechsel ist.
Keimöl wird aus den Keimen von Getreide gewonnen – Maiskeimöl zum Beispiel aus den Keimen von Maiskörnern. Hochwertiges Keimöl wird aus frisch gewonnenen Keimen ohne jeden Zusatz von Lösungsmitteln schonend gepreßt und anschließend gereinigt. Damit die wertvollen Inhaltsstoffe des Öls

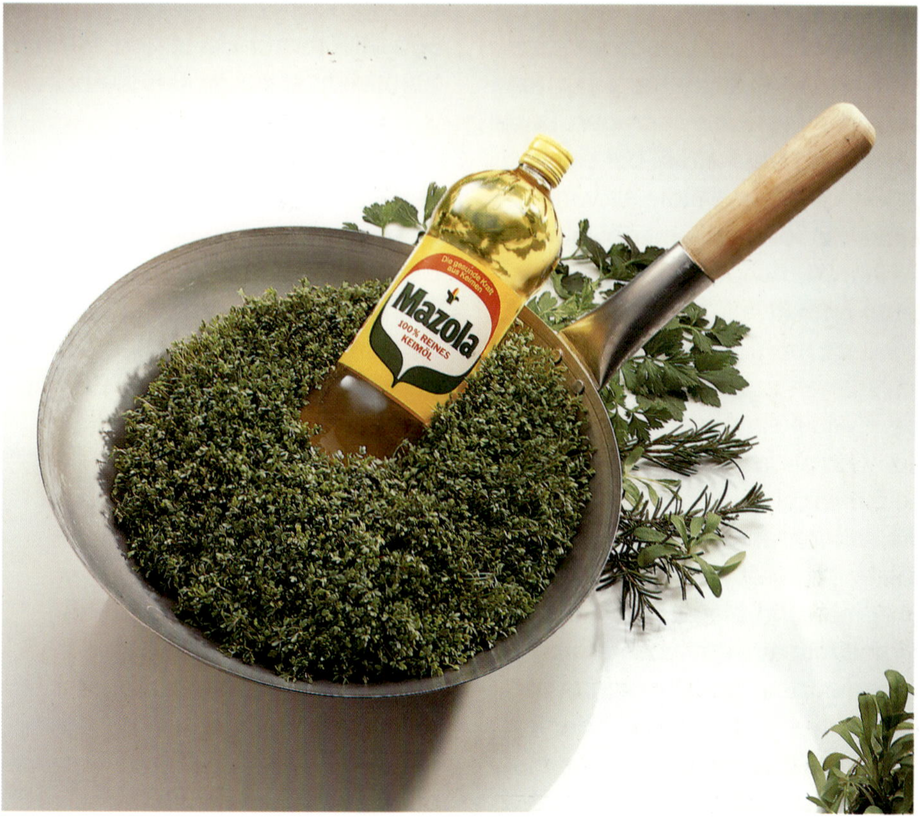

erhalten bleiben, laufen alle Reinigungsprozesse sehr rasch, unter Ausschluß von Sauerstoff und bei niedrigen Arbeitstemperaturen ab; alles, um das Öl vor Oxydation zu schützen. Das fertige Keimöl wird – ebenfalls unter Ausschluß von Luft – sofort in Glasflaschen gefüllt. Keimöl gehört in die Gruppe der Speiseöle mit besonders hohem Anteil an mehrfach ungesättigten Fettsäuren (insbesondere Linolsäure). In diese Gruppe gehören alle Speiseöle mit einem Linolsäureanteil

von mehr als 50 Prozent der Gesamtfettsäuren. Linolsäure kann zur Normalisierung eines erhöhten Cholesterinspiegels beitragen. Dabei erwies sich Maiskeimöl bei einer großangelegten Studie als wirksamer als Sonnenblumenöl, obwohl Sonnenblumenöl etwas mehr Linolsäure enthält.
Das liegt möglicherweise an verschiedenen natürlichen Substanzen, die in Maiskeimöl reichlicher vorhanden sind als in anderen Speiseölen.
Keimöl eignet sich hervorragend für die Zubereitung von Rohkost und Salaten, von Mayonnaisen, Dips, Dressings und Marinaden. Keimöl ist aber auch relativ hoch erhitzbar. Es eignet sich zum Dünsten, zum Kurzbraten in der Pfanne oder im Wok, zum Braten im Backofen, zum Backen, Schmoren und Grillen.
Hochwertiges Keimöl ist luftdicht verpackt und kann - originalverpackt – daher mindestens 2 Jahre gelagert werden. Angebrochene Flaschen sollten Sie im Kühlschrank aufbewahren und innerhalb von 8 Wochen verbrauchen. Im Handel gibt es Keimöl in verschiedenen Flaschengrößen: zum Beispiel 250 und 500 Milliliter für kleine und 750 und 1000 Milliliter für große Haushalte.

Maßeinheiten

Die Mengen im Baukasten Seite 52 und in den Rezepten werden oft nicht in Gramm angegeben, sondern in Einheiten, wie zum Beispiel 1 EL oder 2 TL, also 1 Eßlöffel oder 2 Teelöffel. So brauchen Sie nicht alles abzuwiegen, das vereinfacht das Kochen. Obst und Gemüse geben wir in „Stück" an. Gemeint sind mittelgroße Exemplare, also mittelgroße Kartoffeln, mittelgroße Zucchini. Wenn es Sie besonders interessiert, finden Sie in der Tabelle rechts die genauen Gewichte, von denen wir ausgegangen sind.
Bei Gemüse und Obst, aber auch bei Fleischstücken mit Knochen oder bei ganzen Fischen muß man mit Abfall rechnen. Kaufen Sie bei diesen Zutaten immer etwas mehr ein, denn die Mengenangaben in diesem Buch beziehen sich immer auf den eßbaren Anteil ohne Abfall.

	Einheit		Menge
Käse	1	Scheibe	20 g
Camembert	¼	Stück	30 g
Frischkäse	1	EL	25 g
Schmelzkäse	1	Ecke	30 g
Aufschnitt	1	Scheibe	20 g
Lachsschinken	1	Scheibe	10 g
Hähnchenbrust	1	kl. Stück	75 g
Hähnchenkeule	1	Stück	150 g
Würstchen	1	kl. Stück	50 g
Ei	1	Stück	50 g
Eigelb	1	Stück	20 g
Eiweiß	1	Stück	30 g
Butter	1	TL	5 g
Margarine	1	TL	5 g
Öl	1	TL	2.5 g
Öl	1	EL	10 g
Crème fraîche	1	TL	5 g
Crème fraîche	1	EL	20 g
Sahne	1	EL	10 g
Saure Sahne	1	EL	10 g
Salatcreme	1	EL	20 g
Quark	1	EL	25 g
Joghurt	1	Becher	150 g
Nüsse	1	EL	10 g
Brot	1	Scheibe	50 g
Brötchen	1	Stück	50 g
Toast	1	Scheibe	25 g
Knäckebrot	1	Scheibe	10 g
Zwieback	1	Stück	10 g
Haferflocken	1	EL	10 g
Mehl, Grieß	1	TL	5 g
Mehl, Grieß	1	EL	15 g

	Einheit		Menge
Naturreis	1	EL	15 g
Chicorée	1	Staude	150 g
Erbsen	1	EL	25 g
Fenchel	1	Knolle	150 g
Gurke	1	Stück	500 g
Kartoffel	1	Stück	50 g
Knollensellerie	1	Stück	500 g
Kohlrabi	1	Stück	150 g
Möhre	1	Stück	100 g
Paprikaschote	1	Stück	150 g
Porree	1	Stange	150 g
Radieschen	1	Bund	150 g
Staudensellerie	1	Staude	500 g
Tomate	1	Stück	50 g
Zucchino	1	Stück	150 g
Zwiebel	1	Stück	30 g
Apfel	1	Stück	150 g
Apfelsine	1	Stück	150 g
Aprikose	1	Stück	50 g
Banane	1	Stück	100 g
Kiwi	1	Stück	50 g
Mandarine	1	Stück	50 g
Zucker	1	TL	5 g
Honig	1	TL	5 g
Kakao	1	TL	5 g
Tomatenketchup	1	TL	5 g
Tomatenmark	1	EL	20 g
Senf	1	TL	5 g
Milch	1	Tasse	125 ml
Saft	1	Glas	200 ml
Saft	1	EL	10 ml
Wein	1	EL	10 ml

Müsli

Grundbestandteil von Müslimischungen ist immer Getreide in Form von Flocken, Grütze oder Kleie. Es gibt aber auch Sorten, die Trockenfrüchte, Nüsse, Schokolade, Honig und Zucker enthalten. Zuckerfreie Produkte haben statt dessen oft Honig oder einen hohen Anteil an Trockenfrüchten in der Mischung. Der Gesamtzuckergehalt liegt daher oft kaum unter dem zuckerhaltiger Produkte. Entscheiden Sie sich für die Sorte, die Ihnen am besten schmeckt. Achtung: Müsli sollten Sie immer kühl und trocken lagern und das nicht zu lange!

Naturreis

Naturreis heißt auch Voll- oder Braunreis. Dieser Reis wird nur von der harten, ungenießbaren Hülse befreit, besitzt aber die darunterliegende Silberhaut, in der wichtige Vitamine und Mineralstoffe enthalten sind. Naturreis hat eine längere Garzeit als weißer Reis. Besonders schnell und schonend kann man Naturreis im Schnellkochtopf kochen. Wie Hülsenfrüchte können Sie Naturreis in größeren Portionen kochen und in kleinen Portionen einfrieren. So haben Sie immer eine vitaminreiche Beilage im Vorrat, die sich in der Mikrowelle oder in der Pfanne ganz schnell erwärmen läßt. Garzeiten und Portionsgrößen finden Sie im Kapitel „Garmethoden" in der Tabelle auf Seite 201.

Obst

Obst sollten Sie nur schälen, wenn es sich nicht vermeiden läßt, zum Beispiel Ananas, Kiwis und Bananen. Äpfel und Birnen brauchen nicht geschält zu werden, gründliches Waschen reicht aus.
In den grünen Kästen Seite 52 finden Sie die Angabe „1 Stück Obst". Dahinter verbergen sich folgende Mengen (siehe Kasten rechts):

1 Apfel
1 Apfelsine
1 Banane
1 Birne
1 Grapefruit
2 frische Feigen
2 Kiwis
2 Mandarinen
½ Melone
¼ Ananas
150 Gramm Weintrauben

Salatcreme

Salatcreme kann man wie Mayonnaise verwenden. Sie enthält aber wesentlich weniger Fett. Während Mayonnaise 80 Prozent und Salatmayonnaise 50 Prozent Fett hat, bestehen Salatcremes (die aus rechtlichen Gründen nicht Mayonnaise heißen dürfen) nur zu 10 bis 20 Prozent aus Fett. Sie machen das Kaloriensparen leichter.

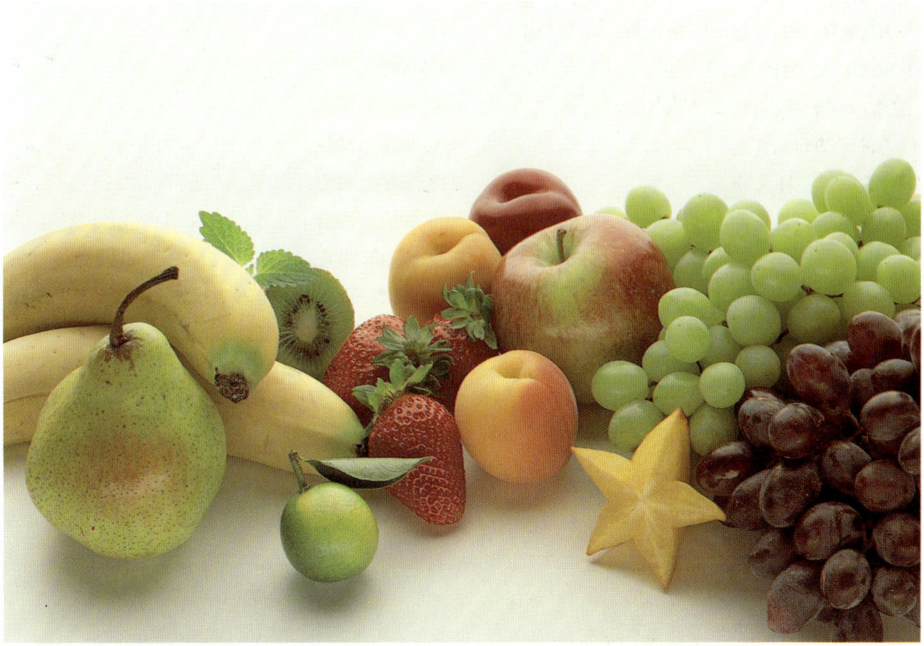

Trockenfrüchte

Helle Sorten Trockenfrüchte (Äpfel, Aprikosen, Rosinen) werden oft geschwefelt, damit sie ihre appetitliche Farbe behalten. Schwefel kann aber schon in kleinen Mengen bei manchen Menschen zu unangenehmen Begleiterscheinungen führen, wie zum Beispiel zu Schwindelanfällen und Kopfschmerzen. Sie sollten daher ungeschwefelte Produkte vorziehen. Auf den Packungen ist ein Vermerk, wenn die Früchte geschwefelt sind.

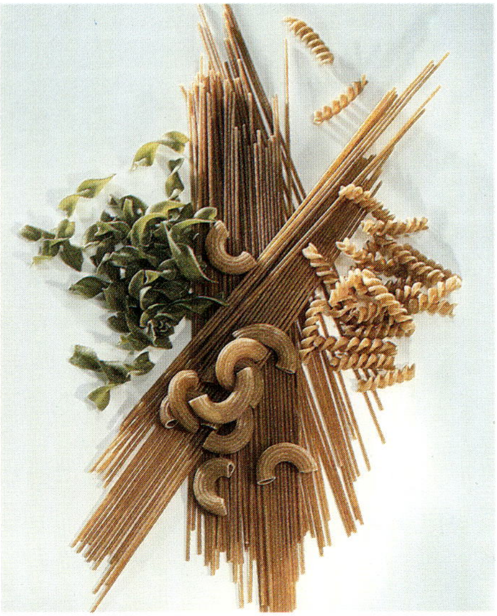

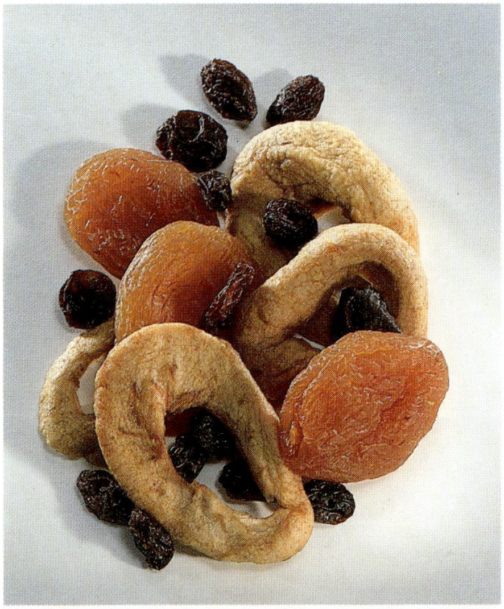

Vollkornnudeln

Vollkornnudeln erkennen Sie an der braunen, unregelmäßigen Farbe. Man bekommt Vollkornnudeln als Spaghetti, Makkaroni, Bandnudeln und in verschiedenen kurzen Formen. Vollkornnudeln kochen nur wenig länger als helle Nudeln, enthalten aber – weil sie aus Vollkornmehl oder -grieß hergestellt werden – einen höheren Anteil an Vitaminen, Mineral- und Ballaststoffen.

Braten mit wenig Fett

Beim Braten von Steaks spart man Fett, wenn man das Fett nicht in die Pfanne gibt, sondern die Fleischstücke nur mit wenig Öl bepinselt. Hähnchenkeulen verlieren viel Fett, wenn man die Haut vor dem Braten mit einer Gabel oder einem spitzen Messer einsticht. Nachdem die Hähnchenkeule fertiggebraten ist, das ausgetretene Fett abgießen. Bratkartoffeln nehmen besonders wenig Fett auf, wenn man die gekochten Kartoffelscheiben zuerst ohne Fett anbrät. Dann erst die Butter dazugeben und die Scheiben goldgelb zu Ende braten.

Mikrowellengerät

Mit dem Mikrowellengerät kann man Kochzeit sparen. Getränke sind in wenigen Minuten heiß, eine Tasse Flüssigkeit braucht etwa 1 Minute bei 600 bis 700 Watt. Die heiße Schokolade von Seite 63 wird im Becher erhitzt und ist in 2 Minuten fertig. Auch Eintöpfe und Suppen können Sie schneller und schonender in der Mikrowelle garen. Außerdem können vorbereitete – zum Beispiel eingefrorene – Gerichte blitzschnell erhitzt werden. Besonders geeignet für das Garen in der Mikrowelle ist Gemüse. Es behält seine typische Farbe und den Eigengeschmack. Durch die kurzen Garzeiten werden Vitamine und Mineralstoffe geschont. Das zerkleinerte Gemüse einfach mit sehr wenig Wasser (einige Eßlöffel reichen aus) und Gewürzen in eine Schüssel geben und zugedeckt garen.

Pfanne

Für Steaks oder Koteletts eignet sich am besten eine Eisenpfanne. Es werden hohe Temperaturen erreicht, so daß sich die Fleischporen schnell schließen, wenn das

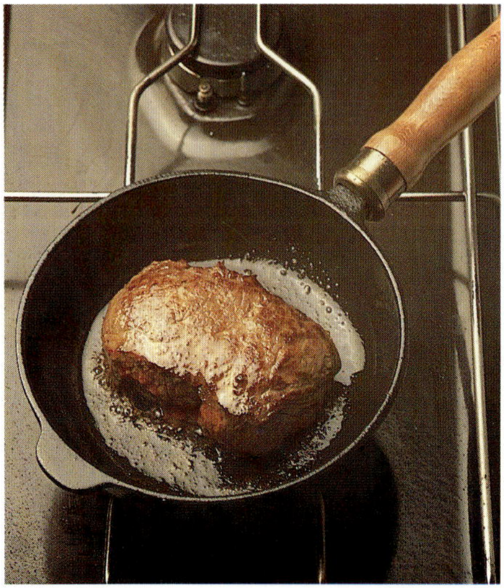

Steak mit dem Pfannenboden in Berührung kommt. Beschichtete Pfannen sind dann gut, wenn man mit wenig Fett braten will. In einer beschichteten Pfanne braucht man grundsätzlich weniger Bratfett, weil das Fleisch oder die Bratkartoffeln wegen der Beschichtung nicht so leicht am Pfannenboden anhaften können. Beschichtete Pfannen darf man nicht zu hoch erhitzen, weil die Beschichtung sonst beschädigt wird. Außerdem sollte man in beschichteten Pfannen nur mit Holz- oder hitzebeständigen Plastiklöffeln umrühren oder wenden. Metallbesteck kann die Beschichtung kaputtmachen. Sinnvoll ist die Verwendung einer beschichteten Pfanne mit Deckel. In ihr kann man Geschnetzeltes oder Gemüse anbraten und dann zugedeckt zu Ende schmoren. Für den kleinen Haushalt ist eine Ausstattung mit drei Pfannen sinnvoll: eine sehr kleine beschichtete Pfanne mit einem Durchmesser von 14 Zentimeter für ein einzelnes Spiegel- oder Rührei, eine große beschichtete Pfanne mit Deckel mit einem Durchmesser von 24 Zentimeter für Geschnetzeltes und Pfannengerichte und eine mittelgroße Eisenpfanne mit einem Durchmesser von 18 Zentimeter für Steaks und Koteletts.

Schnellkochtopf

Der Schnellkochtopf (oder Dampfdrucktopf) kann lange Garzeiten erheblich verkürzen. Als Faustregel gilt: Zwei Drittel der Garzeit kann man bei Benutzung des Schnellkochtopfes sparen. Für kleine Portionen eignen sich die kleinen Schnellkochtöpfe (ca. 2,5 l Inhalt) am besten. Wenn Sie Hülsenfrüchte, Reis oder Kartoffeln im Schnellkochtopf garen wollen, finden Sie die Angaben für Garzeiten, Portionsgrößen und die Wasserzugabe unten in der Tabelle.

Auch wenn Sie kleinere Mengen als die angegebenen garen: Eine Tasse (TA) Wasser muß immer im Schnellkochtopf sein, damit sich genügend Dampf entwickeln kann. Bei den großen Schnellkochtöpfen ist noch mehr Wasser notwendig, damit genug Dampf entsteht.

Gargut	Portion	Rohgewicht	Wasserzugabe	Garzeit	Gewicht nach dem Garen
Linsen	2 gr. Port. 4 kl. Port.	= 120 g	1½ TA	15 Min.	280 g
weiße Bohnen	2 gr. Port. 4 kl. Port.	= 120 g	1½ TA	30 Min.	220 g
rote Bohnen	2 gr. Port. 4 kl. Port.	= 120 g	1½ TA	30 Min.	200 g
Erbsen	2 gr. Port. 4 kl. Port.	= 120 g	2 TA	40 Min.	200 g
Naturreis	2 Port.	= 60 g	1 TA	10 Min.	150 g
Kartoffeln	2 Port.	= 6 Stück	1 TA	10 Min.	300 g

Topf

Für kleine Portionen reichen in den meisten Fällen kleine Töpfe mit einem Durchmesser von 14 Zentimeter und einem Inhalt von 1,5 Liter aus. In diesem Buch gibt es nur wenige Ausnahmen, bei denen Sie einen größeren Topf brauchen. Für frischen Spinat, Muscheln, Nudeln und Spargel sollten Sie einen Topf mit einem Durchmesser von 18 oder 24 Zentimeter benutzen.

Wok

Der Wok ist ursprünglich eine chinesische Erfindung, hat sich aber in der gesamten asiatischen Küche und nun auch in der westlichen Welt durchgesetzt. Zuerst sollte man den Wok erhitzen, das Öl hineingeben und bei mittlerer Hitze heiß werden lassen. Dann kommen die kleingeschnittenen Zutaten hinzu – erst das Fleisch, dann das Gemüse. Dabei sollte man immer wieder umrühren, damit alle Zutaten mit dem flachen Boden in Berührung kommen, denn dort ist die Hitze am größten. Durch die kurzen Garzeiten im Wok bleibt alles Gebratene frisch und knackig und behält dadurch weitgehend seine Vitamine und Mineralstoffe. Früher gab es nur Woks, die mit Holzkohle oder Gas beheizt wurden. Heute gibt es Woks mit Elektroböden für Herdplatten und Ceranfelder. Alle Woks sind ziemlich groß. Das hat einen Vorteil: Sie können 1-Personen-Gerichte genauso gut darin zubereiten wie ein schnelles und gesundes Essen für viele Personen. Auch Reste lassen sich zu einer schmackhaften, pikanten Mahlzeit weiterverarbeiten. Wenn Sie noch etwas frisches Gemüse und vielleicht sogar noch Fleisch, gekochte Kartoffeln, Nudeln oder Reis im Kühlvorrat haben, hier ein Tip für ein blitzschnelles Essen aus dem Wok: Alles kleinschneiden und in wenig Öl anbraten. Mit Sojasauce und einem Schuß Sherry abschmekken, mit Frühlingszwiebelstreifen – wenn Sie haben – und frischen oder tiefgekühlten Kräutern würzen und fertig ist die Mahlzeit.

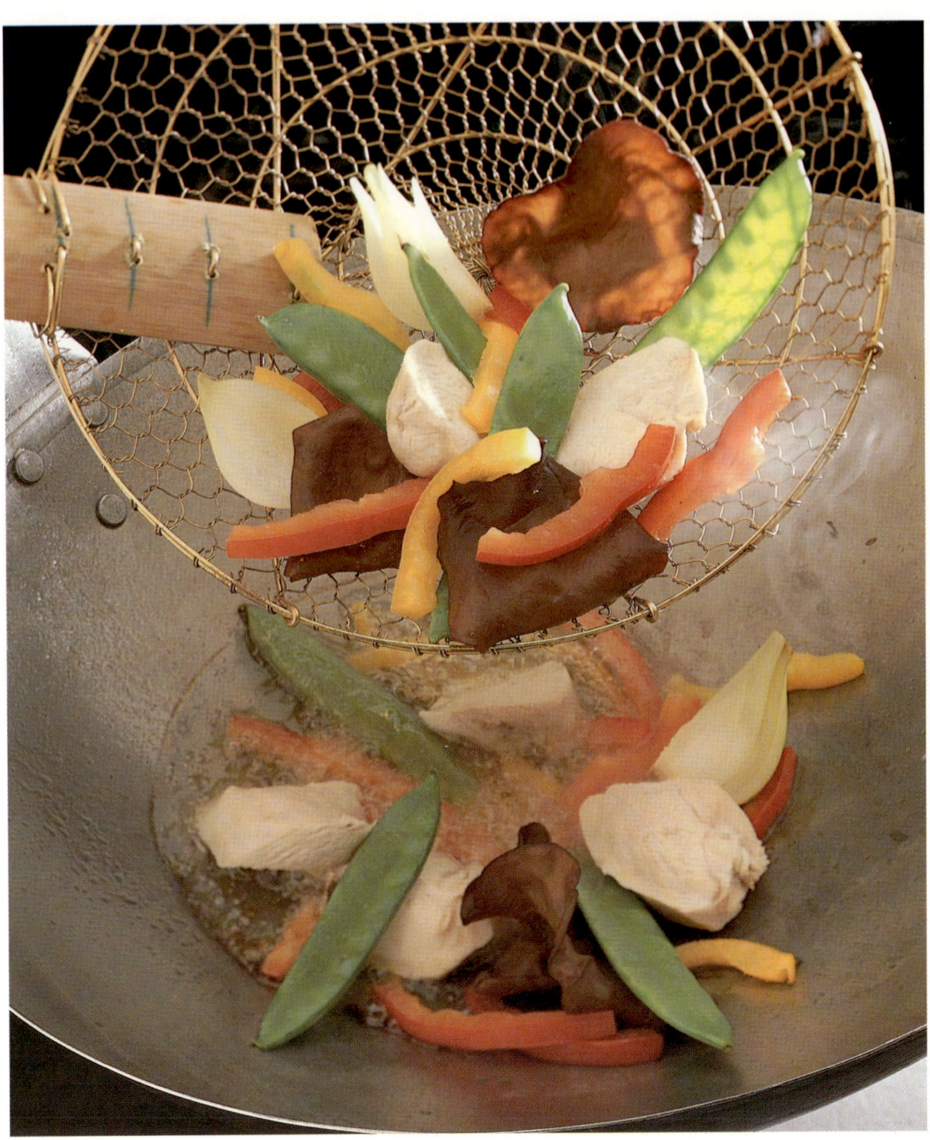

Rezeptverzeichnis

Frühstück

Rezepte	Seite	kcal	E	F	KH	Bal	Zeit	Gargeräte
Amerikanisches Rühreisandwich	75	266	10	12	27	2	10	P
Apfelspalten mit Müslijoghurt	62	223	10	7	30	4	5	–
Brötchen mit Camembert	66	266	11	15	19	4	5	–
Brötchen mit Lachsschinken	70	228	11	12	19	4	5	–
Dänischer Apfelpfannkuchen	77	253	7	10	31	4	15	P
Dickmilch mit Apfel und Nüssen	62	266	13	7	36	4	5	–
Ei im Glas mit Kresse	73	261	11	15	19	4	10	T
Erdbeermilch	65	291	14	12	30	6	10	–
Gekochtes Ei mit Radieschenbrot	72	224	11	10	20	4	10	T
Heiße Schokolade und Brötchen	63	432	14	16	55	2	5	T
Käsebrot mit Tomate	66	219	9	11	20	5	5	–
Kiwijoghurt	61	191	10	6	25	5	5	–
Knäckebrote mit Käse und Gurke	67	220	13	10	22	5	5	–
Milch mit Corn-flakes und Brot	60	359	12	14	45	3	5	–
Orangenquark mit Müsli	60	294	16	8	38	4	5	–
Roastbeefbrot mit Dillgurken	69	200	9	9	20	4	5	–
Rührei auf Pumpernickel	74	200	9	10	16	4	10	P
Schinkenbrot mit Gurke	68	183	8	7	19	4	5	–
Schokoladenquark mit Birne	64	277	16	8	33	3	5	–

Rezepte	Seite	kcal	E	F	KH	Bal	Zeit	Gargeräte
Spanisches Omelett	76	243	12	11	23	6	15	P
Spiegelei auf Toast	72	264	11	12	26	2	10	P
Vollkornbrot mit Mortadella	71	215	7	11	20	5	5	–
Vollkorntoast mit Putenbrust	68	152	7	6	17	2	5	–

Mittagessen

Bratkartoffeln mit Spiegeleiern	132	350	18	16	30	8	15	P
Chinapfanne mit Reis	88	592	34	22	35	5	30	T/P
Eier mit Senfsauce	128	417	19	23	30	5	25	T
Eierreis mit Krabben	134	362	27	13	362	5	20	P
Erbseneintopf	120	415	20	8	65	18	30	T
Erbsenpüree mit Kartoffel-Apfel-Mus	122	438	18	6	77	18	30	T/P
Filetsteak mit Sahnebohnen	80	522	37	23	36	9	25	T/P
Fischragout mit Wildreis	96	393	31	16	27	4	35	T/P
Fischsuppe	100	385	35	11	34	9	30	T
Fleischspieße mit Chicorée	90	512	34	26	31	4	35	T/P
Gambas mit Knoblauch in Weißwein	98	417	35	13	32	6	10	P
Gefüllte Forelle	92	440	31	18	34	7	30	T/P
Gemüsegratin	136	507	22	30	33	9	20	T/G
Hähnchenkeule mit Ratatouille	106	391	32	10	38	7	35	T/P
Hühnerfrikassee mit Zuckerschoten	110	549	44	17	47	10	30	T
Huhn in Safranreis	112	373	42	5	36	7	15	T
Kalbskotelett provenzalisch	82	390	27	16	32	8	25	T/P

Rezepte	Seite	kcal	E	F	KH	Bal	Zeit	Gargeräte
Kalbsleber mit Gurkengemüse	84	433	35	16	37	4	20	P
Lachskotelett mit Dillsauce	94	555	28	25	47	11	25	T/P
Lauwarmer Bohnensalat	118	431	19	12	60	19	30	T
Linsencurry	126	372	20	5	61	11	35	P
Muscheln in Fenchelsauce	102	313	23	3	45	10	30	T
Pellkartoffeln mit Kräuterquark	138	412	26	17	36	7	25	T
Pochierte Eier auf Spinat	130	390	21	20	28	8	30	T
Putenpfanne mit chin. Pilzen	114	445	46	5	47	7	20	T/P
Putenroulade mit Porreefüllung	108	417	43	11	32	9	30	T
Putenschnitzel mit Orangensauce	104	443	44	15	29	6	35	T/P
Sahnelinsen mit Salzkartoffeln	124	528	19	21	62	12	25	T/P
Scharfe rote Bohnen	116	411	20	7	64	17	30	T
Zucchino mit Hackfleischfüllung	86	468	30	21	37	6	30	T/P

Abendessen

Belegte Brote	154	361	16	15	37	8	10	–
Bunte Knäckebrote	150	308	14	17	23	6	15	–
Bunter Salat mit Eiern	143	330	16	22	14	5	15	–
Butterbrot und Gurkenquark	156	358	22	10	42	8	10	–
Champignontoast	158	341	17	18	25	3	20	P
Gemüse mit Kräuterdip	142	184	17	7	12	4	15	–
Griechischer Salat	148	274	10	21	9	5	15	–
Kartoffelsalat mit Würstchen	146	373	12	23	26	5	20	T

Rezepte	Seite	kcal	E	F	KH	Bal	Zeit	Gargeräte
Strammer Max	160	404	18	18	39	8	15	P
Tatarbrot	152	356	20	11	41	9	10	–
Thunfischsalat	144	215	14	14	7	5	15	–
Tomaten mit Mozzarella	149	236	11	18	4	3	10	–

Extramahlzeiten

Rezepte	Seite	kcal	E	F	KH	Bal	Zeit	Gargeräte
Aprikosenkompott	166	88	2	0	20	4	15	T
Beerengelee	164	114	7	1	20	12	10	T
Bunter Kartoffelsalat	170	101	4	0	21	5	10	P
Gebratene Banane	167	120	1	0	23	2	5	P
Gemischter Salat	168	82	6	1	12	9	10	–
Grießbrei mit Kirschen	181	129	5	3	21	2	10	T
Gurkensalat	169	71	3	1	12	5	10	–
Honigzwieback	179	102	4	3	15	2	5	–
Italienische Gemüseplatte	176	75	6	1	8	5	20	T
Kräuterbrot	178	123	8	1	21	4	5	–
Linsensalat	173	122	8	1	20	4	10	–
Möhrenrohkost	171	67	6	1	12	10	15	–
Obstsalat	165	113	2	1	24	6	10	–
Porridge mit Kiwi	180	101	3	2	18	3	10	T
Spargel mit Kräutervinaigrette	172	76	10	1	7	8	15	T
Tomatensuppe	174	122	6	3	19	10	15	T

Abkürzungen im Rezeptregister:

Kcal	= Kilokalorien
E	= Eiweiß in Gramm
F	= Fett in Gramm
KH	= Kohlenhydrate in Gramm
Bal	= Ballaststoffe in Gramm
Zeit	= Zubereitungszeit in Minuten
T	= Topf
P	= Pfanne
G	= Grill

Abkürzungen in den Rezepten:

EL	= Eßlöffel
TL	= Teelöffel
Msp.	= Messerspitze
ml	= Milliliter
cl	= Zentiliter
F. i. Tr.	= Fett in der Trockenmasse
TK-	= Tiefkühl-